BESTE REZEPTE

Schokolade

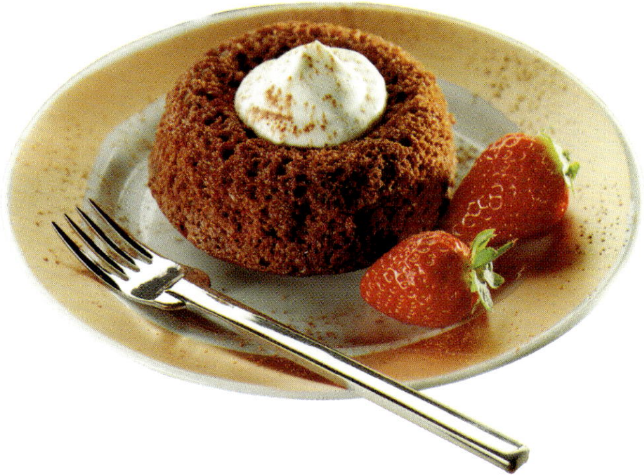

Jacqueline Bellefontaine

p

Parragon
Queen Street House
4 Queen Street
Bath BA1 1HE, UK

Übersetzung, Redaktion und Satz: Das Redaktionsbüro, Köln
Koordination: Antje Seidel, Köln

HINWEIS
Sind Zutaten in Löffelmengen angegeben, ist immer ein gestrichener Löffel gemeint.
Ein Teelöffel entspricht 5 ml, ein Esslöffel 15 ml. Sofern nichts anderes angegeben ist,
wird Vollmilch (3,5 % Fett) verwendet. Bei Eiern verwenden Sie mittelgroße Exemplare.
Sofern die Schale von Zitrusfrüchten benötigt wird, nehmen Sie unbedingt
unbehandelte Früchte.

Kinder, ältere Menschen, Schwangere, Kranke und Rekonvaleszenten
sollten auf Gerichte mit rohen oder nur leicht gegarten Eiern verzichten.

ISBN 1-40541-463-4

Printed in China

Inhalt

Einleitung

Schokolade ist ein Luxus, den wir uns alle gerne leisten. In diesem Buch finden Sie zahlreiche Rezepte, die es Ihnen ermöglichen, den Luxusartikel Schokolade zu genießen – zu jeder Tageszeit: Sie können den Tag begrüßen mit einem Pain au Chocolat oder sich an Schokoladenkeksen zum zweiten Frühstück erfreuen. Sie können sich mittags mit einem warmen Schokoladendessert verwöhnen, am Nachmittag einen üppigen Schokoladenkuchen genießen, sich nach dem Abendessen einem kalten Schokoladendessert hingeben und mit einem verführerischen Schokoladentrunk den Tag abschließen. Einfach unwiderstehliche Aussichten – nicht nur für Schokoladen-Enthusiasten.

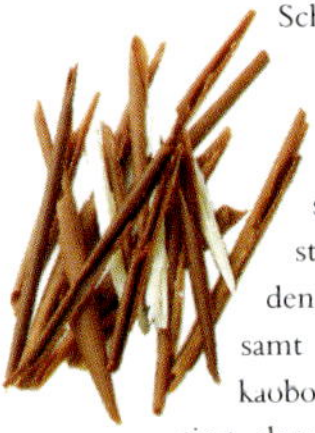

Schokolade wird aus den Bohnen des Kakaostrauchs hergestellt, der ursprünglich aus Südamerika stammt. Nach der Ernte werden die großen Samenkapseln samt den darin enthaltenen Kakaobohnen in der Sonne fermentiert, damit sich der charakteristische Geschmack entwickeln kann. Dann werden die Kapseln entfernt, und die Bohnen werden zum Trocknen in die Sonne gelegt oder auch geröstet. Anschließend werden sie geschält, denn zur Herstellung von Schokolade verwendet man nur das Sameninnere. Die Samen werden zu der so genannten Kakaomasse gemahlen, an deren Anteil man die Qualität der Schokolade ablesen kann. Anschließend wird die Kakaomasse gepresst, um ihr das in ihr enthaltene Fett – die Kakaobutter – zu entziehen. Schließlich wird die Kakaomasse zu der bei uns so begehrten und beliebten Schokolade verarbeitet.

DIE LAGERUNG

Schokolade sollte kühl (etwa 18 °C) und trocken aufbewahrt werden und weder dem Sonnenlicht noch einer künstlichen Wärmequelle ausgesetzt sein. Schokolade ohne Milchanteil hält sich etwa ein Jahr. Man kann sie im Kühlschrank lagern – in diesem Falle sollte sie jedoch sorgfältig verpackt werden, damit sie den Geschmack von anderen dort gelagerten Nahrungsmitteln nicht annimmt. Garnierungen aus Schokolade sollten zwischen Schichten von Backpapier in einem luftdichten Gefäß aufbewahrt werden. Zartbitterschokolade bleibt ca. 4 Wochen frisch, Vollmilch- und weiße Schokolade 2 Wochen.

DAS SCHMELZEN

Man sollte Schokolade nicht über direkter Hitze schmelzen – außer, sie wird dabei mit anderen Zutaten verrührt. Brechen Sie die Schokolade in kleine Stucke, geben Sie sie in eine Schüssel und stellen diese in ein Wasserbad. Wenn die Schokolade zu schmelzen beginnt, rühren Sie sie um und lassen sie, bis zur völligen Auflösung auf der Wärmequelle. Achten Sie darauf, dass weder Wassertropfen noch Dampf in die Schüssel geraten, da die Schokolade sonst fest wird.

DAS AUSHÄRTEN

Geschmolzene Schokolade wird am besten bei ca. 18 °C fest. Bei Zimmertemperatur dauert es länger, daher sollten Sie Garnierungen in einem kühlen Raum fest werden lassen. Im Kühlschrank kann sich ein weißer Belag entwickeln.

DIE SCHOKOLADENSORTEN

Zartbitterschokolade *besteht zu 30–75 Prozent aus Kakaomasse, hat einen leicht bitteren Geschmack und ist dunkler als andere Schokoladen. Dunkle Blockschokolade wird am häufigsten zum Backen verwendet. Für die meisten Rezepte, für die Sie Zartbitterschokolade benötigen, eignet sich Schokolade mit ca. 50 Prozent Kakaobestandteilen. Grundsätzlich gilt: je höher der Prozentsatz, desto intensiver der Geschmack. Die beste dunkle Schokolade, die so genannte Edelbitterschokolade, hat einen Anteil von 70–75 Prozent Kakaomasse.*

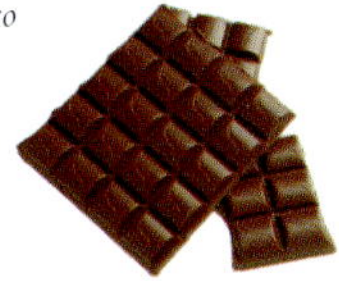

Vollmilchschokolade *ist sehr weich und cremig. Wie der Name schon sagt, enthält sie Milch und wird eher direkt verzehrt als zum Backen verwendet. Dennoch findet sie in der Küche einen Platz, denn sie eignet sich für Rezepte, bei denen ein mildes Schokoladenaroma gefragt ist, sowie für Garnierungen. Sie ist jedoch wesentlich hitzeempfindlicher als Zartbitterschokolade.*

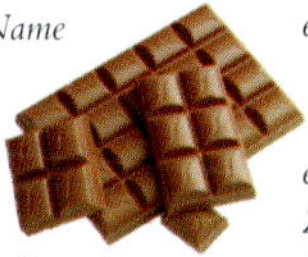

Weiße Schokolade *enthält keine Kakaomasse. Sie wird nur aus Kakaobutter, Zucker und Milch hergestellt. Nehmen Sie zum Schmelzen stets die beste Qualität und halten Sie die Temperatur niedrig, da diese Sorte sehr unberechenbar ist. Weiße Schokolade sorgt für einen attraktiven Farbkontrast bei Kuchen und Süßspeisen.*

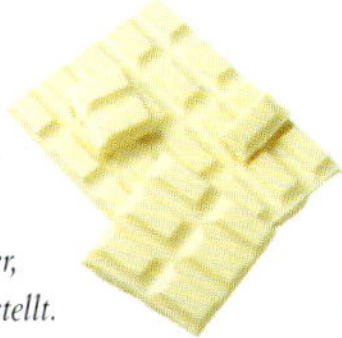

Blockschokolade *behält auch nach dem Schmelzen und Erstarren eine glatte, glänzende Oberfläche, doch ist für ihre Verarbeitung einige Übung erforderlich. Sie wird meist von professionellen Konditoren verwendet.*

Kuvertüre *ist durch ihren hohen Fettgehalt und niedrigen Anteil an Kakaobestandteilen bei echten Schokoladenliebhabern verpönt. Sie lässt sich aber gut verarbeiten – gerade wenn es schnell gehen soll – und ist in den drei Geschmacksvarianten Vollmilch, zartbitter und weiß erhältlich.*

Schokoladenraspel *oder -tröpfchen gibt es auch in drei Varianten, und zwar als Zartbitter-, Vollmilch- sowie als weiße Schokoladenraspel; sie eignen sich hervorragend zum Einrühren in Kuchenteig sowie für Garnierungen.*

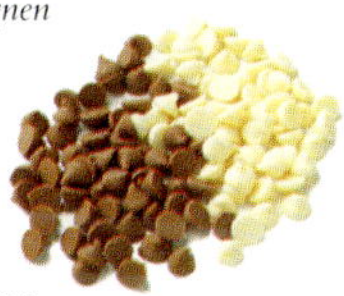

Kakaopulver *ist das Pulver, das nach dem Herauspressen der Kakaobutter aus den gerösteten und gemahlenen Kakaobohnen zurückbleibt. Es ist ungesüßt, hat einen bitteren, intensiven Geschmack und eignet sich daher ausgezeichnet zum Backen.*

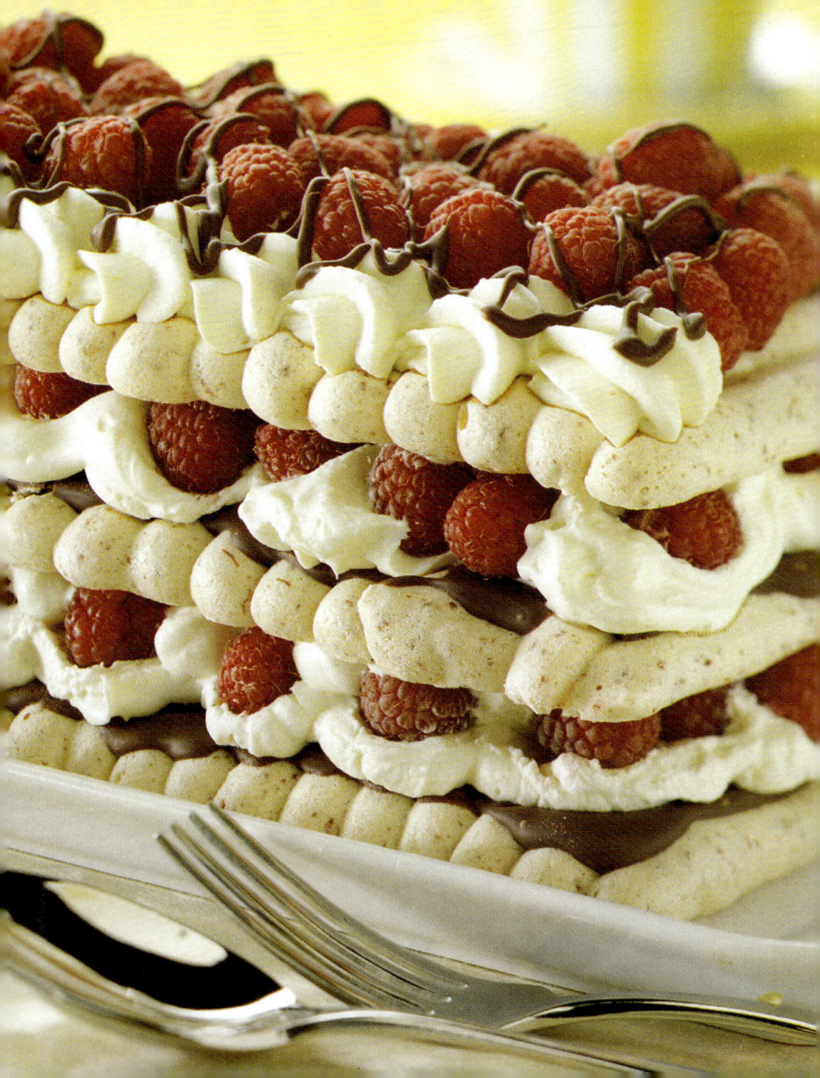

Kuchen & Torten

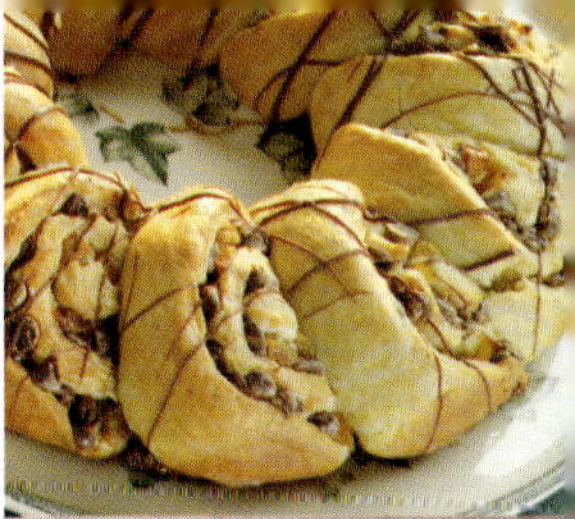

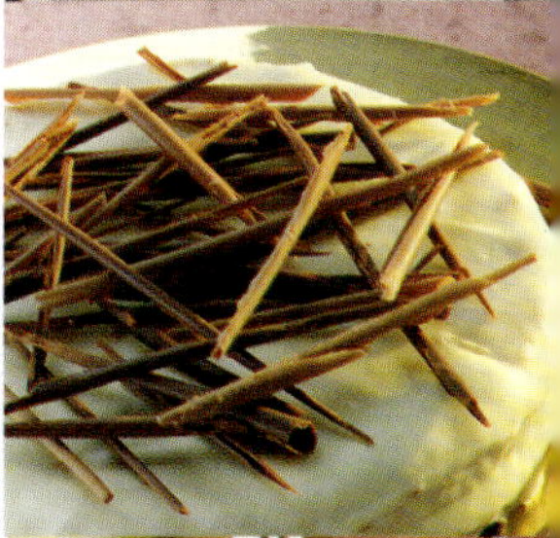

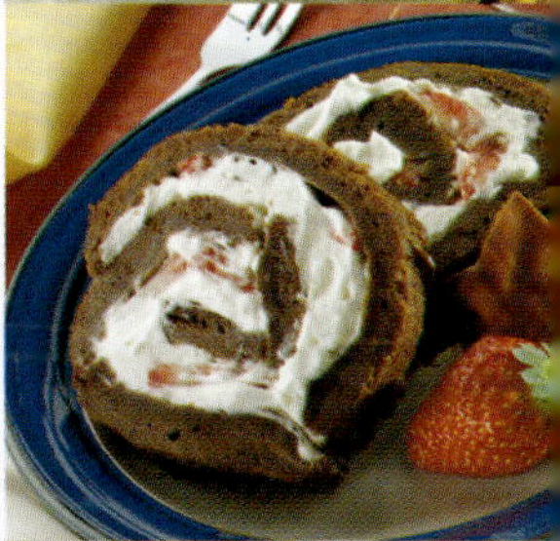

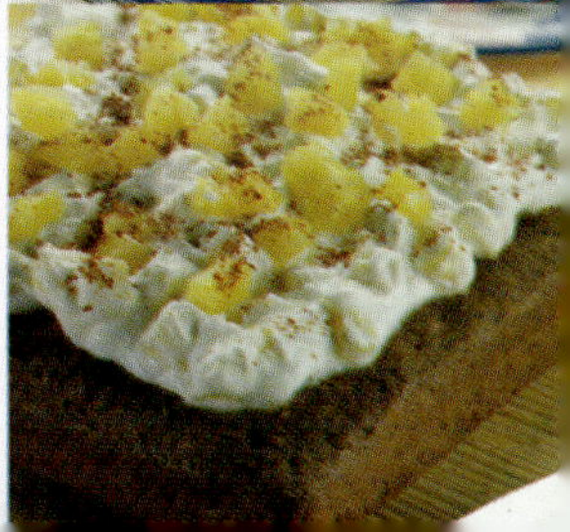

Wie schwer es ist, der Versuchung eines herrlichen Stückes Schokoladenkuchen zu widerstehen, werden Sie schon beim Durchblättern dieses Kapitels erfahren – die große Auswahl prächtiger Kuchen und Torten ist verführerisch. Sie können so manche ruhige Stunde in der Küche verbringen, um sich als perfekter Konditor zu üben, oder auch rasch in die Küche huschen, um schnell noch einen kleinen Kuchen zu zaubern – die Entscheidung liegt bei Ihnen. Experimentierfreudige können gar noch Füllungen und Garnierungen nach Lust und Laune variieren.

Die einfachen Schritt-für-Schritt-Anleitungen und anschaulichen Abbildungen werden Sie sicher zu perfekten Resultaten führen. Die Torten werden hervorragend auf Ihre Kaffeetafel passen. Sie sind ein Fest für die Augen und ein Hochgenuss für alle Schokoladenliebhaber. Die schlichteren Kuchen lassen sich einfach zu jeder Tageszeit und Gelegenheit genießen, und manche von ihnen sind überraschend leicht nachzubacken. Probieren Sie es einfach aus, wenn Ihnen der Sinn nach verführerischer Schokolade steht.

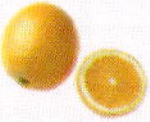 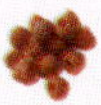  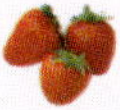

Schokoladen-Mandel-Kuchen

Für 8–10 Personen

ZUTATEN

175 g Zartbitterschokolade
175 g Butter
125 g Zucker
4 Eier, getrennt
50 g Mehl
1/2 TL Backpulver
1/4 TL Weinstein
5 Tropfen Bittermandelaroma
125 g gemahlene Mandeln

BELAG:
125 g Milchschokolade
25 g Butter
4 EL Crème double

GARNIERUNG:
25 g Mandelblätter
25 g Zartbitterschokolade, geschmolzen

1 Eine Springform (26 cm Ø) leicht mit Fett einpinseln und den Boden mit Backpapier auslegen. Die Schokolade in kleine Stücke brechen und mit der Butter in einem kleinen Topf zum Schmelzen bringen, dabei ständig rühren.

2 100 g Zucker mit dem Eigelb zu einer hellen und cremigen Masse aufschlagen. Die Schokoladenmasse zugeben und gut verrühren.

3 Mehl und Backpulver in die Mischung sieben, Weinstein, Bittermandelaroma und gemahlene Mandeln zugeben und unterheben.

4 Das Eiweiß aufschlagen, bis der Eischnee beim Anheben des Handrührers steife Spitzen bildet. Den restlichen Zucker zugeben und alles sehr steif schlagen. Den Eischnee unter die Schokoladenmasse heben und den Teig in die Springform geben. Im vorgeheizten Backofen bei 190 °C 40 Minuten backen, bis der Kuchen beim Andrücken leicht nachgibt. Abkühlen lassen.

5 Die Zutaten für den Belag im Wasserbad erhitzen, dann vom Herd nehmen und 2 Minuten aufschlagen. 30 Minuten abkühlen lassen. Den Kuchen auf einen Servierteller geben und mit dem Belag überziehen. Mit den Mandelblättern bestreuen und flüssige Schokolade darüber träufeln. Vor dem Servieren 2 Stunden ruhen lassen.

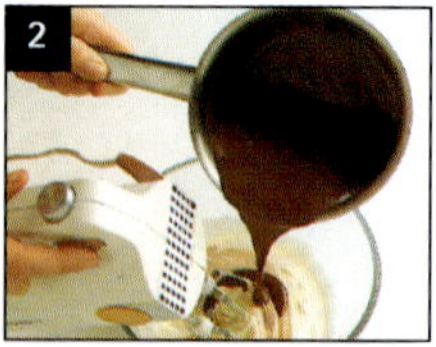
2

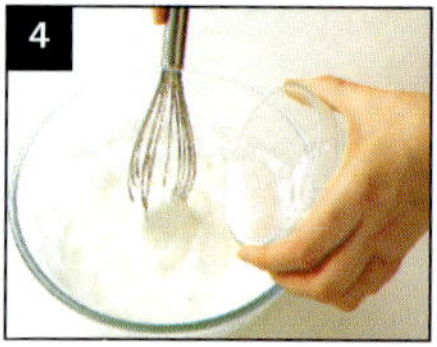
4

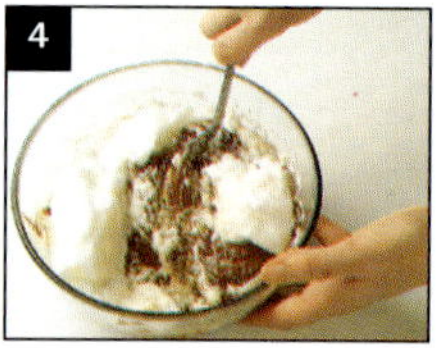
4

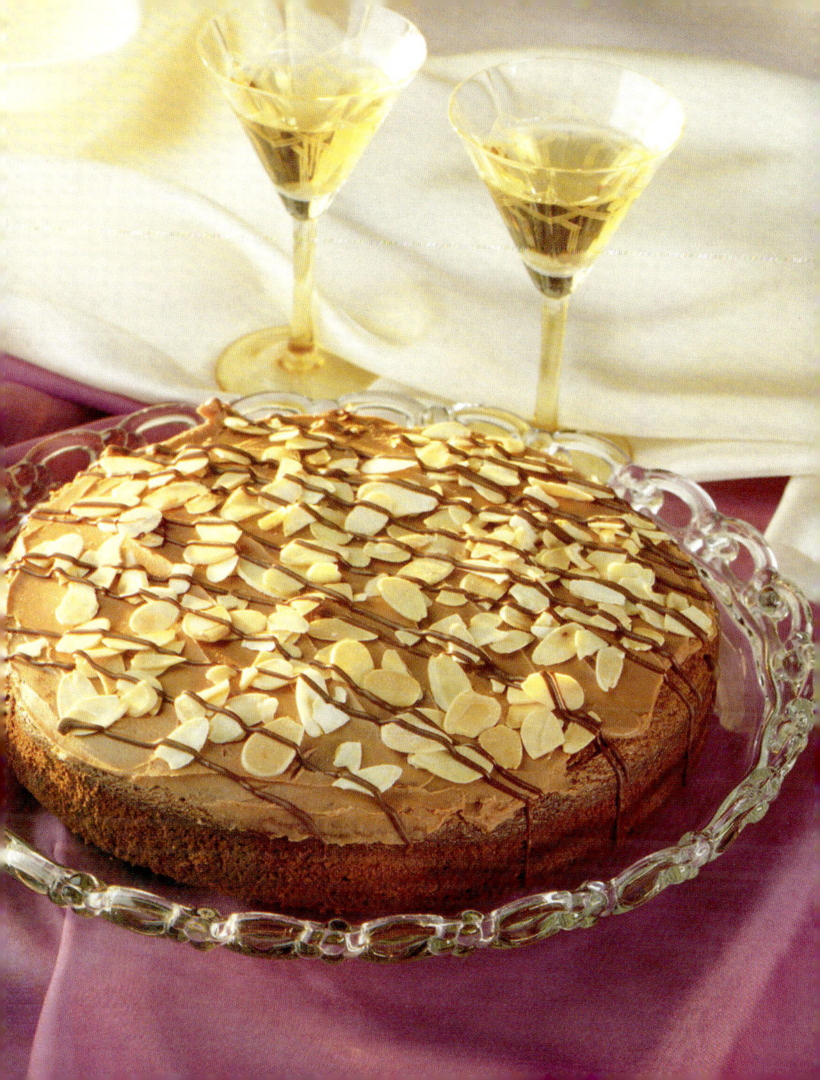

Schokoladen-Blechkuchen

Für 15 Personen

ZUTATEN

350 g Mehl, gesiebt
3 1/2 TL Backpulver
3 EL Kakaopulver, gesiebt
225 g Zucker
225 g weiche Margarine
4 Eier, verquirlt
4 EL Milch
50 g Vollmilch-Schokoladenraspel
50 g Zartbitter-Schokoladenraspel
50 g weiße Schokoladenraspel
Puderzucker, zum Bestäuben

1 Eine rechteckige Backform mit etwas Butter oder Margarine einfetten.

2 Alle Zutaten bis auf Schokoladenraspel und Puderzucker in einer großen Rührschüssel zu einer glatten Masse aufschlagen.

3 Vollmilch-, Zartbitter- und weiße Schokoladenraspel einrühren.

4 Die Mischung in die Backform füllen und die Oberfläche glatt streichen. Im vorgeheizten Backofen bei 180 °C 30–40 Minuten backen, bis der Kuchen aufgegangen ist. In der Form vollständig auskühlen lassen.

5 Den abgekühlten Kuchen mit Puderzucker bestäuben, in Quadrate schneiden und servieren.

TIPP

Reichen Sie den Kuchen noch ofenwarm mit Schlagsahne als Dessert.

TIPP

Der Kuchen hält sich bis zu 2 Monaten im Gefrierfach. Bei Zimmertemperatur auftauen lassen.

VARIATION

Für eine besondere Garnierung schneiden Sie Papierstreifen zu und legen sie im Schachbrettmuster auf den Kuchen. Mit Puderzucker bestäuben und das Papier abnehmen.

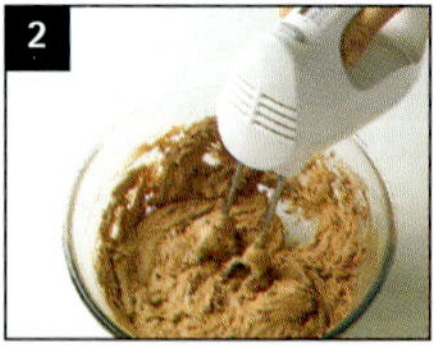

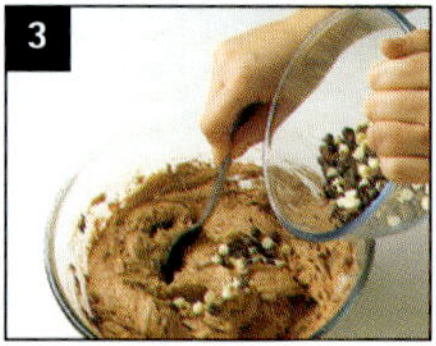

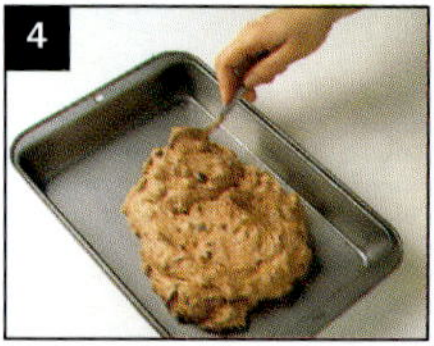

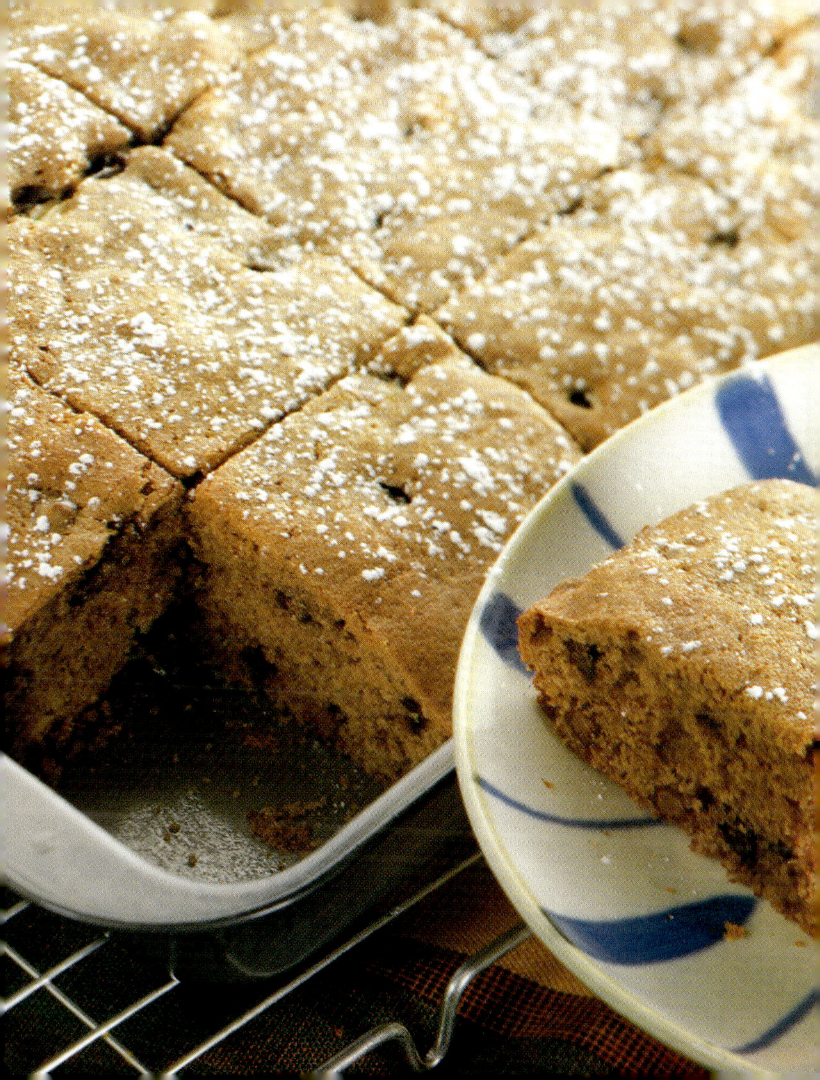

Leichter Schokoladen-Ananas-Kuchen

Für 9 Personen

ZUTATEN

150 g fettarme Margarine
125 g Zucker
100 g Mehl, gesiebt
3 EL Kakaopulver, gesiebt
2½ TL Backpulver
2 Eier
225 g Ananasstücke im eigenen Saft (Dose)
125 ml fettarmer Naturjoghurt
ca. 1 EL Puderzucker
geriebene Schokolade, zum Garnieren

1 Eine runde Backform (20 cm Ø) leicht mit Fett einpinseln.

2 Fettarme Margarine, Zucker, Mehl, Kakaopulver, Backpulver und Eier in eine große Rührschüssel geben. Mit einem Holzlöffel oder dem elektrischen Handrührer glatt schlagen.

3 Die Mischung in die Form füllen und die Oberfläche glatt streichen. Im vorgeheizten Backofen bei 190 °C 20–25 Minuten backen, bis der Kuchen beim Andrücken leicht nachgibt. In der Form etwas abkühlen lassen, dann auf ein Kuchengitter heben und vollständig auskühlen lassen.

4 Die Ananasstücke abtropfen lassen, fein hacken und erneut abtropfen lassen. Einige Stücke beiseite stellen, den Rest unter den Joghurt rühren und mit Puderzucker süßen.

5 Die Ananas-Joghurt-Mischung über den Kuchen streichen und mit den Ananasstücken garnieren. Mit der geriebenen Schokolade bestreuen.

TIPP

Sie können den Kuchen ungarniert und luftdicht verpackt bis zu 3 Tagen aufbewahren. Einmal garniert sollte er binnen 2 Tagen verzehrt werden.

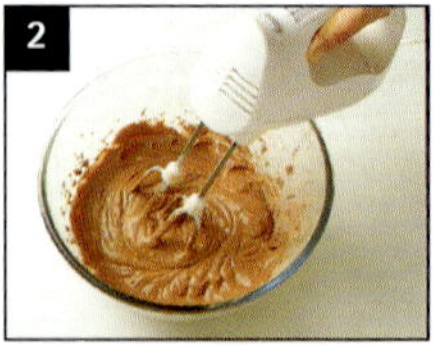

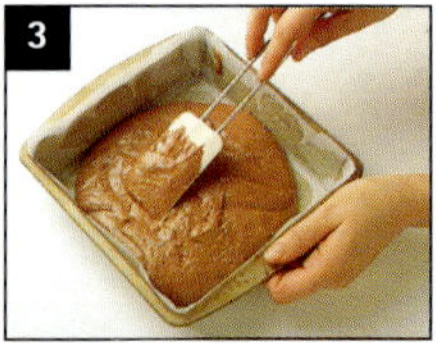

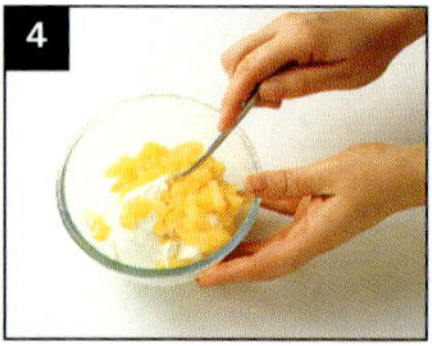

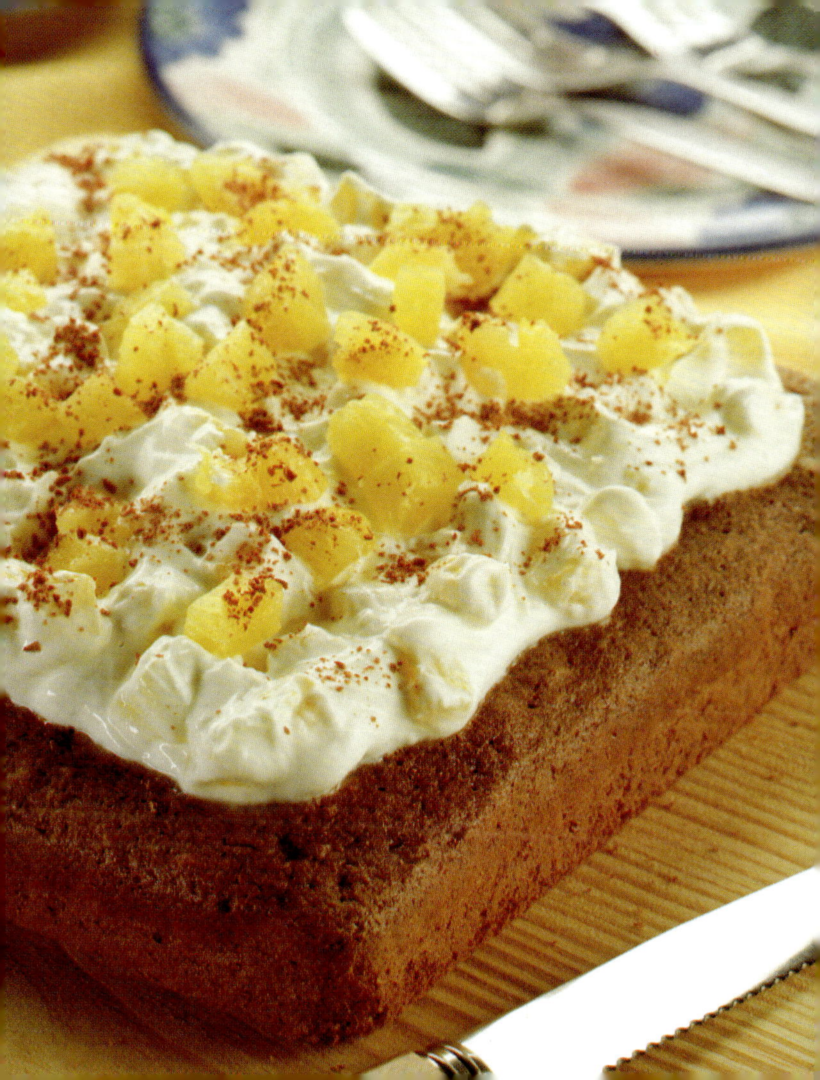

Schokoladen-Orangen-Kuchen

Für 8–10 Personen

ZUTATEN

175 g Zucker
175 g Butter oder Margarine
3 Eier, verquirlt
175 g Mehl, gesiebt
2 TL Backpulver
2 EL Kakaopulver, gesiebt
2 EL Milch
3 EL Orangensaft
abgeriebene Schale von ½ Orange

GLASUR:
175 g Puderzucker
2 EL Orangensaft

1 Eine Springform (20 cm Ø) leicht mit Fett einpinseln.

2 Zucker und Butter oder Margarine in einer Schüssel locker aufschlagen. Unter Rühren nach und nach die Eier zufügen. Mehl und Backpulver sorgfältig unterrühren.

3 Die Mischung halbieren. Kakao und Milch mit einer Hälfte verrühren. Die andere Hälfte mit Orangensaft und -schale vermischen.

4 Die Mischungen löffelweise in die Backform füllen und mit einem Spieß verrühren, um einen Marmoreffekt zu erzielen. Im vorgeheizten Backofen bei 190 °C 25 Minuten backen, bis der Kuchen beim Andrücken leicht nachgibt.

5 Den Kuchen in der Form etwas abkühlen lassen, auf ein Kuchengitter heben und vollständig auskühlen lassen.

6 Für die Glasur den Puderzucker in eine Schüssel sieben und mit dem Orangensaft zu einer weichen Masse verrühren. Die Glasur auf dem Kuchen verstreichen und vor dem Servieren aushärten lassen.

VARIATION

Geben Sie anstatt der Milch 2 Esslöffel Rum zur Schokoladenmischung. Der Kuchen schmeckt auch köstlich, wenn Sie anstatt der Orange Zitronensaft und -schale verwenden.

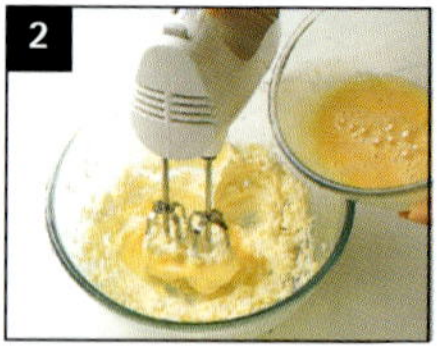

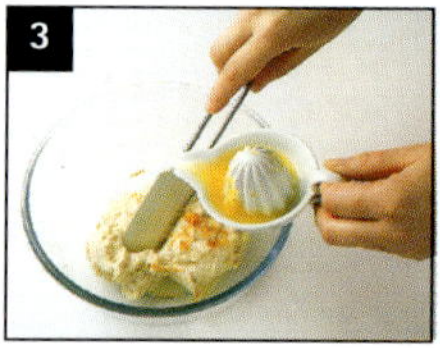

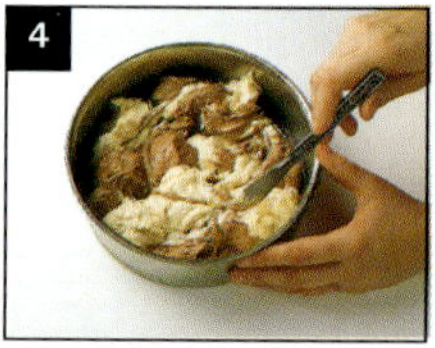

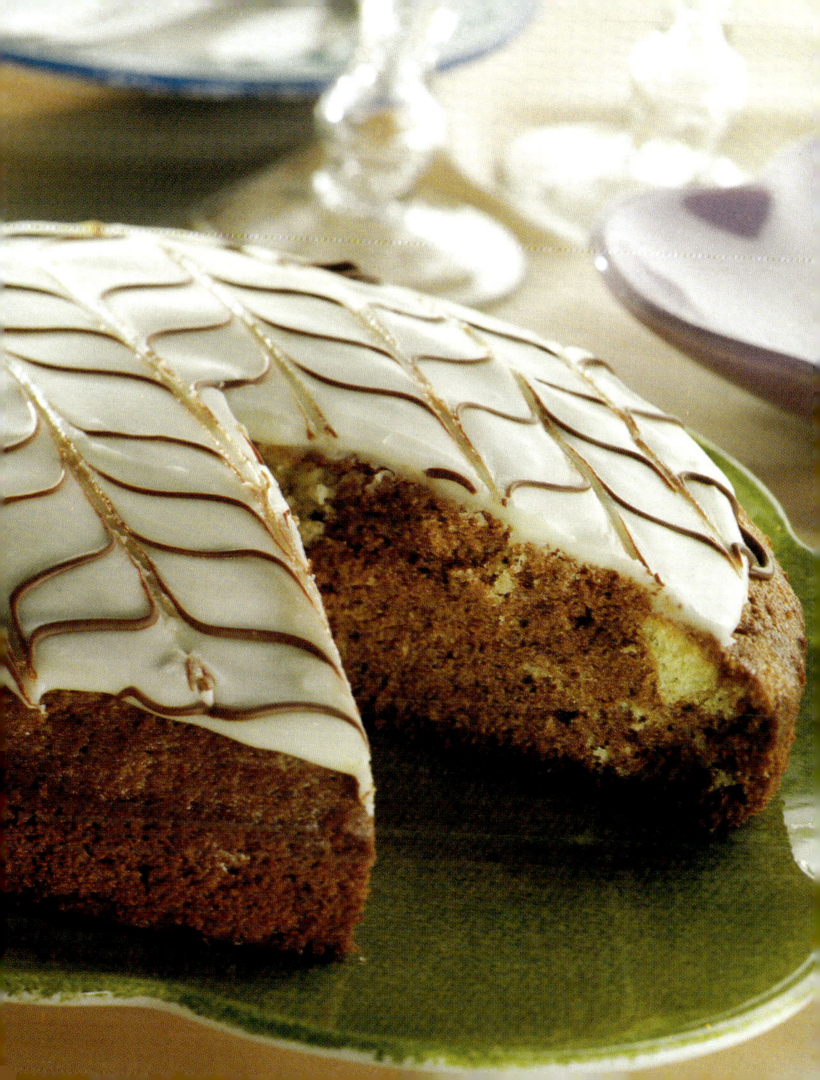

Familien-Schokoladenkuchen

Für 8–10 Personen

ZUTATEN

125 g Margarine
125 g Zucker
2 Eier
1 EL heller Sirup
125 g Mehl, gesiebt
1½ TL Backpulver
2 EL Kakaopulver, gesiebt

FÜLLUNG UND BELAG:
50 g Puderzucker, gesiebt
25 g Butter
100 g weiße oder Vollmilchkuvertüre
etwas helle oder dunkle Schokolade, geschmolzen (nach Geschmack)

1 Zwei Springformen (20 cm Ø) leicht mit Fett einpinseln und den Boden mit Backpapier auslegen.

2 Die Zutaten für den Kuchen mit der Hand oder im Mixer zu einem glatten Teig verrühren.

3 Den Teig auf die beiden Springformen verteilen und glatt streichen. Im vorgeheizten Backofen bei 190 °C 20 Minuten backen, bis der Kuchen beim Andrücken leicht nachgibt. 5 Minuten abkühlen lassen, dann aus der Form nehmen und auf ein Kuchengitter heben.

4 Für die Füllung Puderzucker und Butter zu einer weichen, schaumigen Masse schlagen. Die Kuvertüre schmelzen und eine Hälfte davon mit der Zuckermasse verrühren. Einen Kuchen damit bestreichen und den anderen darauf legen.

5 Den Kuchen mit der restlichen Kuvertüre überziehen. Nach Belieben mit geschmolzener Schokolade in einer anderen Farbe beträufeln und mit einem Cocktailspieß ein Marmordekor einziehen.

TIPP

Dieser Kuchen sollte schnell verzehrt werden, da er sich nicht besonders gut hält.

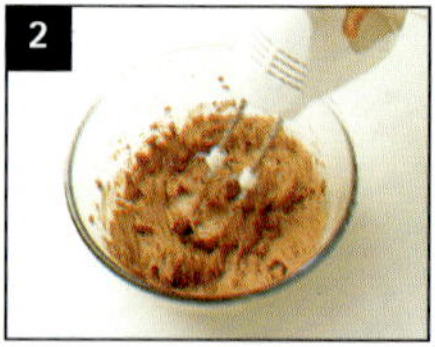

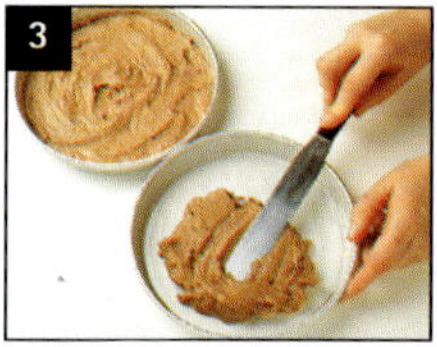

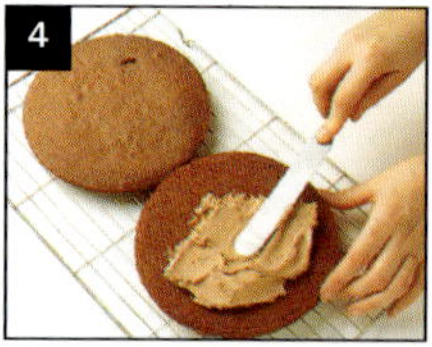

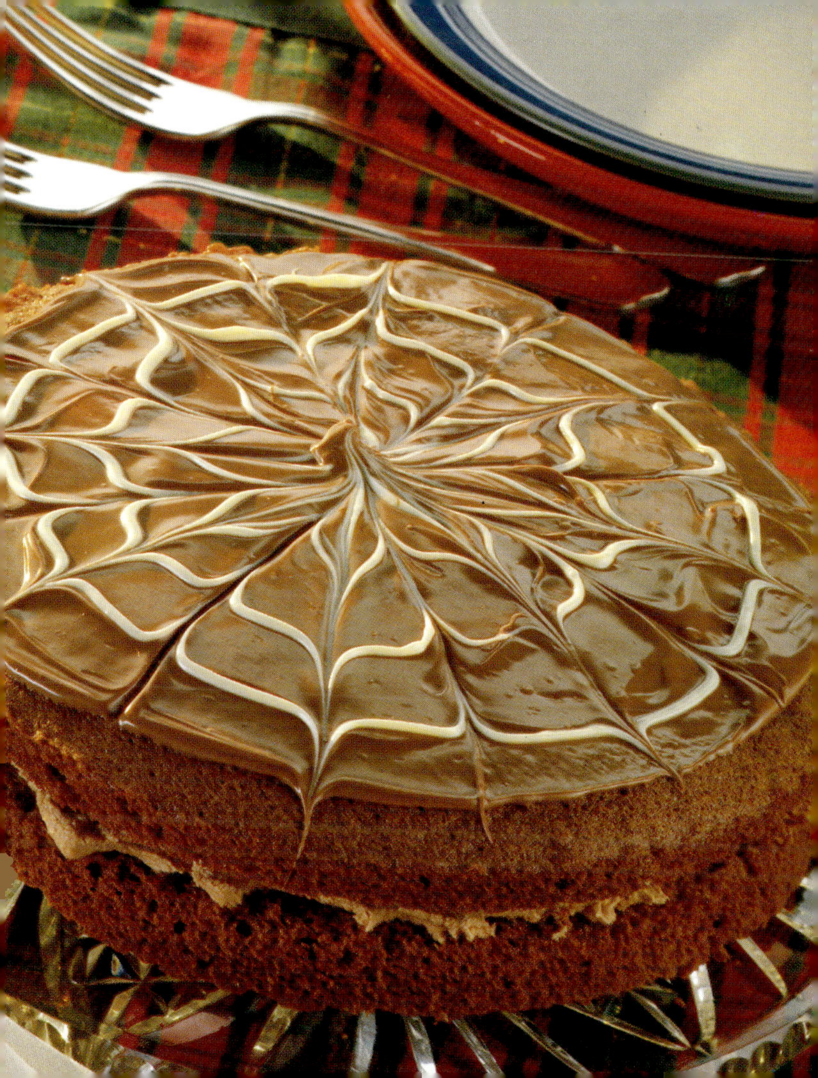

Schokoladen-Vanille-Kuchen

Für 10 Personen

ZUTATEN

175 g Zucker
175 g weiche Margarine
3 Tropfen Vanillearoma
3 Eier
225 g Mehl, gesiebt
$2\frac{1}{2}$ TL Backpulver
50 g Zartbitterschokolade
Puderzucker, zum Bestäuben

1 Eine Kastenform leicht mit Fett einpinseln.

2 Zucker und weiche Margarine in einer Schüssel aufschlagen.

3 Das Vanillearoma zufügen. Nach und nach die Eier zugeben und jeweils gut unterschlagen. Mehl und Backpulver sorgfältig unterrühren.

4 Die Mischung halbieren. Die Zartbitterschokolade schmelzen und sorgfältig unter die eine Hälfte rühren.

5 Den hellen Teig in die Form füllen und die Oberfläche glatt streichen. Die Schokoladenmischung darüber schichten.

6 Im vorgeheizten Backofen bei 190 °C ca. 30 Minuten backen, bis der Kuchen beim Andrücken leicht nachgibt.

7 5 Minuten in der Form stehen lassen, dann auf einem Kuchengitter abkühlen lassen.

8 Den Kuchen mit Puderzucker bestäuben und servieren.

TIPP

Der Kuchen hält sich bis zu 2 Monaten im Gefrierfach. Bei Zimmertemperatur auftauen lassen.

VARIATION

Nach Geschmack können Sie mit einem Spieß einen Marmoreffekt einziehen.

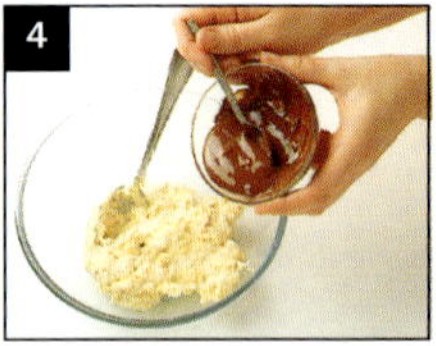

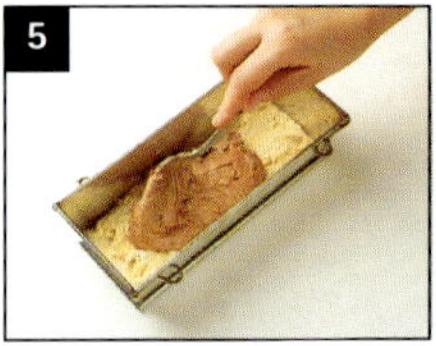

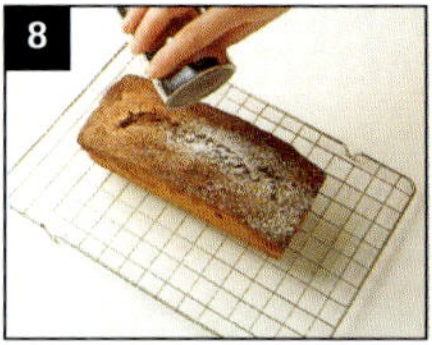

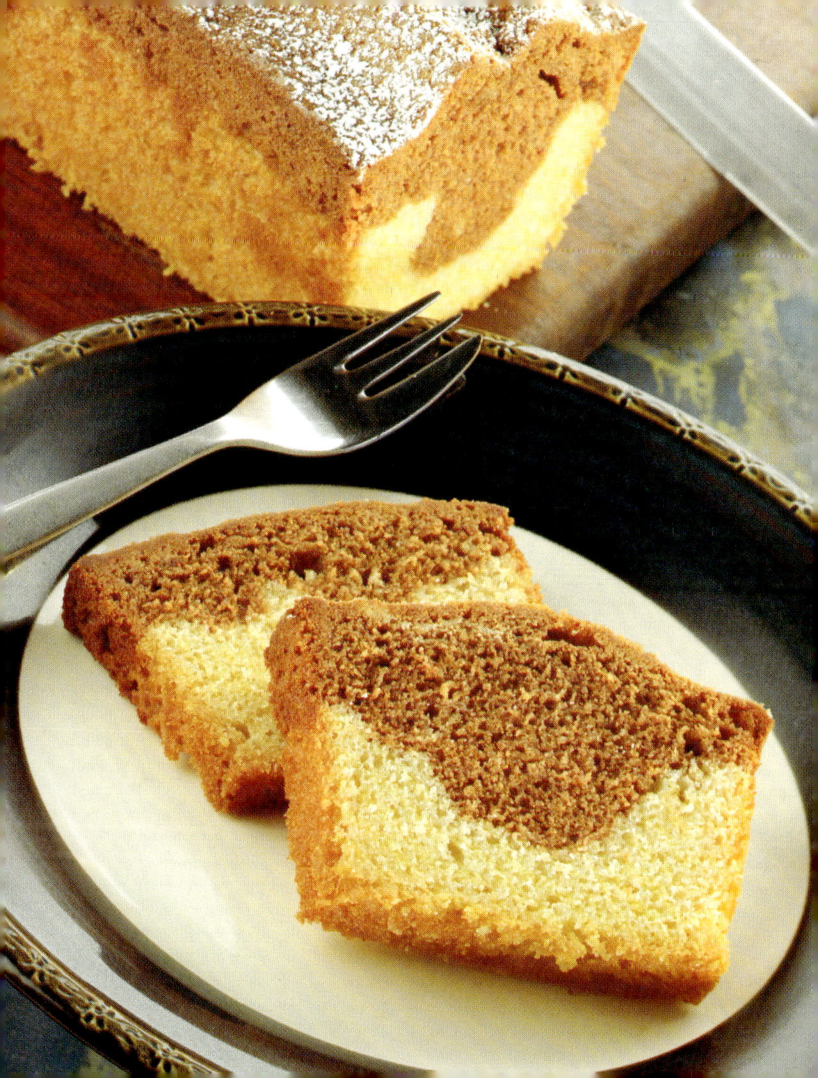

Teebrot mit Schokolade

Für 10 Personen

ZUTATEN

175 g weiche Butter
100 g Zucker
4 Eier, leicht verquirlt
225 g Zartbitter-Schokoladenraspel
100 g Rosinen
50 g gehackte Walnüsse
abgeriebene Schale von 1 Orange
225 g Mehl
2 TL Backpulver

1 Eine große Kastenform leicht mit Fett einpinseln und den Boden mit Backpapier auslegen.

2 Butter und Zucker zu einer schaumigen Masse verrühren.

3 Unter Rühren nach und nach die Eier zugeben. Sollte die Masse zu gerinnen beginnen, etwas Mehl unterrühren.

4 Schokoladenraspel, Rosinen, Walnüsse und Orangenschale zugeben. Mehl und Backpulver unterheben.

5 Den Teig in die Form geben und mit dem Löffelrücken eine kleine Vertiefung in die Mitte drücken.

6 Im vorgeheizten Backofen bei 170 °C 1 Stunde backen, bis ein eingestochener Holzspieß sauber herauskommt.

7 Den Kuchen in der Form 5 Minuten abkühlen lassen, dann auf einem Kuchengitter abkühlen lassen.

8 In Scheiben schneiden und servieren.

VARIATION

Nehmen Sie statt der dunklen Schokoladenraspel solche aus Vollmilch oder weißer Schokolade – oder eine Mischung. Anstelle der Rosinen schmecken auch getrocknete Preiselbeeren.

TIPP

Das Teebrot hält sich bis zu 3 Monaten im Gefrierfach. Bei Zimmertemperatur auftauen lassen.

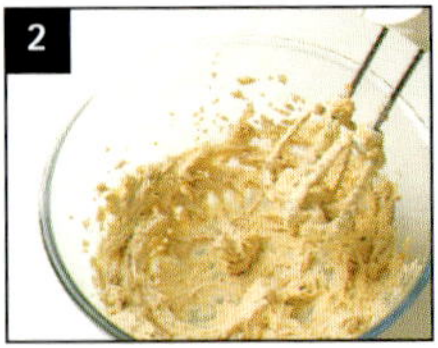

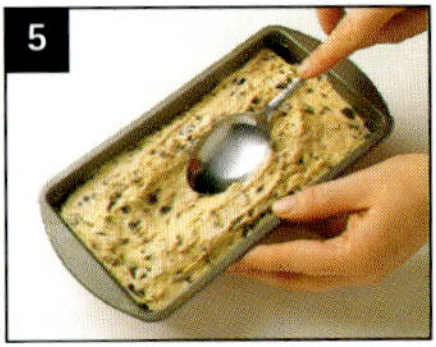

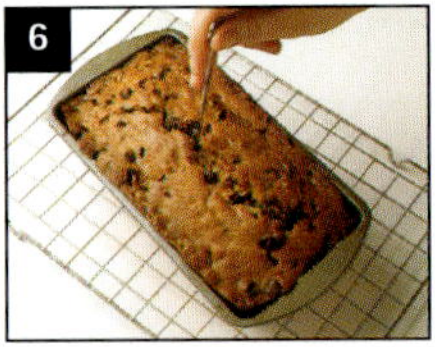

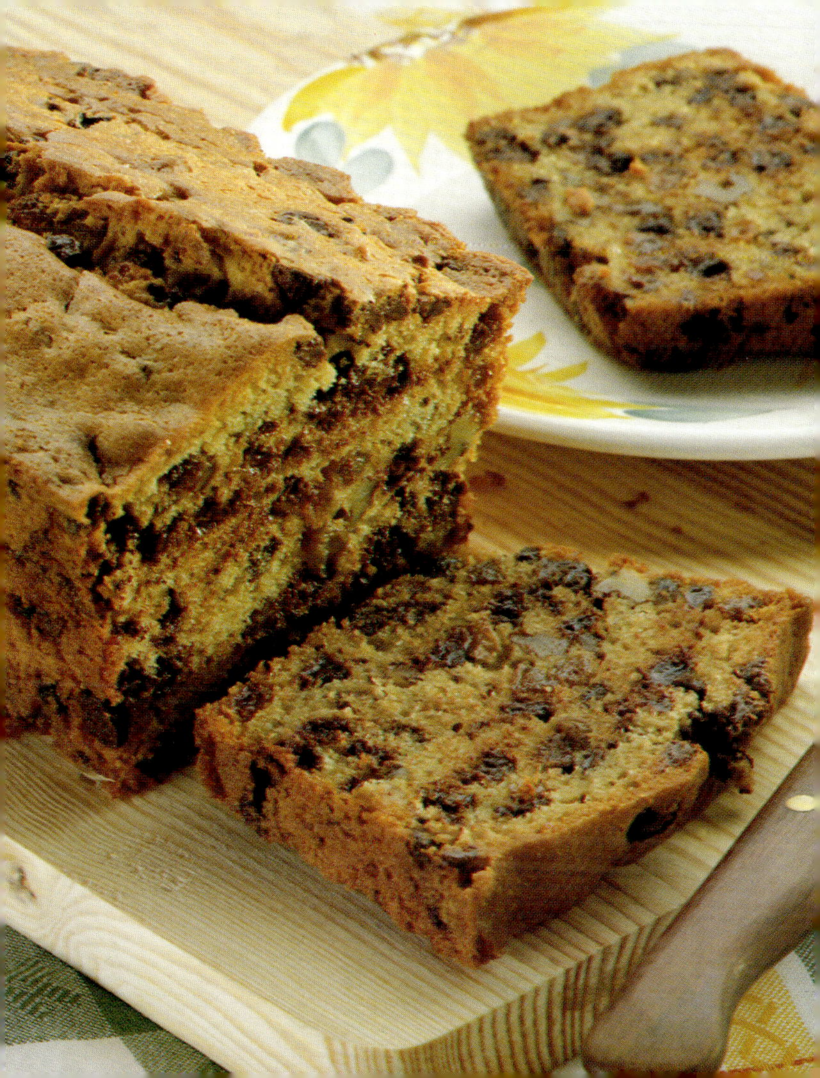

Schokoladenkranz mit Aprikosen

Für 12 Personen

ZUTATEN

75 g Butter, gewürfelt
450 g Mehl, gesiebt
$4\frac{1}{2}$ TL Backpulver
50 g Zucker
2 Eier, verquirlt
150 ml Milch

FÜLLUNG UND GARNIERUNG:
25 g Butter, zerlassen
150 g getrocknete Aprikosen, gehackt
100 g Zartbitter-Schokoladenraspel
1–2 EL Milch, zum Einpinseln
25 g Zartbitterschokolade, geschmolzen

1 Eine Springform (26 cm Ø) mit Fett einpinseln und den Boden mit Backpapier auslegen.

2 Butter, Mehl und Backpulver vermischen und verreiben, bis die Mischung bröselig ist. Dann mit Zucker, Eiern und Milch zu einem weichen Teig verarbeiten.

3 Den Teig auf einer leicht bemehlten Arbeitsfläche zu einem Quadrat mit ca. 35 cm Seitenlänge ausrollen.

4 Den Teig mit der zerlassenen Butter einpinseln. Aprikosen und Schokoladenraspel gleichmäßig darauf verteilen. An zwei gegenüberliegenden Seiten einen 2,5 cm breiten Rand lassen.

5 Den Teig zu einer festen Rolle formen und in ca. 2,5 cm breite Scheiben schneiden. Die Scheiben in der Springform zu einem Kranz auslegen und mit etwas Milch einpinseln.

6 Im vorgeheizten Backofen bei 180 °C 30 Minuten backen. Den Kuchen 5 Minuten abkühlen lassen, dann aus der Form nehmen und auf ein Kuchengitter heben.

7 Vor dem Servieren mit etwas geschmolzener Schokolade beträufeln.

TIPP

Dieser Kuchen schmeckt am besten, wenn er ganz frisch serviert wird – im Idealfall noch ofenwarm.

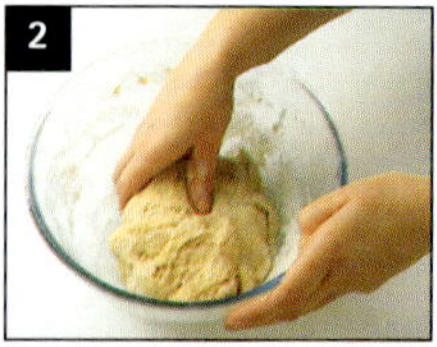
2

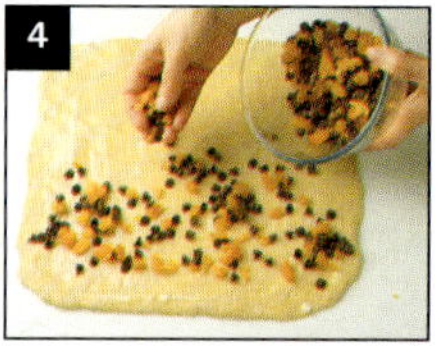
4

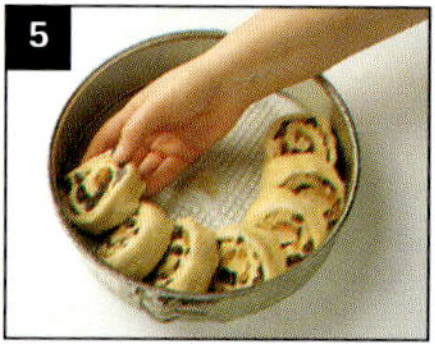
5

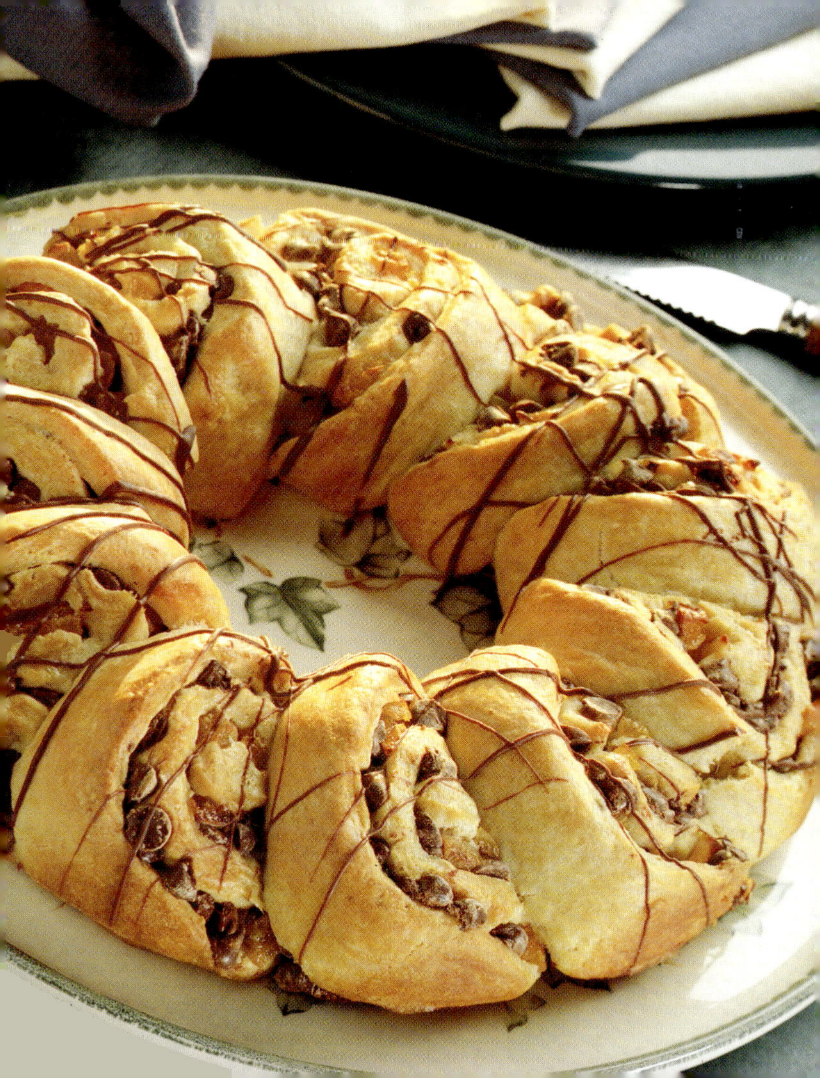

Schokoladen-Früchte-Brot

Für 10 Personen

ZUTATEN

350 g Mehl
25 g Kakaopulver
25 g Zucker
6 g Trockenhefe
1/4 TL Salz
225 ml lauwarmes Wasser
25 g Butter, zerlassen

75 g Belegkirschen, grob gehackt
75 g Zartbitter-Schokoladenraspel
50 g Sultaninen
75 g getrocknete Aprikosen, grob gehackt

GLASUR:
1 EL Zucker
1 EL Wasser

1 Eine Kastenform leicht mit Fett einpinseln. Mehl und Kakao in eine Schüssel sieben. Zucker, Hefe und Salz einrühren.

2 Lauwarmes Wasser und Butter verrühren. Eine Mulde in die Mitte der trockenen Zutaten drücken und die Flüssigkeit hineingießen. Mit einem Holzlöffel verrühren, dann mit den Händen zu einem Teig verkneten. Die Mischung auf einer leicht bemehlten Oberfläche ca. 5 Minuten kneten, bis ein glatter, elastischer Teig entsteht. In eine saubere Schüssel geben, mit einem feuchten Küchentuch abdecken und an einem warmen Ort gehen lassen, bis der Teig sein Volumen verdoppelt hat.

3 Den Teig auf eine bemehlte Arbeitsfläche heben und 5 Minuten kneten. Zu einem Rechteck (1 cm dick) ausrollen, das in etwa die Breite der Kastenform hat. Kirschen, Schokoladenraspel, Sultaninen und Aprikosen über dem Teig verteilen. Das Rechteck vorsichtig aufrollen. In die Kastenform heben, mit einem feuchten Küchentuch abdecken und 20 Minuten gehen lassen, bis der Teig die Höhe der Form erreicht hat.

4 Für die Glasur Zucker und Wasser verrühren und über den Teig streichen. Im vorgeheizten Backofen bei 200 °C 30 Minuten backen, bis der Kuchen aufgegangen ist. Sofort servieren.

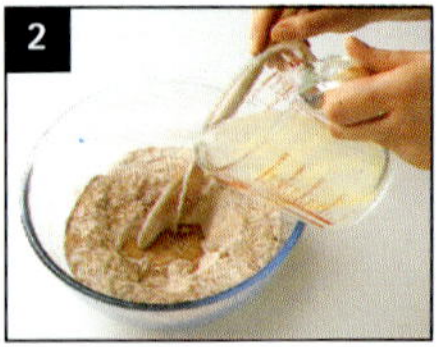

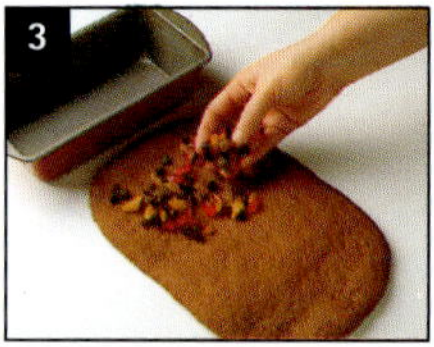

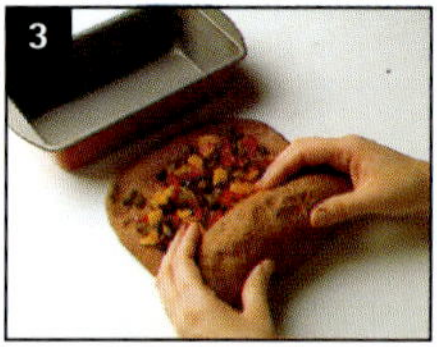

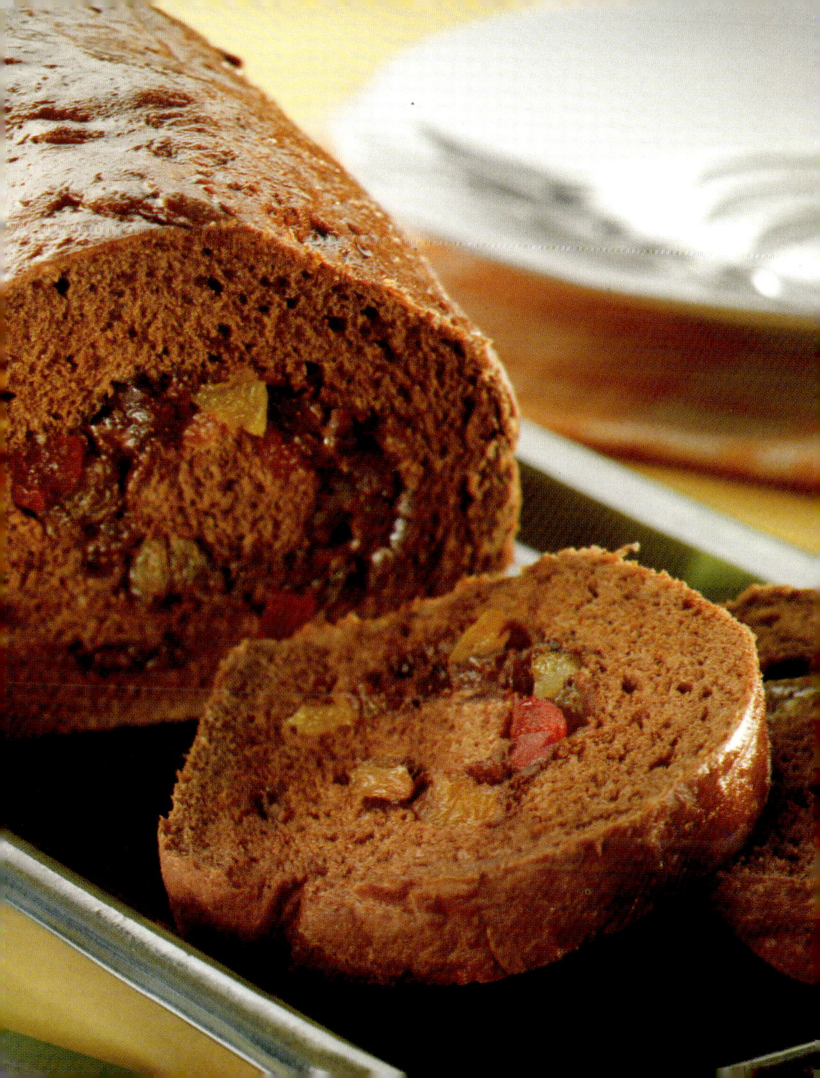

Mokka-Schichtkuchen

Für 8–10 Personen

ZUTATEN

200 g Mehl
$2^1/_4$ TL Backpulver
4 EL Kakaopulver
100 g Zucker
2 Eier
2 EL heller Sirup
150 ml Sonnenblumenöl
150 ml Milch

FÜLLUNG:
1 TL Instantkaffee
1 EL kochendes Wasser
300 g Crème double
25 g Puderzucker

GARNIERUNG:
50 g Schokoladenlocken
Schokoladenspäne (s. S. 208)
Puderzucker, zum Bestäuben

1 Drei Springformen (20 cm Ø) leicht mit Fett einpinseln.

2 Mehl, Backpulver und Kakaopulver in eine große Schüssel sieben. Den Zucker einrühren. In die Mitte eine Mulde drücken und Eier, Sirup, Öl und Milch hineingießen. Mit einem Holzlöffel nach und nach mit den trockenen Zutaten verrühren, bis ein glatter Teig entsteht. Den Teig gleichmäßig auf die Springformen verteilen.

3 Im vorgeheizten Backofen bei 180 °C 35–45 Minuten backen, bis der Kuchen beim Andrücken leicht nachgibt. 5 Minuten in den Formen ruhen lassen, dann auf einem Kuchengitter auskühlen lassen.

4 Den Kaffee in dem kochenden Wasser auflösen und mit Crème double und Puderzucker kräftig verrühren, bis die Masse sehr cremig ist. Die Kuchenböden mit der Hälfte der Creme bestreichen und zusammensetzen. Die restliche Creme oben und an den Seiten verstreichen. Die Schokoladenlocken an den Tortenseiten leicht andrücken.

5 Den Kuchen mit den Schokoladenspänen belegen. Aus Backpapier schmale Streifen schneiden und darüber legen. Mit Puderzucker bestäuben, dann das Papier vorsichtig abheben und die Torte servieren.

2
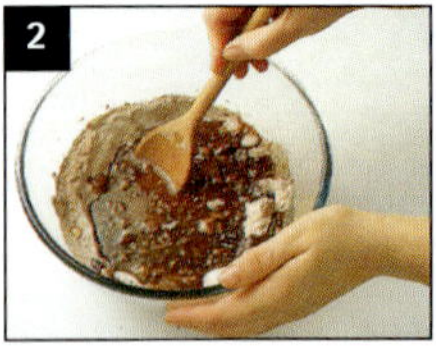

4
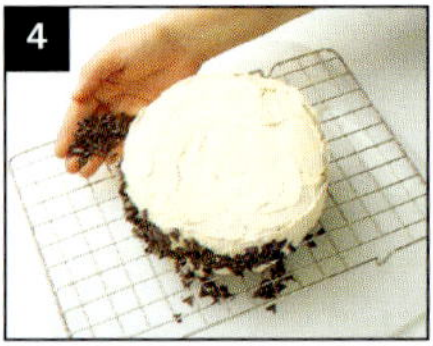

5
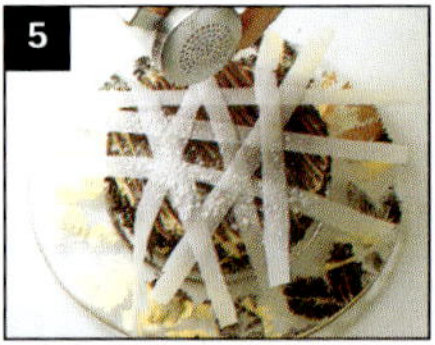

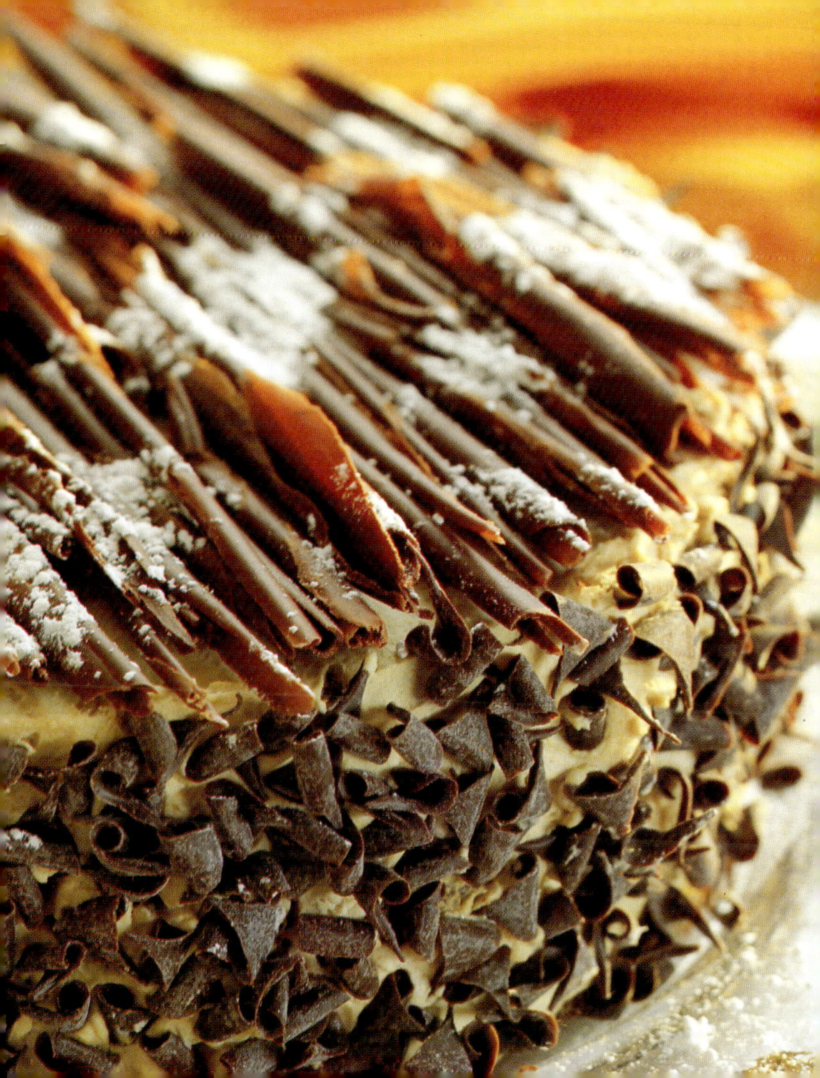

Lamington-Kuchen

Für 8–10 Personen

ZUTATEN

175 g Butter oder Margarine
175 g Zucker
3 Eier, leicht verquirlt
150 g Mehl
1½ TL Backpulver
2 EL Kakaopulver
50 g Zartbitterschokolade, in Stücke gebrochen
5 EL Milch
1 TL Butter
125 g Puderzucker
ca. 8 EL Kokosraspel
150 ml süße Sahne, geschlagen

1 Eine kleine Kastenform leicht mit Fett einpinseln.

2 Butter oder Margarine und Zucker in einer Schüssel locker aufschlagen. Unter Rühren nach und nach die Eier zugeben. Mehl, Backpulver und Kakao in die Mischung sieben und gut einrühren.

3 Den Teig in die Form füllen und die Oberfläche glatt streichen. Im vorgeheizten Backofen bei 180 °C 40 Minuten backen, bis der Kuchen beim Andrücken leicht nachgibt. 5 Minuten in der Form stehen lassen, dann auf ein Kuchengitter heben und abkühlen lassen.

4 Schokolade, Milch und Butter in eine hitzebeständige Schüssel geben und im Wasserbad unter Rühren schmelzen. Den Puderzucker zufügen und gut verrühren. Die Masse etwas fest werden lassen, dann über den gesamten Kuchen streichen. Mit Kokosraspeln bestreuen und die Glasur aushärten lassen.

5 Einen V-förmigen Keil oben aus dem Kuchen schneiden. Die Sahne in einen Spritzbeutel mit Sterntülle füllen und in das „V" spritzen, den Keil wieder aufsetzen und an beiden Schnittkanten Sahne aufspritzen.

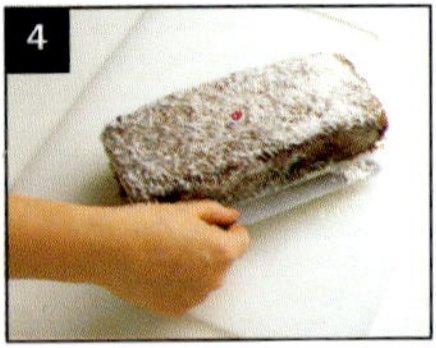

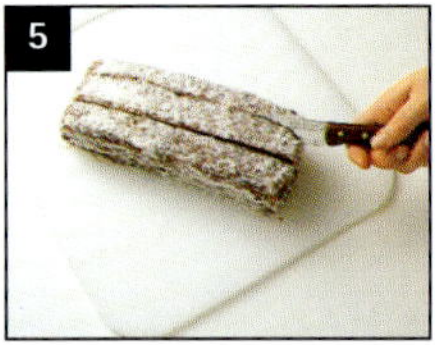

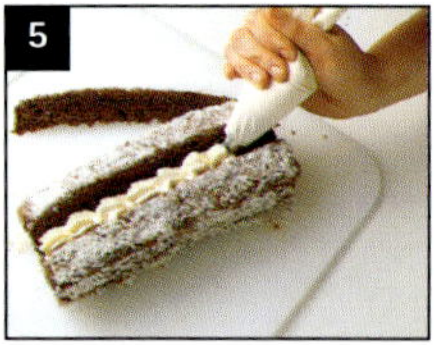

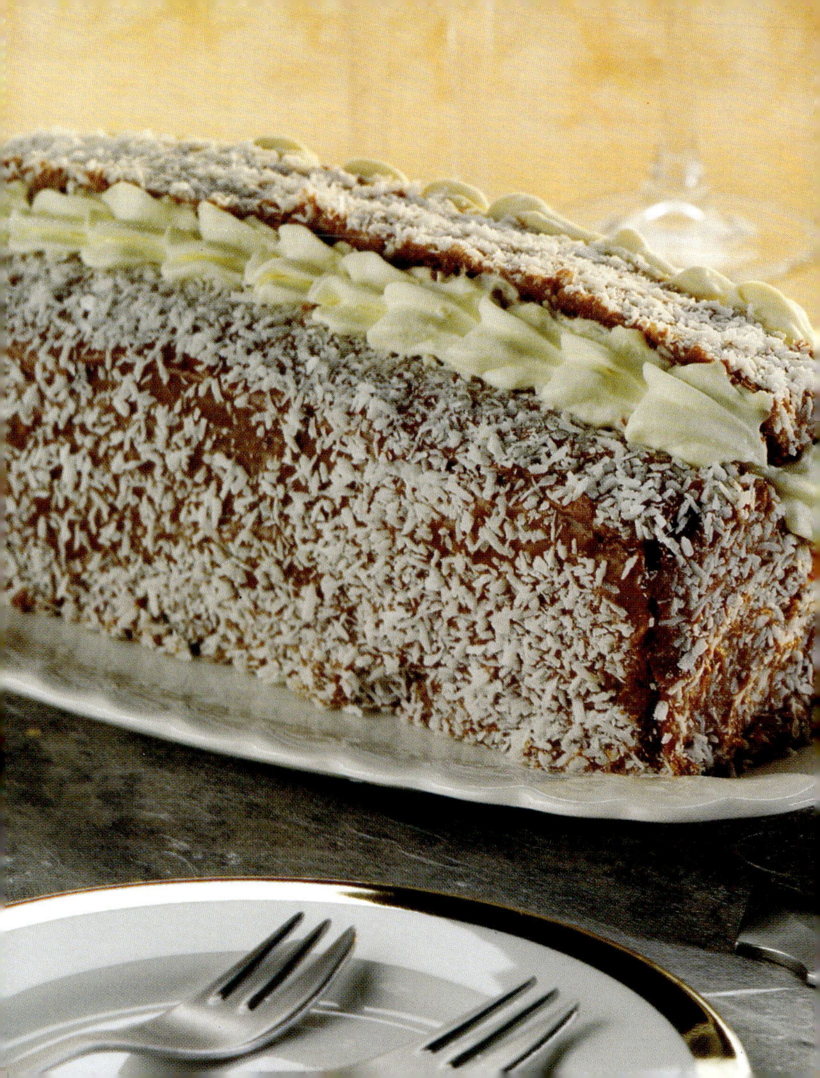

Schokoladen-Schichtkuchen

Für 10–12 Personen

ZUTATEN

7 Eier
200 g Zucker
150 g Mehl
50 g Kakaopulver
50 g Butter, zerlassen

FÜLLUNG:
125 g Butter
200 g Zartbitterschokolade
50 g Puderzucker

GARNIERUNG:
75 g Mandelblätter, geröstet und leicht zerkleinert
Schokoladenspäne oder geriebene Schokolade

1 Eine Kastenform leicht mit Fett einpinseln und den Boden mit Backpapier auslegen.

2 Eier und Zucker 10 Minuten kräftig aufschlagen, bis die Masse beim Anheben des Handrührers steife Spitzen bildet, die sich etwas halten.

3 Mehl und Kakaopulver zusammen sieben und die Hälfte davon unter die Eimasse heben. Die zerlassene Butter zugießen, dann den Rest der Mehl-Kakao-Mischung unterheben. Den Teig in die Form füllen und im vorgeheizten Backofen bei 180 °C 30–35 Minuten backen. Den Kuchen 5 Minuten abkühlen lassen, dann aus der Form nehmen und auf ein Kuchengitter heben. Nach dem Abkühlen in die saubere Form zurückgeben.

4 Für die Füllung Butter und Schokolade zusammen schmelzen, den Topf vom Herd nehmen und den Puderzucker einrühren. Nach dem Abkühlen zu einer dicken Creme aufschlagen.

5 Den Kuchen der Länge nach halbieren, die Hälften jeweils in 3 Schichten schneiden und das Ganze mit drei Vierteln der Schokoladencreme wieder zusammensetzen. Den Kuchen mit dem Rest der Creme überziehen, mit der Gabel ein Muster ziehen und die Seiten mit den Mandeln bestreuen. Mit Schokoladenspänen oder geriebener Schokolade dekorieren.

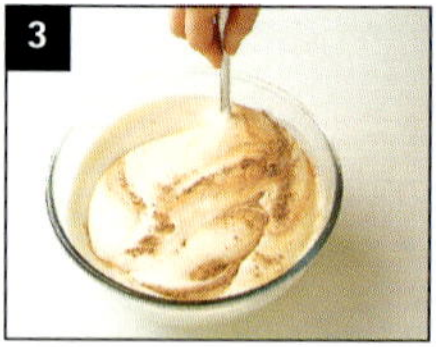

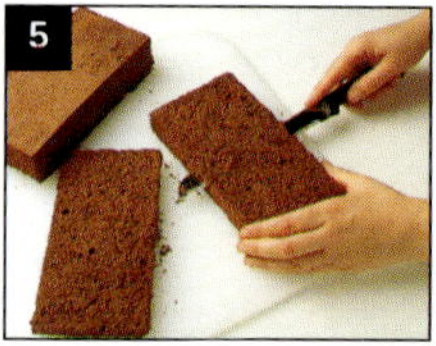

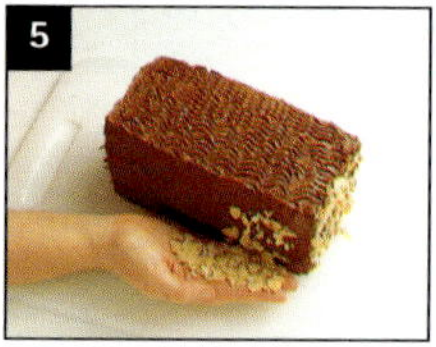

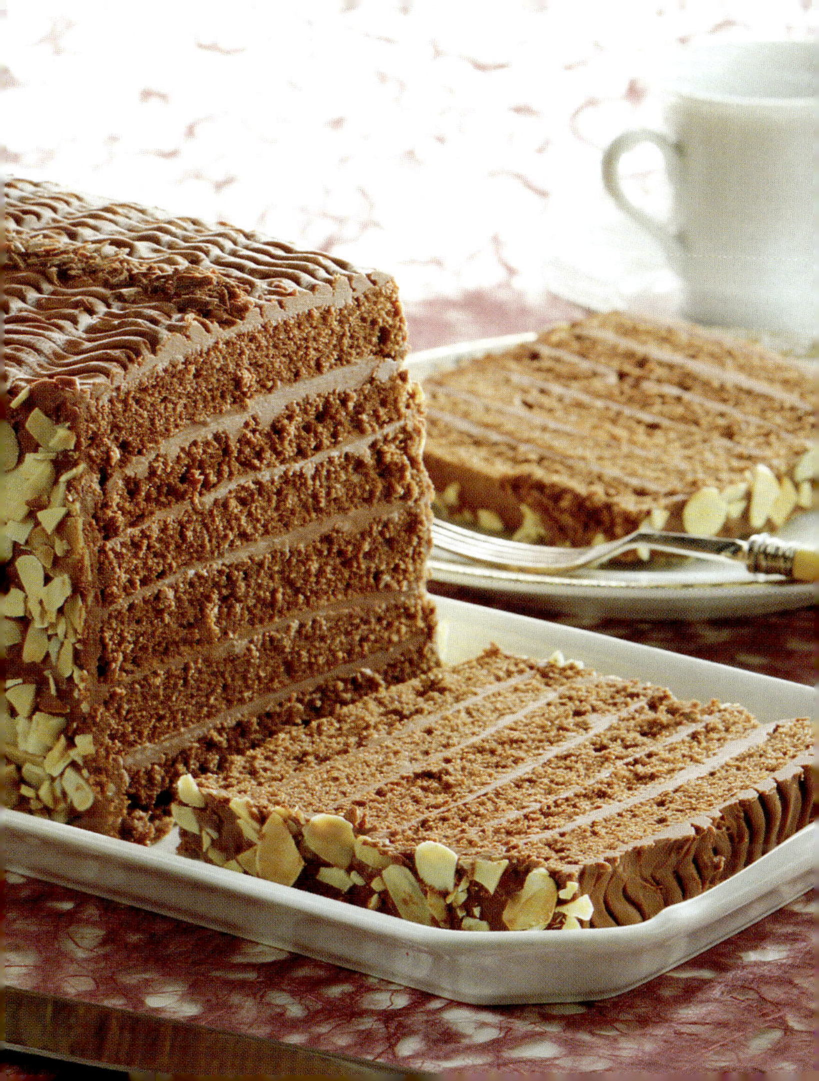

Schokoladen-Mango-Kuchen

Für 12 Personen

ZUTATEN

50 g Kakaopulver
150 ml kochendes Wasser
6 große Eier
350 g Zucker
300 g Mehl
3 TL Backpulver
800 g Mangos (Dose)
1 TL Speisestärke
425 ml süße Sahne
75 g Zartbitter-Schokoladenlocken oder geriebene Schokolade

1 Eine Springform (24 cm Ø) einfetten und den Boden mit Backpapier auslegen.

2 Das Kakaopulver in eine Schüssel geben, das Wasser zugießen und unter Rühren zu einer Paste verarbeiten.

3 Eier und Zucker 10 Minuten schaumig aufschlagen. Die Kakaomischung sorgfältig unterheben, dann Mehl und Backpulver sieben und unterrühren.

4 Den Teig in die Form geben und glatt streichen. Im vorgeheizten Backofen bei 170 °C 1 Stunde backen.

5 Den Kuchen 5 Minuten abkühlen lassen, dann aus der Form nehmen und auf ein Kuchengitter heben. Nach dem Abkühlen das Backpapier vorsichtig abziehen und den Kuchen zweimal der Länge nach durchschneiden.

6 Die Mangos abtropfen lassen, die Flüssigkeit auffangen. Ein Viertel der Früchte im Mixer pürieren. 3 Esslöffel der Flüssigkeit mit der Speisestärke verrühren und unter Rühren mit dem Püree in einem Topf erhitzen, bis das Püree eindickt.

7 Die restlichen Mangos hacken. Die Sahne steif schlagen und ein Viertel zurückbehalten. Die übrige Schlagsahne mit den Mangos verrühren und zwei Böden damit bestreichen. Aufeinander setzen. Den Kuchen mit der restlichen Sahne überziehen und die Seiten mit Schokolocken oder geriebener Schokolade garnieren. Einen Sahnerand oben um den Kuchen spritzen und das Mangopüree in der Mitte verstreichen.

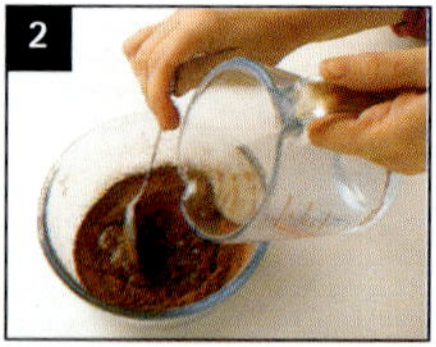
2

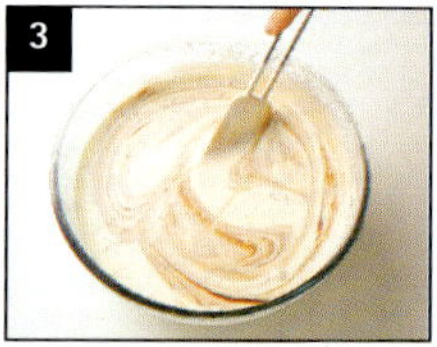
3

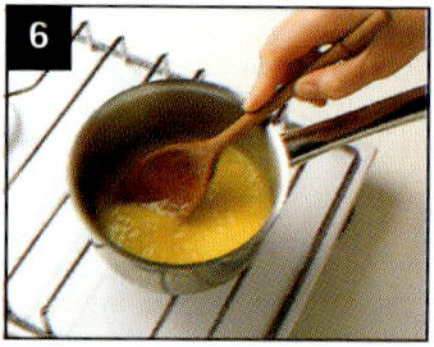
6

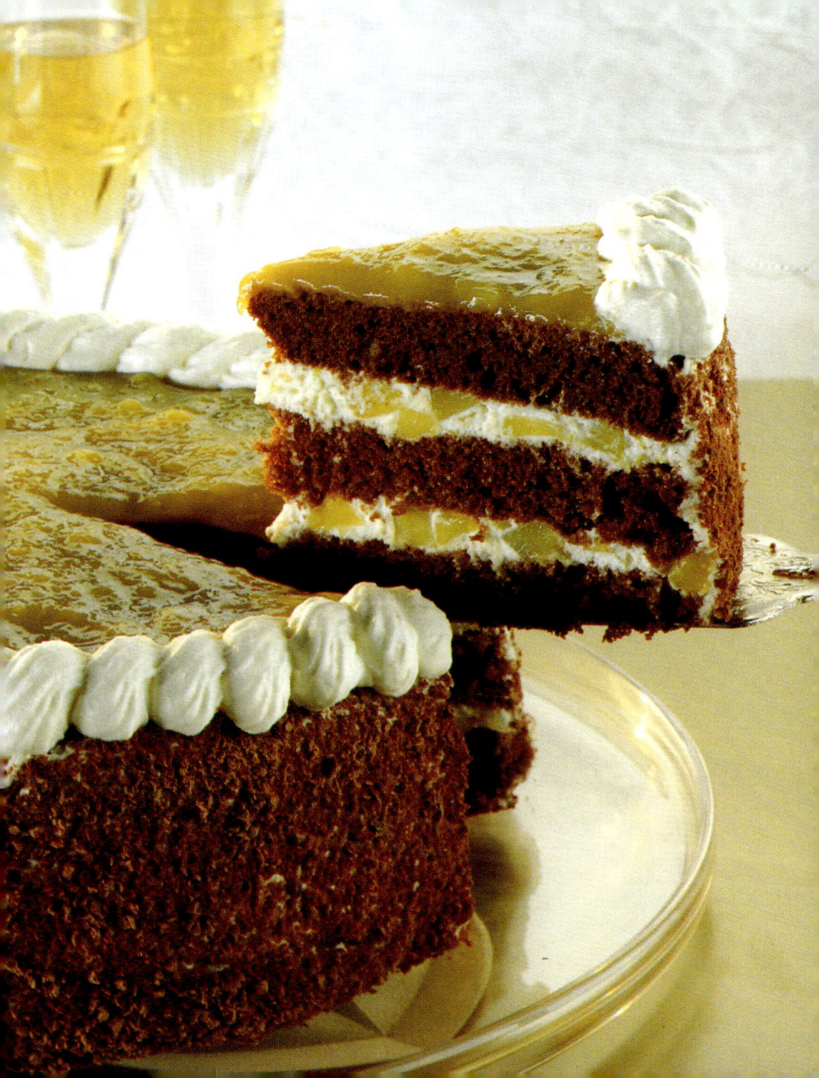

Teufelskuchen

Für 8 Personen

ZUTATEN

100 g Zartbitterschokolade
250 g Mehl
2½ TL Backpulver
225 g Butter
400 g brauner Zucker
5 Tropfen Vanillearoma
3 Eier
125 ml Buttermilch
225 ml kochendes Wasser

FÜLLUNG:
300 g Zucker
2 Eiweiß
1 EL Zitronensaft
3 EL Orangensaft
kandierte Orangenschale, zum Garnieren

1 Zwei Springformen (20 cm Ø) leicht mit Fett einpinseln und den Boden mit Backpapier auslegen. Die Schokolade in einem Topf schmelzen. Mehl und Backpulver in eine Schüssel sieben.

2 Butter und Zucker in einer anderen Schüssel schaumig schlagen, Vanillearoma zugeben und unter ständigem Rühren nach und nach die Eier zufügen. Sollte die Mischung zu flüssig sein, etwas Mehl einrühren.

3 Die Schokolade gut unterheben, dann nach und nach die restliche Mehlmischung, die Buttermilch und das heiße Wasser einrühren.

4 Den Teig in die Backformen geben und glatt streichen. Im vorgeheizten Backofen bei 190 °C 30 Minuten backen, bis der Kuchen beim Andrücken leicht nachgibt. 5 Minuten abkühlen lassen, dann vorsichtig aus den Formen nehmen und auf ein Kuchengitter heben.

5 Die Zutaten für die Füllung im Wasserbad schaumig schlagen, vorzugsweise mit einem elektrischen Handrührer. Vom Herd nehmen und weiterschlagen, bis die Mischung abgekühlt ist.

6 Die Kuchenböden mit der Füllung bestreichen und aufeinander legen, dann den Kuchenrand mit der restlichen Füllung überziehen. Mit einem Messer dekorative Spitzen ziehen. Mit der Orangenschale garnieren.

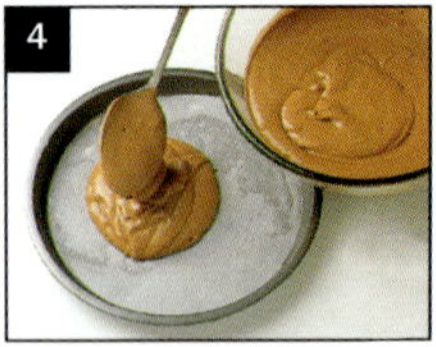

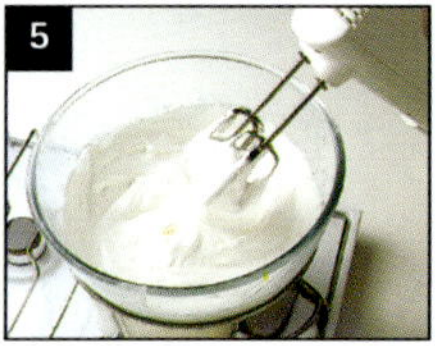

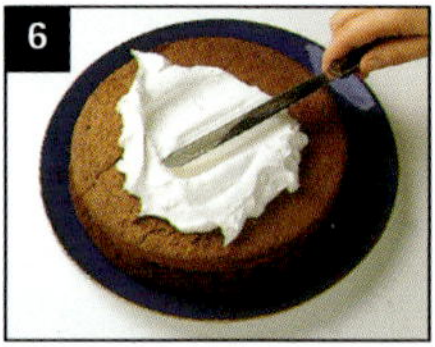

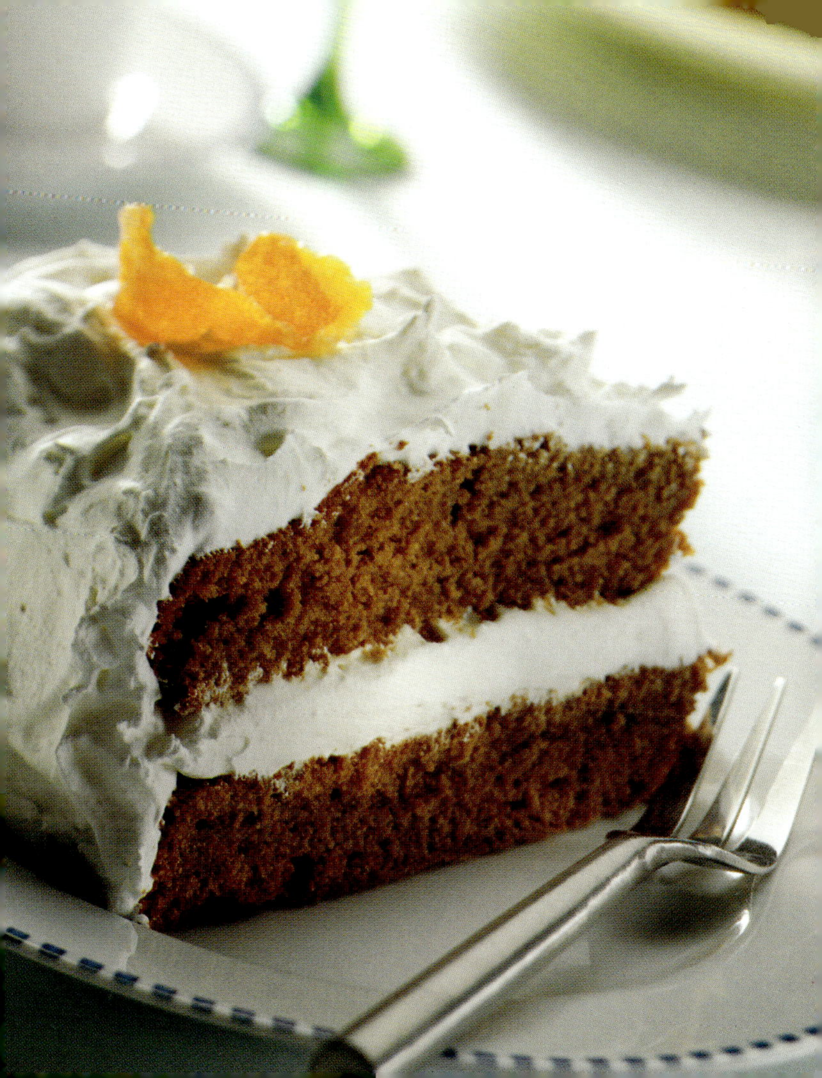

Schokoladen-Karotten-Kuchen

Für 10–12 Personen

ZUTATEN

5 Eier
150 g Zucker
150 g Mehl
40 g Kakaopulver

175 g Karotten, geschält und fein gerieben
50 g gehackte Walnüsse
2 EL Sonnenblumenöl
350 g Frischkäse

175 g Puderzucker
175 g Vollmilch- oder Zartbitterschokolade, geschmolzen

1 Eine Springform (20 cm Ø) einfetten und den Boden mit Backpapier auslegen.

2 Eier und Zucker im heißen Wasserbad 10 Minuten sehr steif schlagen, bis der Eischaum beim Anheben des Mixers steife Spitzen bildet.

3 Die Schüssel vom Herd nehmen, Mehl und Kakaopulver sieben und vorsichtig unterheben. Karotten, Walnüsse und Öl ebenfalls vorsichtig unterheben.

4 Den Teig in die Form füllen und im vorgeheizten Backofen bei 190 °C 45 Minuten backen, bis der Kuchen beim Andrücken leicht nachgibt. 5 Minuten abkühlen lassen, dann aus der Form nehmen und auf ein Kuchengitter heben. Nach dem Abkühlen einmal quer durchschneiden.

5 Frischkäse und Puderzucker zu einer lockeren Masse aufschlagen, dann die geschmolzene Schokolade unterheben. Einen Kuchenboden mit der Hälfte der Masse bestreichen, den zweiten Boden darauf legen und mit der restlichen Masse überziehen. Mit dem Palettenmesser dekorative Spitzen ziehen. Vor dem Servieren vollständig abkühlen lassen.

TIPP

Der fertig gebackene Kuchen hält sich bis zu 2 Monaten in der Gefriertruhe. Zum Auftauen 3 Stunden vor dem Dekorieren aus der Truhe nehmen.

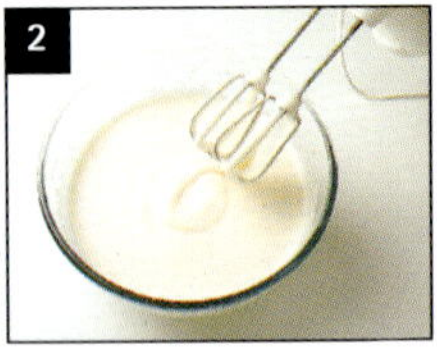

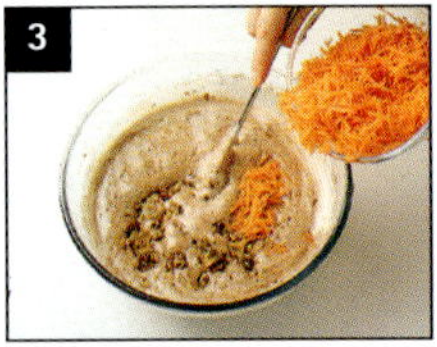

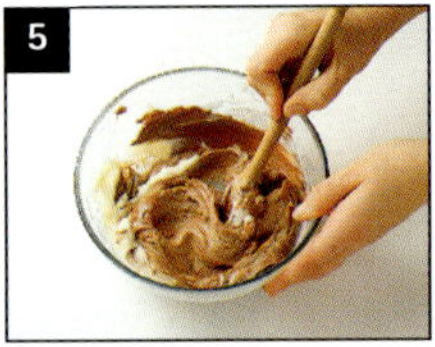

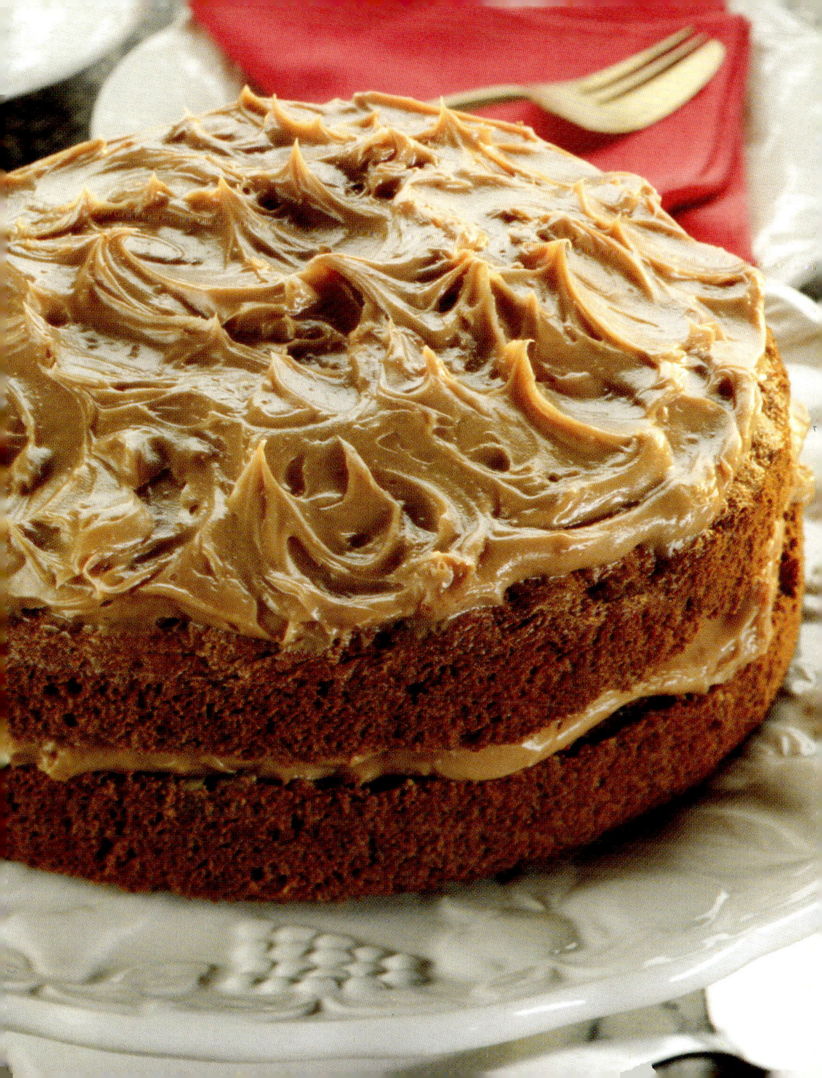

Schokoladen-Joghurt-Kuchen

Für 8–10 Personen

ZUTATEN

150 ml Pflanzenöl
150 g Naturjoghurt
175 g Zucker
3 Eier, verquirlt
100 g Vollkornmehl
125 g Weizenmehl
3½ TL Backpulver
2 EL Kakaopulver
50 g Zartbitterschokolade, geschmolzen

FÜLLUNG UND BELAG:
150 g Naturjoghurt
150 ml süße Sahne
225 g frische Beeren, z. B. Erdbeeren oder Himbeeren

1 Eine 26-cm-Springform leicht mit Fett einpinseln und den Boden mit Backpapier auslegen.

2 Öl, Joghurt, Zucker und Eier cremig aufschlagen. Mehl, Backpulver und Kakaopulver in die Mischung sieben und gut verrühren, dann die Schokolade einrühren.

3 In die Backform geben und im vorgeheizten Backofen bei 180 °C 45–50 Minuten backen, bis ein in den Kuchen gestochener Holzspieß sauber herauskommt. Den Kuchen 5 Minuten abkühlen lassen, dann aus der Form nehmen und auf ein Kuchengitter heben. Dann zweimal der Länge nach durchschneiden.

4 Für die Füllung Joghurt und Sahne in einer sauberen Schüssel steif schlagen.

5 Einen Kuchenboden mit der Joghurt-Sahne-Mischung bestreichen. Mit einem Teil der Früchte belegen (größere Früchte wie Erdbeeren in Scheiben schneiden). Den Vorgang mit den beiden anderen Böden wiederholen und oben mit dem restlichen Obst verzieren.

2
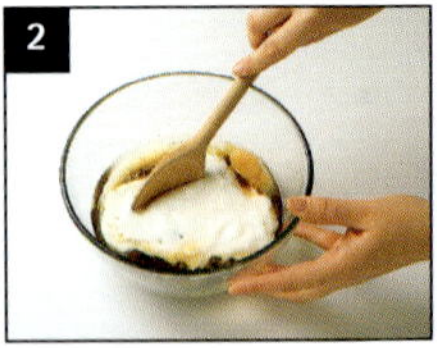

3
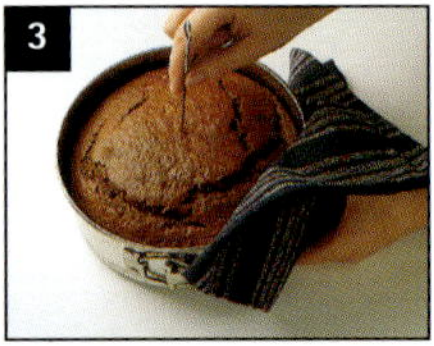

5
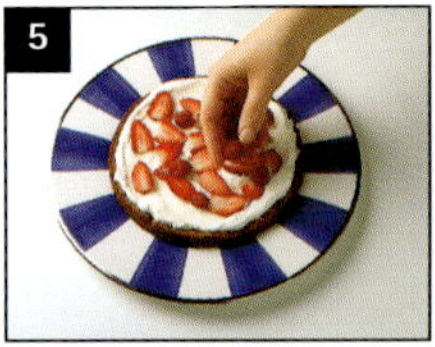

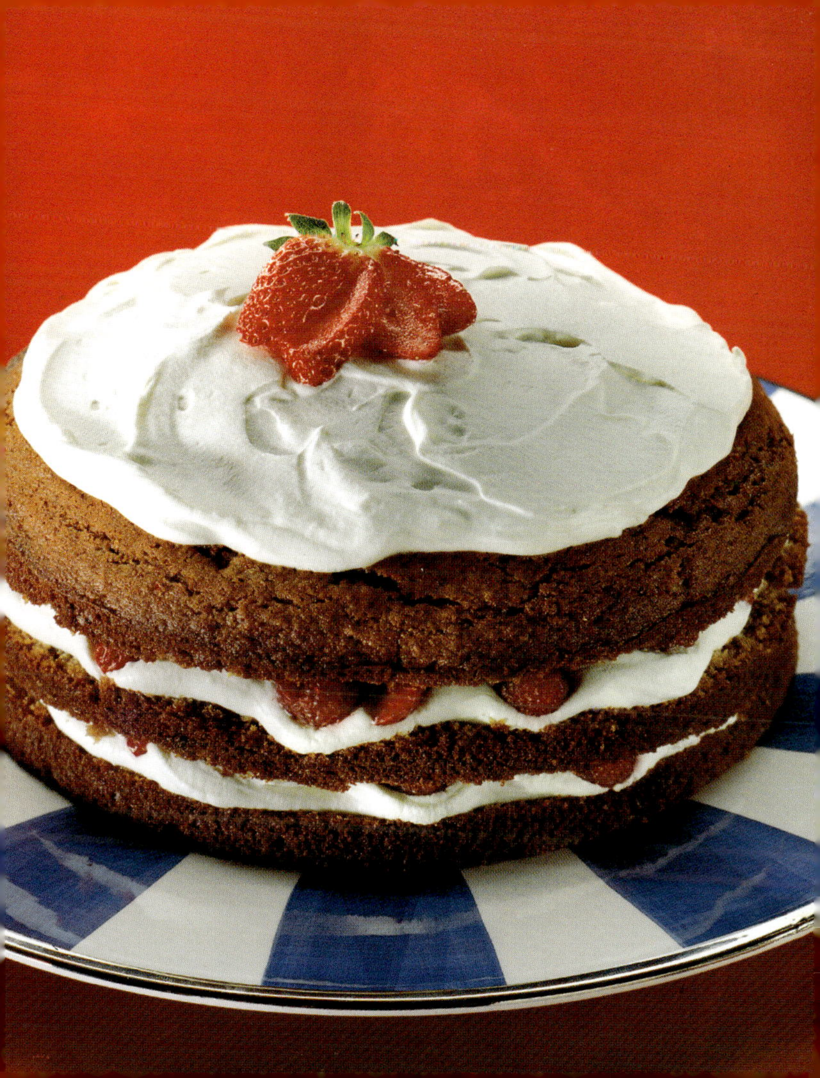

Schokoladen-Baumstamm

Für 8–10 Personen

ZUTATEN

125 g Margarine
125 g Zucker
2 Eier
100 g Mehl
1 TL Backpulver
25 g Kakaopulver
2 EL Milch

SCHOKOLADENCREME:
75 g weiße Schokolade
2 EL Milch
150 g Butter
125 g Puderzucker
2 EL Orangenlikör,
z. B. Grand Marnier
Schokoladenspäne,
zum Garnieren

1 Zwei leere Konservendosen à 400 g Inhalt leicht einfetten und mit Backpapier auskleiden.

2 Margarine und Zucker zu einer hellen, schaumigen Masse aufschlagen. Unter ständigem Rühren nach und nach die Eier zugeben. Mehl, Backpulver und Kakaopulver über die Masse sieben und unterheben, dann die Milch einrühren.

3 Den Teig auf die zwei Dosen verteilen, diese auf ein Backblech stellen und im vorgeheizten Backofen bei 180 °C 40 Minuten backen, bis der Kuchen beim Andrücken leicht nachgibt. 5 Minuten abkühlen lassen, dann auf ein Kuchengitter stürzen.

4 Für die Schokoladencreme die Schokolade unter ständigem Rühren mit der Milch in einem Topf erhitzen, bis sie geschmolzen ist. Abkühlen lassen. Butter und Puderzucker schaumig aufschlagen, den Orangenlikör zugießen und die Schokoladenmischung einrühren.

5 Die beiden Kuchenrollen der Länge nach in 1 cm dicke Scheiben schneiden und mit der Buttercreme wieder zusammensetzen.

6 Auf einer Servierplatte anrichten, mit der restlichen Creme überziehen und mit den Schokoladenspänen garnieren. In diagonale Scheiben schneiden und servieren.

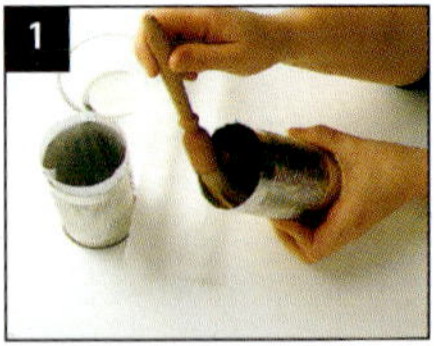

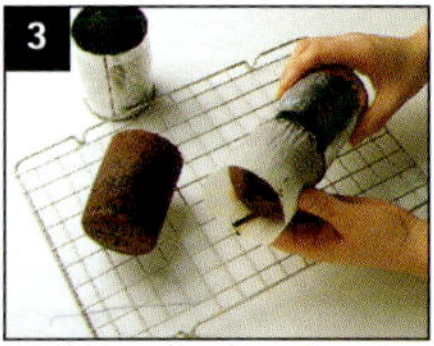

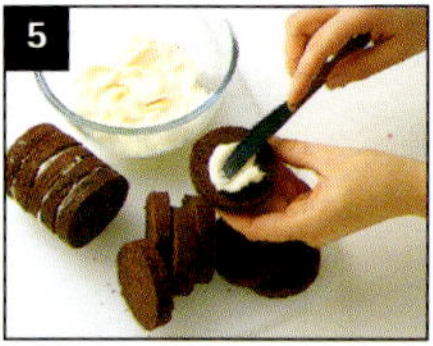

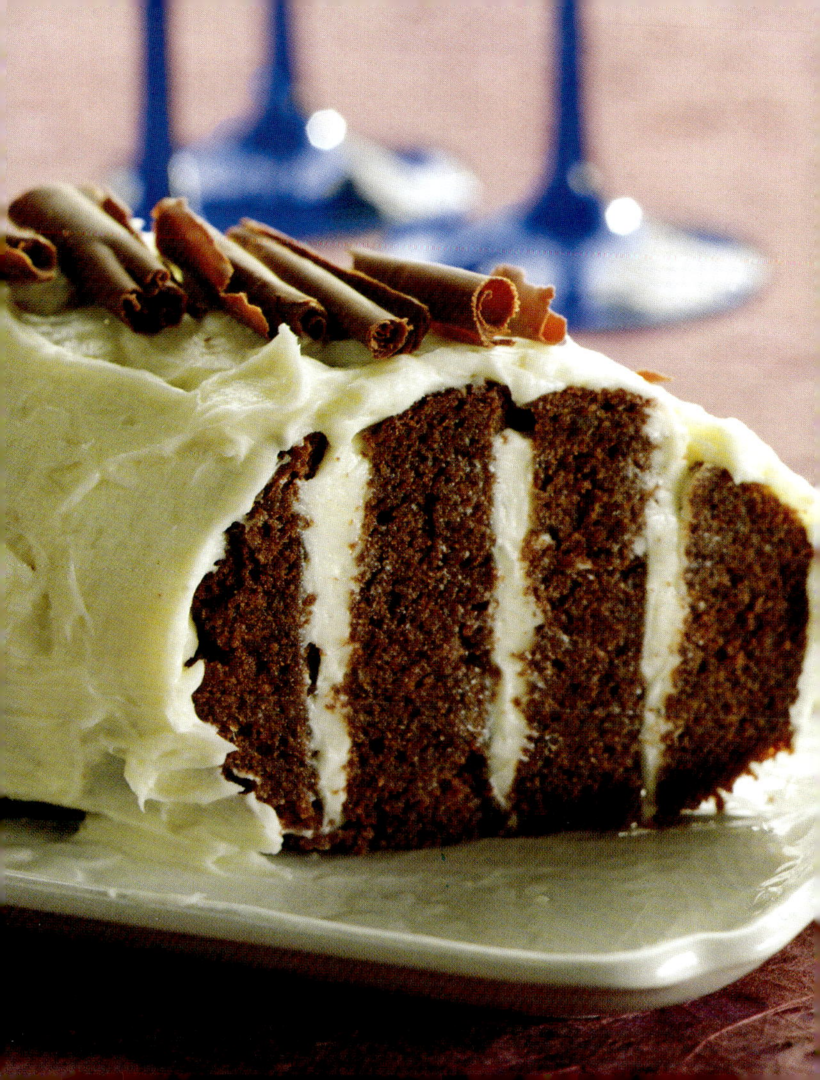

Schokokuchen mit Orangenmousse

Für 12 Personen

ZUTATEN

175 g Butter
175 g Zucker
4 Eier, leicht verquirlt
1 EL Kakaopulver
200 g Mehl
2 TL Backpulver
50 g Zartbitterschokolade, geschmolzen

ORANGENMOUSSE:
2 Eier, getrennt
50 g Zucker
200 ml frisch gepresster Orangensaft
2 TL Gelatine
3 EL Wasser
300 ml süße Sahne
geschälte Orangenscheiben, zum Garnieren

1 Eine Springform (20 cm Ø) leicht mit Fett einpinseln und den Boden mit Backpapier auslegen. Butter und Zucker schaumig aufschlagen. Nach und nach die Eier unterrühren. Kakao, Mehl und Backpulver sieben und unter die Mischung heben. Die Schokolade unterrühren.

2 Den Teig in die Form geben und glätten. Im vorgeheizten Backofen bei 180 °C 40 Minuten backen. 5 Minuten stehen lassen, dann aus der Form nehmen und auf einem Kuchengitter abkühlen lassen. Den Kuchen quer durchschneiden.

3 Für die Mousse Eigelb und Zucker schaumig aufschlagen. Den Orangensaft unterrühren. Die Gelatine in das Wasser einstreuen, quellen lassen und unter Rühren im Wasserbad auflösen. Unter die Mousse rühren.

4 Die Sahne steif schlagen, ein wenig für die Garnierung zurückbehalten und den Rest unter die Mousse heben. Das Eiweiß steif schlagen und unterheben. An einem kühlen Ort fest werden lassen, dabei gelegentlich umrühren.

5 Eine Kuchenschicht in die Springform legen, die Mousse darauf geben und die zweite Kuchenschicht aufdrücken. Fest werden lassen. Auf eine Kuchenplatte heben, Sahnerosetten auf den Rand spritzen und die Mitte mit Orangenscheiben belegen.

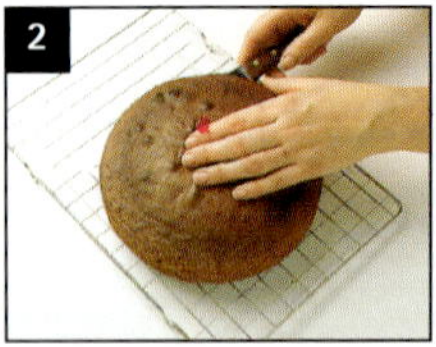

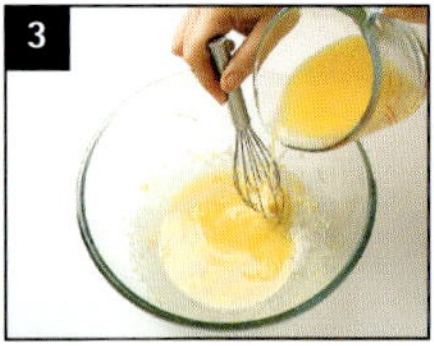

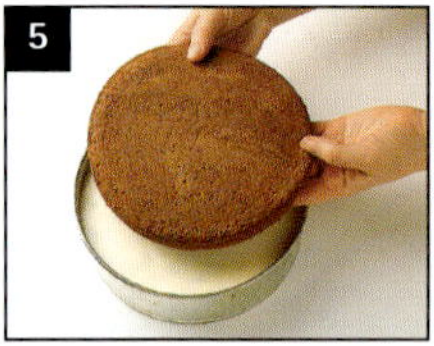

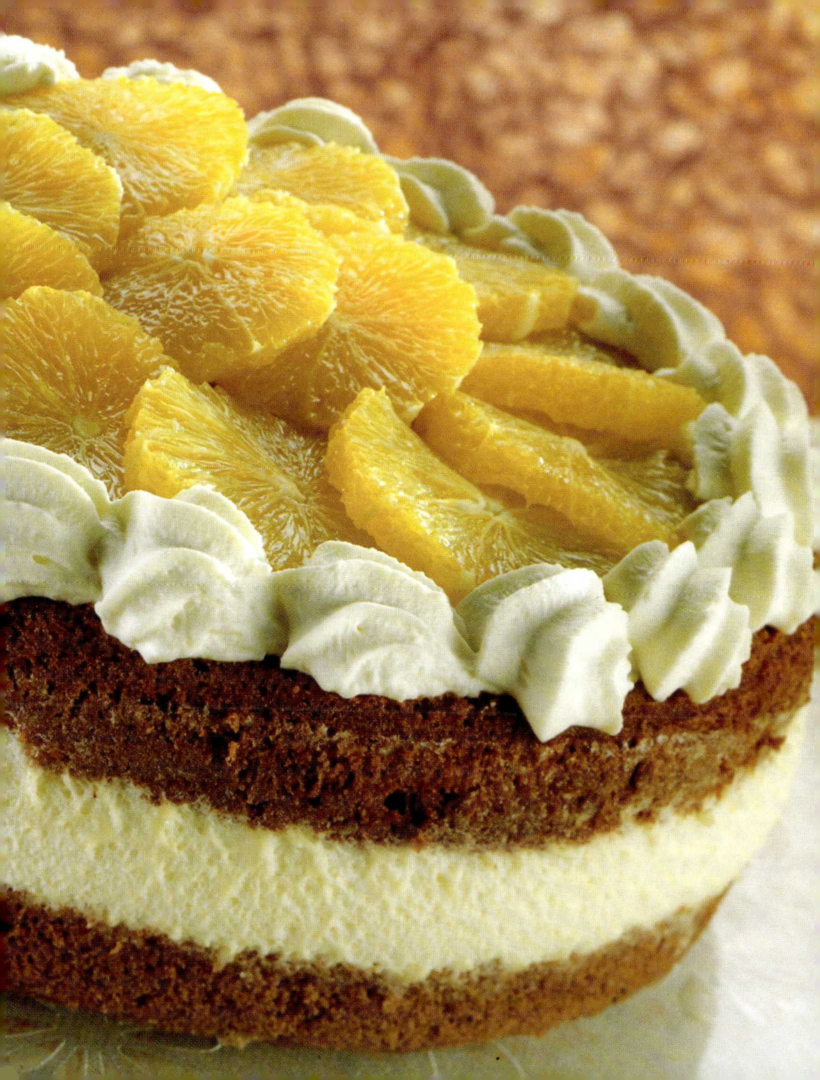

Schokoladenrolle

Für 6–8 Personen

ZUTATEN

150 g Zartbitterschokolade
2 EL Wasser
6 Eier
175 g Zucker
25 g Mehl
1 EL Kakaopulver

FÜLLUNG:
300 ml süße Sahne
75 g Erdbeeren, in Scheiben geschnitten

GARNIERUNG:
Puderzucker
Schokoladenblätter (s. Schritt 5)

1 Ein ca. 38 cm × 25 cm großes Rechteck aus Backpapier zuschneiden und auf ein Backblech legen. Schokolade und Wasser unter ständigem Rühren erhitzen, bis die Schokolade geschmolzen ist. Etwas abkühlen lassen.

2 Eier und Zucker 10 Minuten kräftig aufschlagen. Die Schokolade einrühren. Mehl und Kakaopulver unterheben. Den Teig auf dem Backpapier verteilen und glatt streichen.

3 Im vorgeheizten Backofen bei 200 °C 12 Minuten backen. Ein Stück Backpapier mit Zucker bestreuen und den Biskuitboden darauf stürzen. Das warme Backpapier vorsichtig vom Teig abziehen. Den Boden samt Papier zu einer Rolle formen und mit einem feuchten Küchentuch bedeckt vollständig abkühlen lassen.

4 Die Sahne steif schlagen. Die Kuchenrolle vorsichtig aufrollen und die Erdbeeren darauf verteilen. Drei Viertel der Sahne darüber streichen und wieder aufrollen (ohne Papier). Mit Puderzucker bestäuben. Mit der restlichen Sahne und den Schokoladenblättern garnieren.

5 Für die Schokoladenblätter Rosen- oder Stechpalmenblätter waschen, trockentupfen und mit flüssiger Schokolade bestreichen. Trocknen lassen, den Vorgang zwei- bis dreimal wiederholen und die Blätter abziehen.

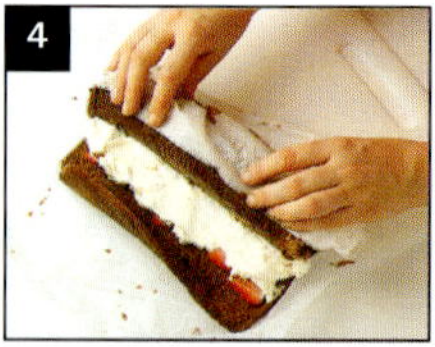

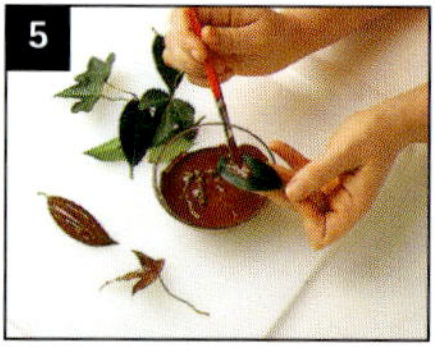

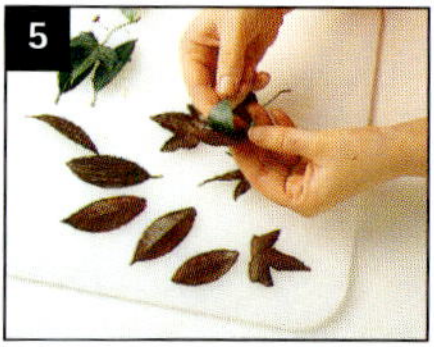

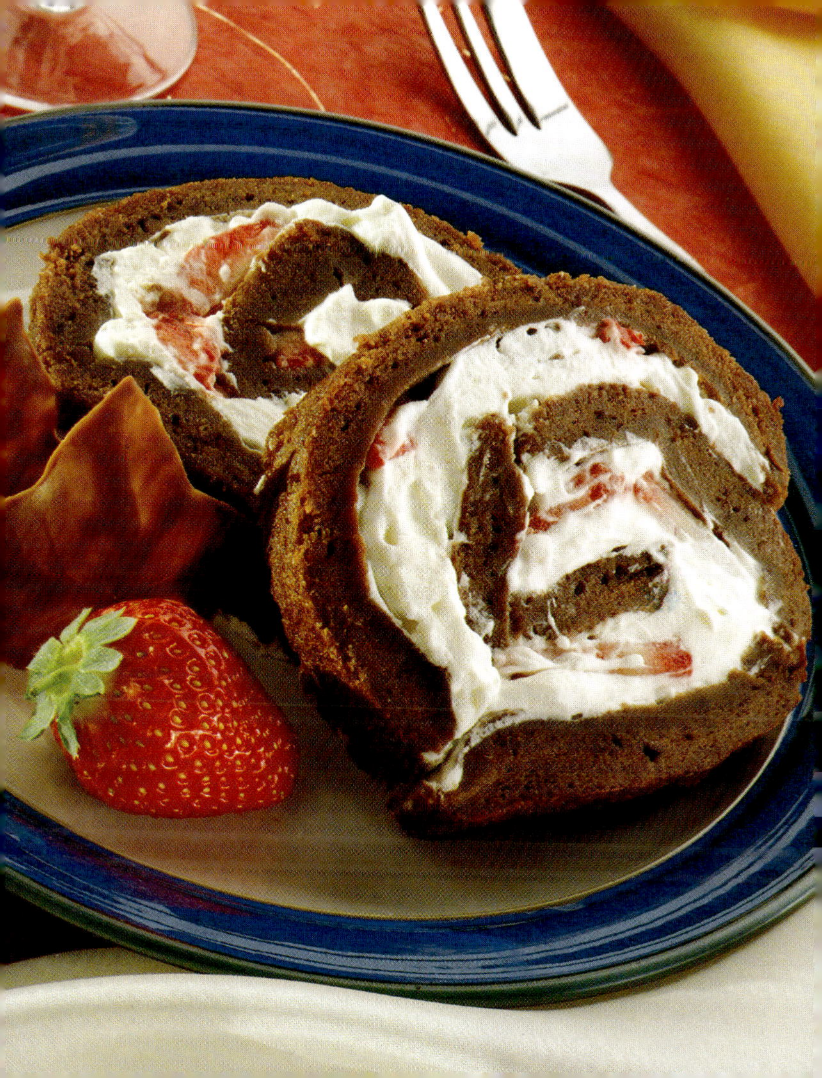

Schokoladen-Kokos-Rolle

Für 8–10 Personen

ZUTATEN

3 Eier
75 g Zucker
50 g Mehl
½ TL Backpulver
1 EL Kokoscreme, verrührt mit 1 EL Wasser
25 g Kokosraspel
6 EL Himbeermarmelade

SCHOKOLADENÜBERZUG:
200 g Zartbitterschokolade
60 g Butter
2 EL heller Sirup

HIMBEER-COULIS:
225 g frische oder tiefgefrorene Himbeeren, aufgetaut
2 EL Wasser
4 EL Puderzucker

1 Ein Backblech leicht mit Fett einpinseln und den Boden mit Backpapier auslegen. Eier und Zucker in einer großen Schüssel mit dem elektrischen Handrührer etwa 10 Minuten schlagen, bis die Mischung schaumig ist.

2 Mehl und Backpulver in die Mischung sieben und mit einem Metalllöffel unterrühren. Kokoscreme und Kokosraspel einrühren. Den Teig auf das Backblech geben und im vorgeheizten Backofen bei 200 °C 10–12 Minuten backen, bis der Boden beim Andrücken leicht nachgibt.

3 Ein Stück Backpapier mit Zucker bestreuen und auf ein feuchtes Küchentuch legen. Den Kuchen auf das Backpapier stürzen und das warme Backpapier vorsichtig abziehen. Den Kuchen mit der Marmelade bestreichen und mithilfe des Küchentuchs von der kurzen Seite her einrollen. Auf ein Kuchengitter heben und vollständig abkühlen lassen.

4 Für den Überzug Schokolade und Butter unter Rühren schmelzen. Den Sirup einrühren und 5 Minuten abkühlen lassen. Über der Rolle verstreichen und fest werden lassen. Für die Coulis die Früchte mit Wasser und Zucker pürieren und durch ein Sieb streichen. Die Rolle in Scheiben schneiden und mit der Coulis servieren.

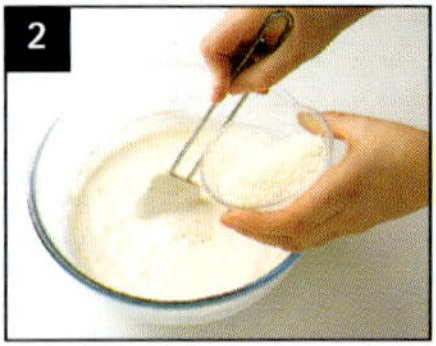

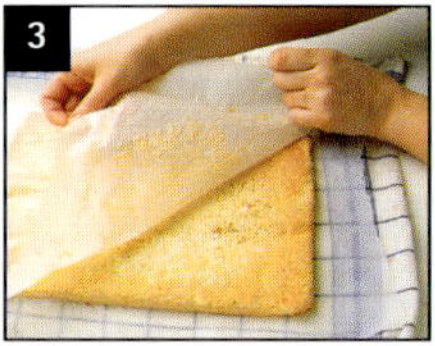

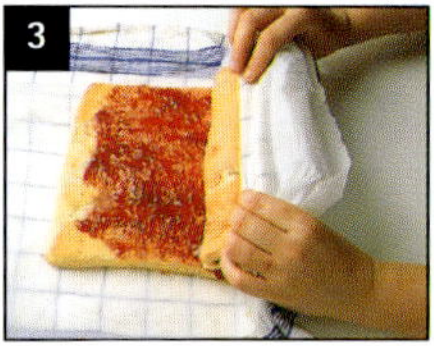

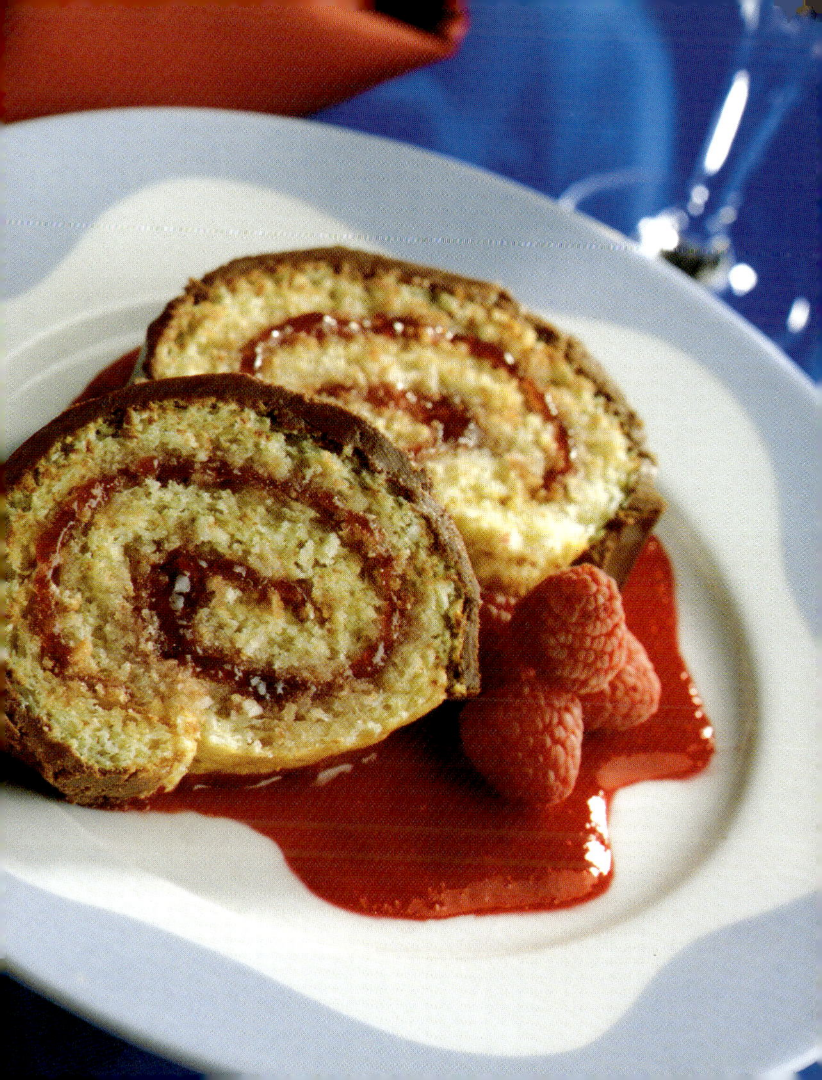

Mandel-Haselnuss-Kuchen

Für 8–10 Personen

ZUTATEN

4 Eier
100 g Zucker
50 g gemahlene Mandeln
50 g gemahlene Haselnüsse
50 g Mehl
50 g Mandelblätter

FÜLLUNG:
100 g Zartbitterschokolade
15 g Butter
300 ml süße Sahne
Puderzucker, zum Bestäuben

1 Zwei Springformen (20 cm Durchmesser) leicht mit Fett einpinseln und die Böden mit Backpapier auslegen.

2 Eier und Zucker in einer großen Schüssel mit dem elektrischen Handrührer ca. 10 Minuten schlagen, bis die Mischung schaumig ist und beim Anheben des Handrührers Spitzen bildet.

3 Die gemahlenen Nüsse unterrühren, das Mehl sieben und mit einem Metalllöffel sorgfältig einarbeiten. Den Teig in die Kuchenformen füllen.

4 Einen Kuchen mit den Mandelblättern bestreuen. Im vorgeheizten Backofen bei 190 °C 15–20 Minuten backen, bis der Kuchen beim Andrücken leicht nachgibt.

5 In den Formen etwas abkühlen lassen. Vorsichtig auf ein Kuchengitter heben und vollständig auskühlen lassen.

6 Für die Füllung die Schokolade schmelzen, vom Herd nehmen und die Butter einrühren. Abkühlen lassen. Die Sahne steif schlagen und die Schokolade vorsichtig unterheben.

7 Den Kuchen ohne Mandelblätter auf eine Kuchenplatte heben und mit der Füllung bestreichen. Etwas fest werden lassen, dann den zweiten Kuchen darauf setzen und für 1 Stunde kalt stellen. Mit Puderzucker bestäuben und servieren.

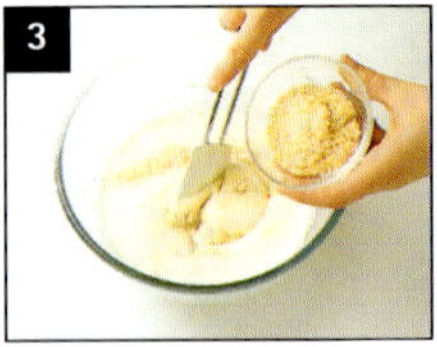

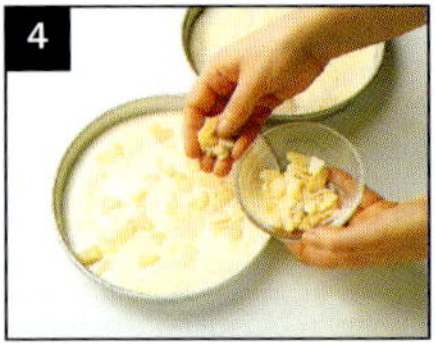

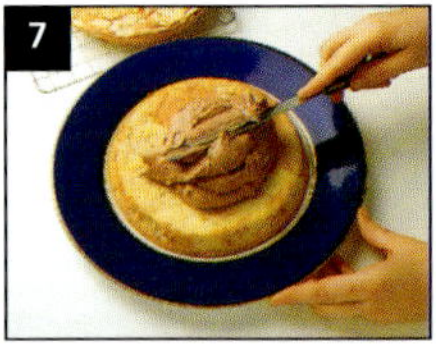

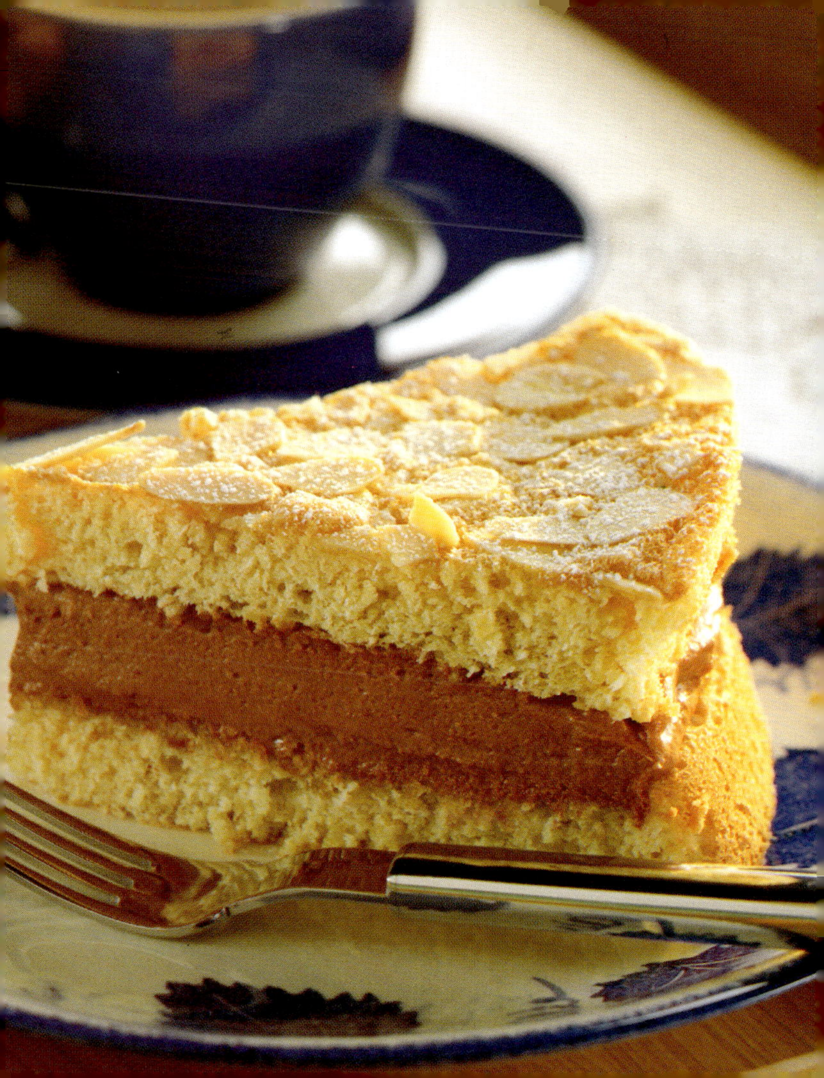

Schokoladen-Walnuss-Kuchen

Für 8–12 Personen

ZUTATEN

4 Eier
125 g Zucker
125 g Mehl
1 EL Kakaopulver
25 g Butter, zerlassen
75 g Zartbitterschokolade, geschmolzen
150 g Walnüsse, fein gehackt

FÜLLUNG:
75 g Zartbitterschokolade
125 g Butter
200 g Puderzucker
2 EL Milch
Walnusshälften, zum Garnieren

1 Eine Springform (20 cm Ø) leicht mit Fett einpinseln und den Boden mit Backpapier auslegen. Eier und Zucker 10 Minuten schlagen, bis sich beim Anheben des Mixers steife Spitzen bilden, die sich einige Sekunden halten.

2 Mehl und Kakaopulver in die Eimasse sieben und unterheben. Dann die zerlassene Butter, die geschmolzene Schokolade und die Walnüsse unterheben. Den Teig in die Form geben und im vorgeheizten Backofen bei 160 °C 30–35 Minuten backen, bis der Kuchen beim Andrücken leicht nachgibt.

3 Den Kuchen 5 Minuten abkühlen lassen, dann vorsichtig aus der Form nehmen und auf ein Kuchengitter heben. Den abgekühlten Kuchen quer durchschneiden.

4 Für die Füllung die Schokolade schmelzen und leicht abkühlen lassen. Butter, Puderzucker und Milch zu einer hellen, schaumigen Masse aufschlagen, dann vorsichtig die geschmolzene Schokolade unterheben.

5 Den Kuchen auf eine Kuchenplatte heben, etwas Füllung zwischen die Kuchenhälften geben und den Kuchen mit der restlichen Creme überziehen. Mit dem Palettenmesser dekorative Spitzen ziehen und mit den halben Walnüssen garnieren.

2

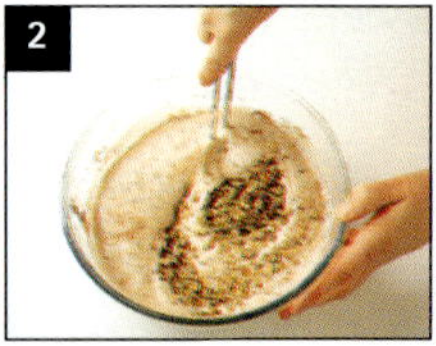

5

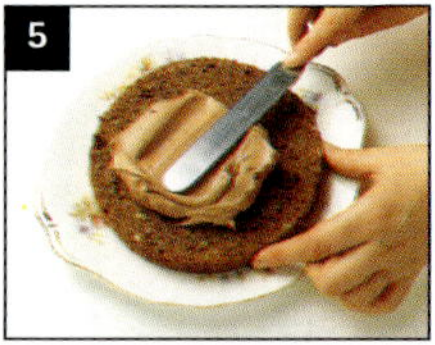

5

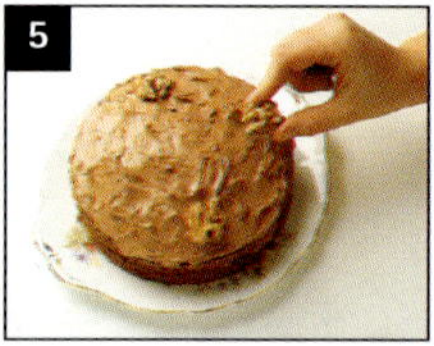

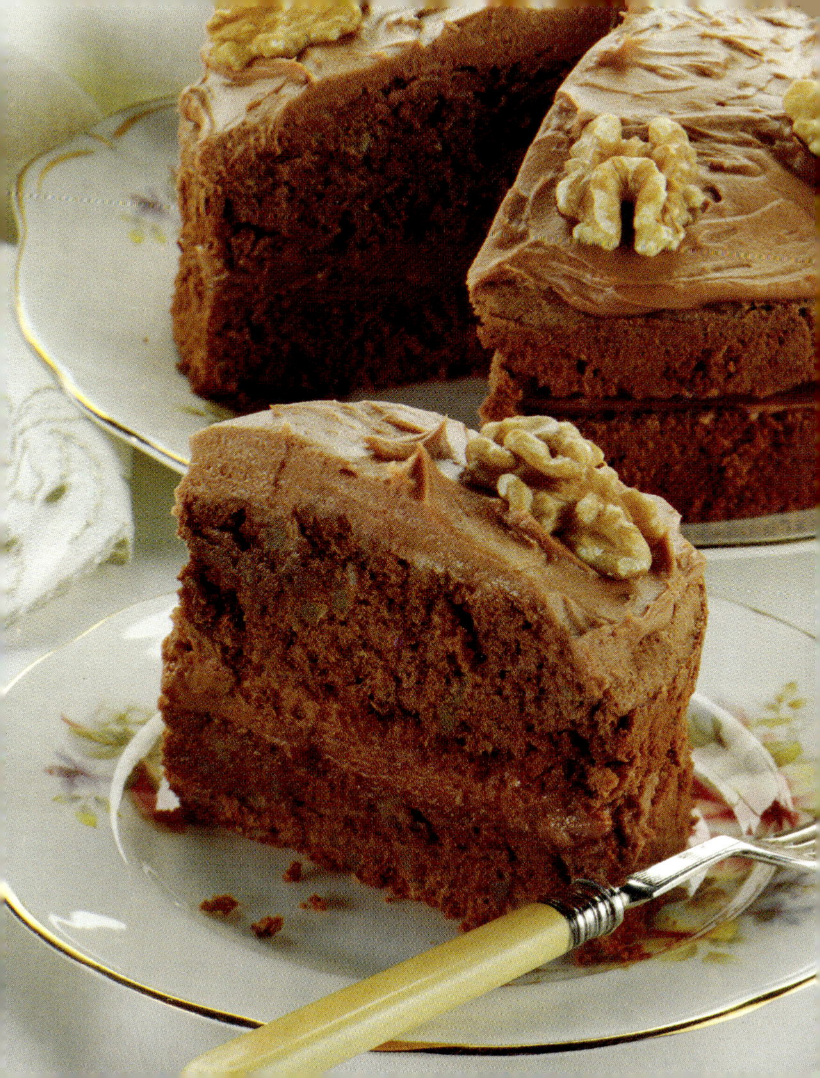

Dobos-Torte

Für 8 Personen

ZUTATEN

3 Eier
100 g Zucker
5 Tropfen Vanillearoma
100 g Mehl

FÜLLUNG:
175 g Zartbitterschokolade
175 g Butter
2 EL Milch
350 g Puderzucker

KARAMELL:
100 g Zucker
4 EL Wasser

1 Auf Backpapier 4 Kreise mit 18 cm Ø aufmalen und je 2 davon auf 2 Backbleche legen. Eier und Zucker 10 Minuten cremig schlagen, bis die Eimasse beim Anheben des Handrührers steife Spitzen bildet, die sich einige Sekunden halten. Das Vanillearoma unterheben, dann das Mehl darüber sieben und unterheben. Die Papierkreise je mit einem Viertel der Mischung bedecken und im vorgeheizten Backofen 5–8 Minuten goldbraun backen.

2 Für die Füllung die Schokolade schmelzen und leicht abkühlen lassen. Butter, Milch und Puderzucker zu einer hellen, schaumigen Masse schlagen und die Schokolade einrühren. Für den Karamell Zucker und Wasser unter ständigem Rühren aufkochen, bis der Zucker ganz aufgelöst ist. Weiter kochen, bis der Sirup goldgelb ist, dann vom Herd nehmen und auf einem Kuchenboden verteilen. Leicht abkühlen lassen. Mit einem leicht eingefetteten Palettenmesser 8 Portionsstücke einzeichnen. Das Papier von den Kuchenböden abziehen und die Böden eventuell noch einmal rund nachschneiden. Die Böden auf eine Kuchenplatte mit der Füllung zu einer Torte aufschichten und mit dem Karamellboden bedecken. Die restliche Füllung außen um den Kuchen streichen und nach Geschmack mit einer Gabel dekorative Muster einritzen oder mit dem Spritzbeutel Cremerosetten aufsetzen.

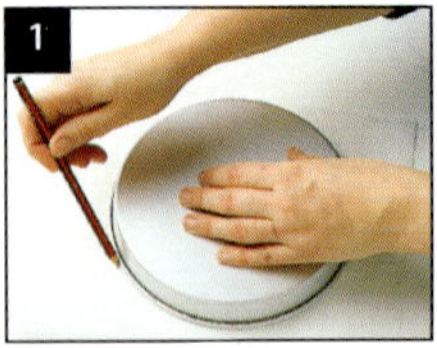

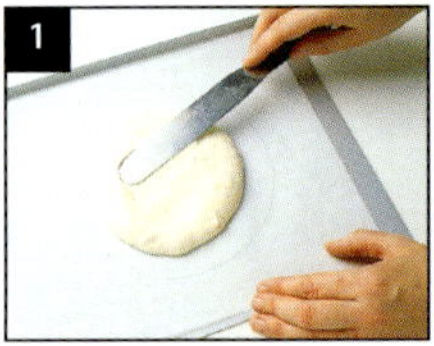

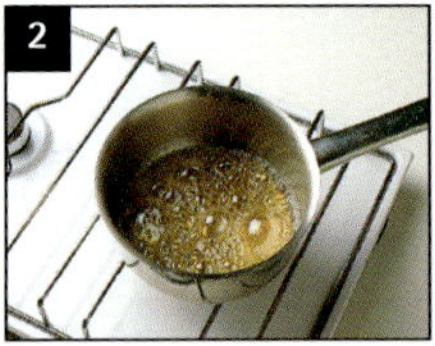

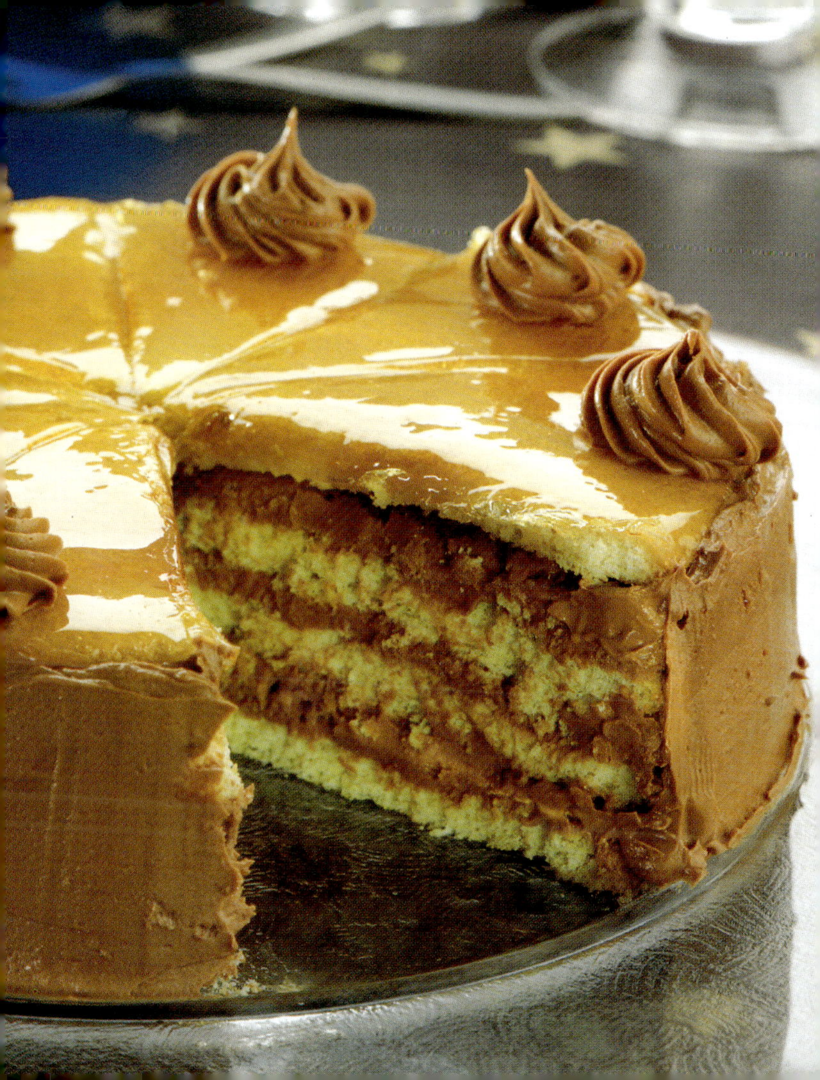

Bistvitny-Torte

Für 10 Personen

ZUTATEN

SCHOKOLADENDREIECKE:
25 g Zartbitterschokolade, geschmolzen
25 g weiße Schokolade, geschmolzen

KUCHEN:
175 g Margarine
175 g Zucker
2–3 Tropfen Vanillearoma
3 Eier, leicht verquirlt
225 g Mehl
2 TL Backpulver
50 g Zartbitterschokolade
150 ml süße Sahne

SIRUP:
125 g Zucker
6 EL Wasser
3 EL Weinbrand oder Sherry

1 Eine Kranzform leicht einfetten. Für die Schokoladendreiecke ein Backblech mit Backpapier auslegen, mit dem Löffel abwechselnd weiße und dunkle Schokolade darauf verteilen und leicht zu einem Marmormuster verrühren, abkühlen lassen. Anschließend in Quadrate, dann in Dreiecke schneiden.

2 Für den Kuchen Margarine und Zucker zu einer hellen, schaumigen Masse aufschlagen. Das Vanillearoma zugeben. Unter ständigem Rühren die Eier zugeben. Mehl und Backpulver unterheben. Die Zartbitterschokolade schmelzen und mit einer Hälfte des Teiges verrühren.

3 Den hellen und den dunklen Teig abwechselnd in die Backform löffeln und mit einem Holzstäbchen leicht marmorieren.

4 Im vorgeheizten Backofen bei 190 °C 30 Minuten backen. 5 Minuten abkühlen lassen, dann aus der Form nehmen und auf ein Kuchengitter heben.

5 Für den Sirup Zucker und Wasser erhitzen, bis der Zucker gelöst ist. 1–2 Minuten kochen, dann vom Herd nehmen und Weinbrand oder Sherry zugießen. Leicht abkühlen lassen, dann über den Kuchen löffeln, bis dieser vollgesogen ist. Die Sahne steif schlagen. Den Kuchen mit Sahne und Schokoladendreiecken dekorieren.

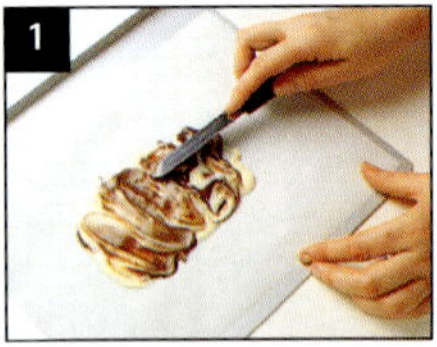
1

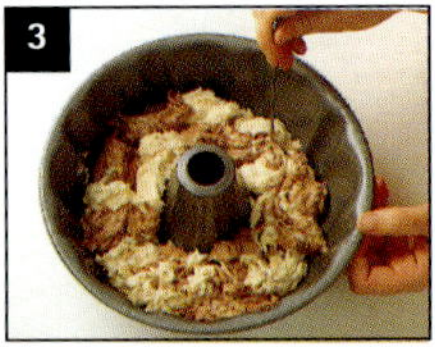
3

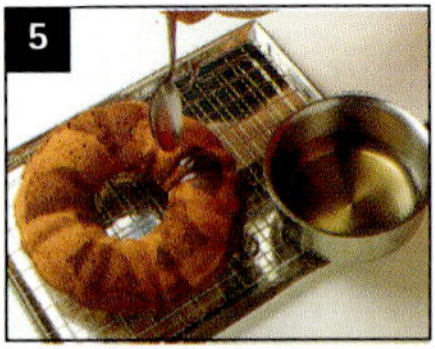
5

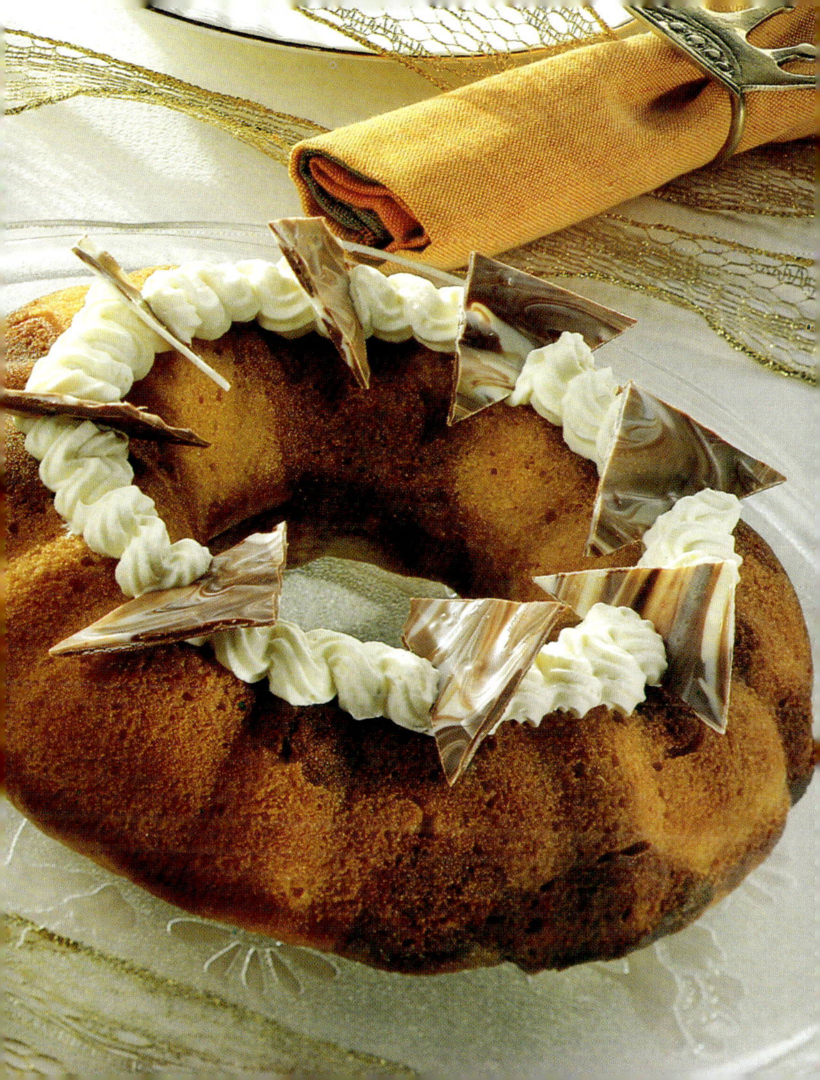

Sachertorte

Für 10–12 Personen

ZUTATEN

175 g Zartbitterschokolade
150 g Butter
150 g Zucker
6 Eier, getrennt
150 g Mehl

GLASUR UND FÜLLUNG:
175 g Zartbitterschokolade
5 EL starker schwarzer Kaffee
175 g Puderzucker
6 EL Aprikosenmarmelade
50 g Zartbitterschokolade, geschmolzen

1 Eine Springform (26 cm Ø) einfetten und den Boden mit Backpapier auslegen. Die Schokolade schmelzen. Butter und 75 g Zucker schaumig aufschlagen. Das Eigelb zufügen und kräftig schlagen. Die Schokolade unter Rühren langsam zugießen. Das Mehl einrühren. Das Eiweiß steif schlagen. Den restlichen Zucker zufügen und 2 Minuten zu einer glänzenden Masse schlagen. Die Schokoladenmischung portionsweise einarbeiten.

2 Den Teig in die Springform füllen und glatt streichen. Im vorgeheizten Backofen bei 150 °C 1–1¼ Stunden backen. 5 Minuten in der Form lassen, dann auf einem Kuchengitter vollständig abkühlen lassen.

3 Für die Glasur die Schokolade schmelzen und den Kaffee sorgfältig einrühren. Den Puderzucker in eine Schüssel sieben und mit der Schokoladenmischung zu einer dicken Masse verrühren. Den Kuchen quer halbieren. Die Marmelade erwärmen, einen Kuchenboden damit bestreichen und den anderen auflegen. Den Kuchen oben und an den Seiten mit der Schokoladencreme überziehen. 5 Minuten stehen lassen, damit überschüssige Creme ablaufen kann. Auf eine Kuchenplatte heben und 2 Stunden fest werden lassen.

4 Für die Garnierung etwas geschmolzene Schokolade in einen kleinen Spritzbeutel füllen und „Sacher“ oder „Sachertorte“ auf den Kuchen schreiben. Fest werden lassen und servieren.

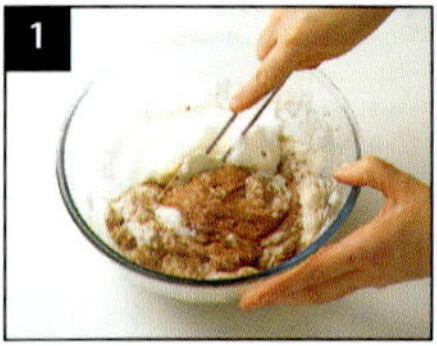
1

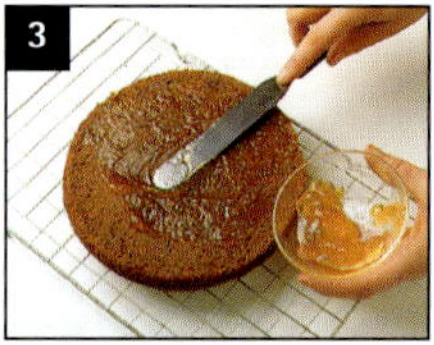
3

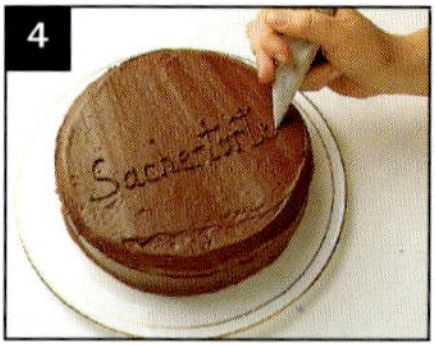
4

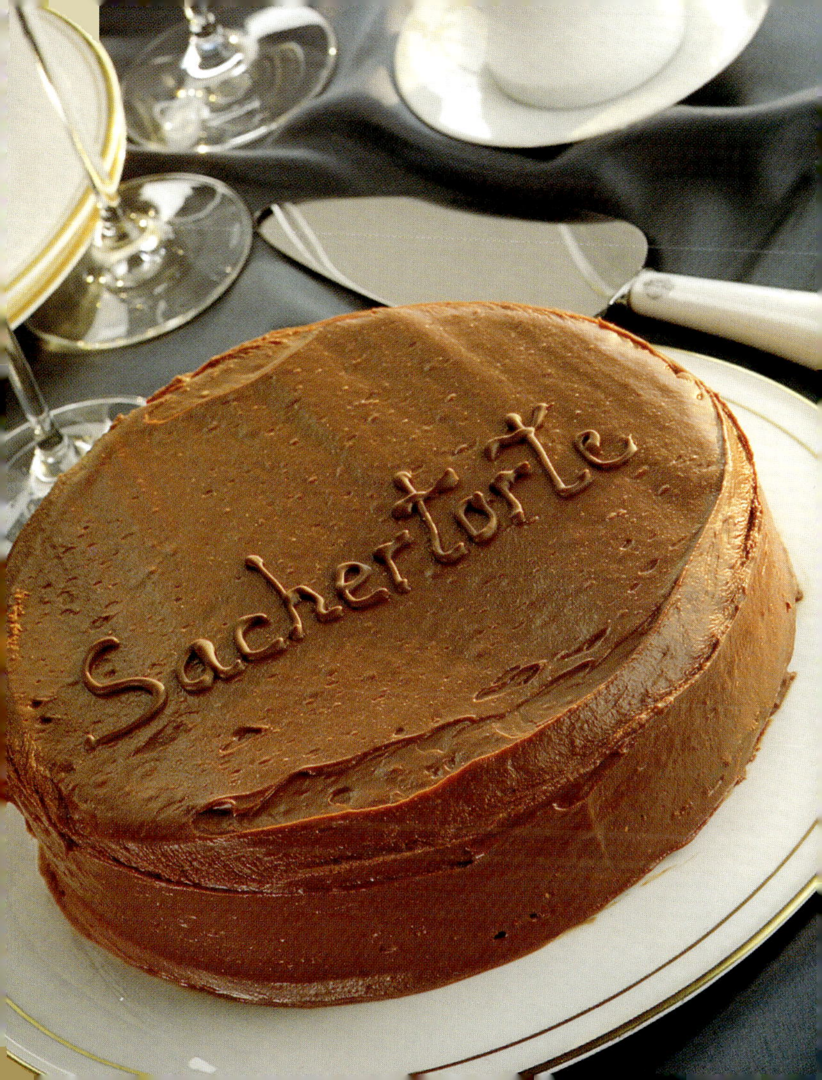
Sachertorte

Schwarz-weiße Schokoladentorte

Für 10 Personen

ZUTATEN

4 Eier
100 g Zucker
100 g Mehl

DUNKLE SCHOKOLADENCREME:
300 g Crème double
150 g Zartbitterschokolade, in kleine Stücke gebrochen

WEISSE SCHOKOLADENGLASUR:
75 g weiße Schokolade
15 g Butter
1 EL Milch
50 g Puderzucker
Schokoladenspäne (s. S. 208)

1 Eine Springform (20 cm Ø) leicht mit Fett einpinseln und den Boden mit Backpapier auslegen. Eier und Zucker ca. 10 Minuten schlagen, bis die Eimasse beim Anheben des Handrührers steife Spitzen bildet.

2 Das Mehl in die Eimasse sieben und unterheben. Den Teig in die Springform geben und im vorgeheizten Backofen bei 180 °C 35–40 Minuten backen, bis der Kuchen beim Andrücken leicht nachgibt. Den Kuchen 5 Minuten abkühlen lassen, dann aus der Form nehmen und auf ein Kuchengitter heben. Abkühlen lassen. Den Kuchen quer durchschneiden.

3 Für die Schokoladencreme die Crème double in einem Topf unter Rühren zum Kochen bringen. Die Schokolade zugeben und gut verrühren, bis sie ganz geschmolzen ist, dann den Topf vom Herd nehmen und abkühlen lassen, dabei mit einem hölzernen Kochlöffel gelegentlich aufschlagen.

4 Die Schokoladencreme auf einen Kuchenboden streichen. Den zweiten darauf setzen.

5 Für die Glasur weiße Schokolade und Butter in einem Topf schmelzen und gut verrühren. Milch und Puderzucker zugeben. Die Mischung mit einem Schneebesen oder einem elektrischen Handmixer so lange rühren, bis sie abgekühlt ist. Den Kuchen mit der Glasur überziehen, mit den Schokoladenspänen garnieren und fest werden lassen.

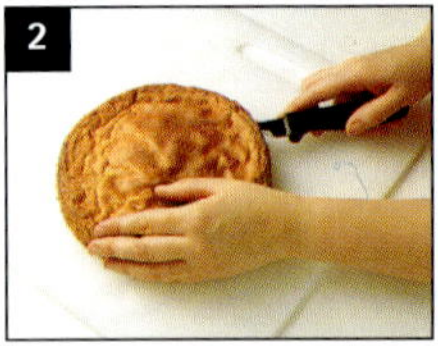

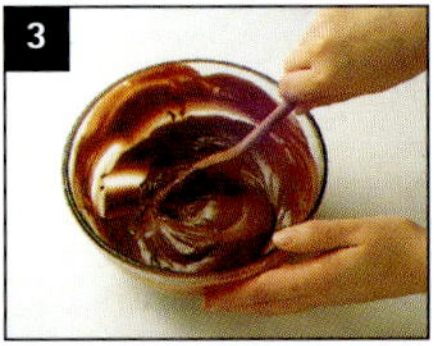

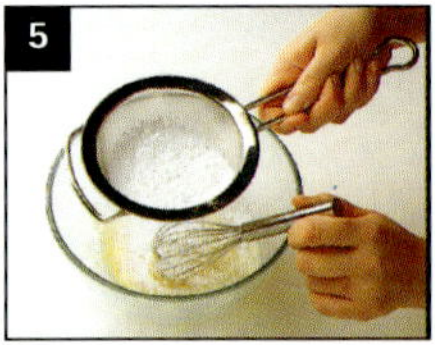

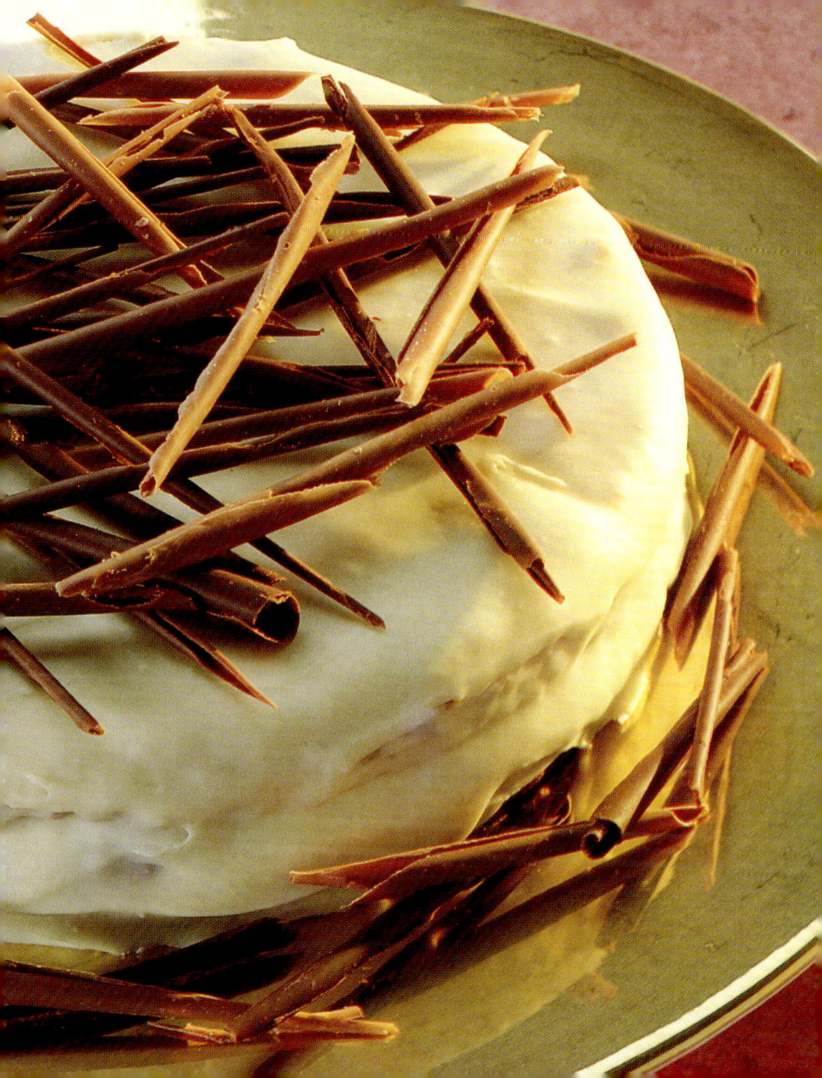

Gefüllter Schokoladenkuchen

Für 10–12 Personen

ZUTATEN

175 g Butter
175 g Zucker
4 Eier, leicht verquirlt
200 g Mehl
2 TL Backpulver
1 EL Kakaopulver
50 g Zartbitterschokolade, geschmolzen

GANACHE:
450 g Crème double
375 g Zartbitterschokolade, in kleine Stücke gebrochen

BELAG:
200 g Kuvertüre

1 Eine Springform (20 cm Ø) einfetten und den Boden mit Backpapier auslegen. Butter und Zucker zu einer hellen, schaumigen Masse aufschlagen. Unter Rühren die Eier zugeben. Mehl, Back- und Kakaopulver darüber sieben und unterrühren, dann die Schokolade unterheben.

2 Den Teig in die Form füllen, glatt streichen und im vorgeheizten Backofen bei 180 °C 40 Minuten backen. 5 Minuten stehen lassen, dann auf einem Kuchengitter abkühlen lassen und einmal quer durchschneiden.

3 Für die Ganache die Crème double unter ständigem Rühren aufkochen und nach und nach die Schokolade zugeben und schmelzen. In eine Schüssel geben und durchschlagen, bis die Masse abgekühlt ist.

4 Ein Drittel der Ganache beiseite stellen, den Rest zwischen die Kuchenschichten geben und den Kuchen überziehen.

5 Die Kuvertüre schmelzen und auf einen Bogen Backpapier gießen. Abkühlen lassen, bis sie eben fest geworden ist, dann daraus Streifen schneiden, die etwas breiter sind, als der Kuchen hoch ist. Die Streifen rund um den Kuchen legen.

6 Die restliche Ganache in einen Spritzbeutel geben und die Oberfläche des Kuchens damit nach Geschmack dekorieren. Vor dem Servieren 1 Stunde in den Kühlschrank stellen.

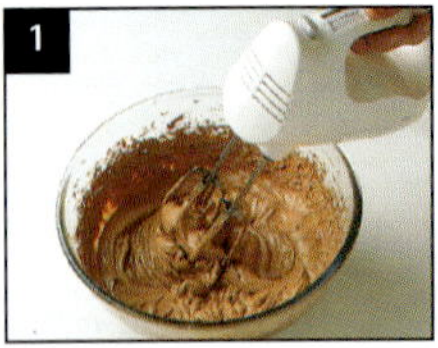
1

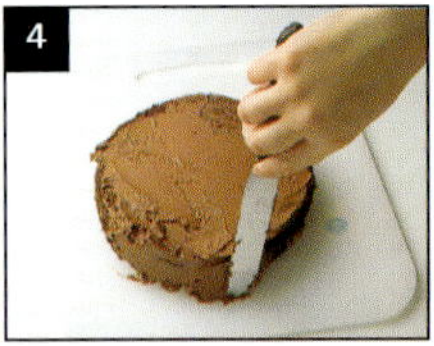
4

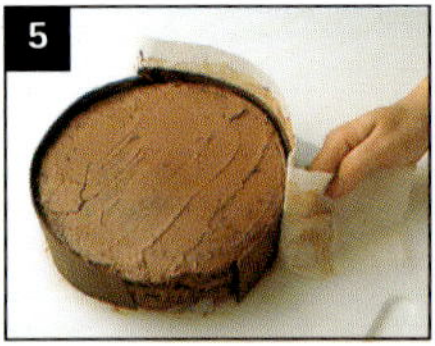
5

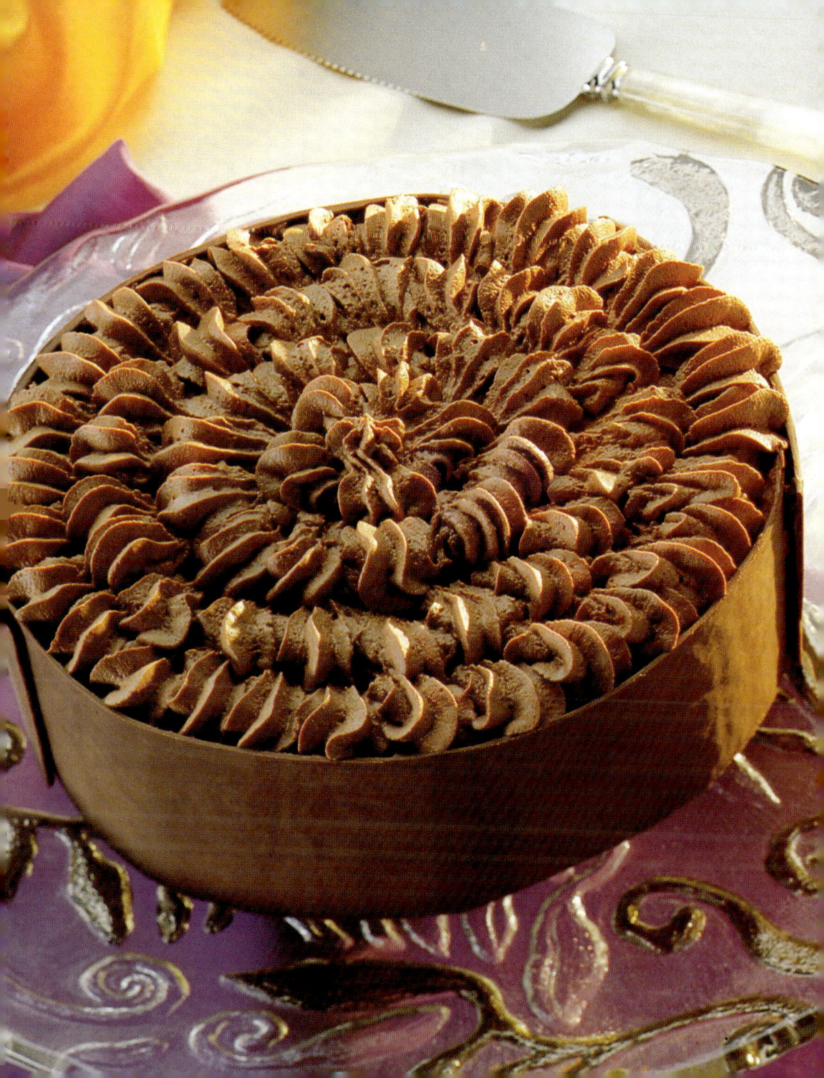

Bûche de Noël

Für 8–10 Personen

ZUTATEN

4 Eier
100 g Zucker
75 g Mehl
1 TL Backpulver
2 EL Kakaopulver

FÜLLUNG:
150 g Zartbitterschokolade
2 Eigelb
150 ml Milch
125 g Butter
50 g Puderzucker
2 EL Rum (nach Geschmack)

GARNIERUNG:
etwas weiße Glasur
Puderzucker, zum Bestäuben
weihnachtliche Dekorationen

1 Ein Backblech (30 cm × 23 cm) leicht mit Fett einpinseln und den Boden mit Backpapier auslegen. Eier und Zucker mit dem elektrischen Handrührer ca. 10 Minuten schlagen, bis die Masse sehr schaumig ist und beim Anheben des Handrührers steife Spitzen bildet. Mehl, Backpulver und Kakaopulver darüber sieben und einrühren. Den Teig auf das Backblech geben und im vorgeheizten Backofen bei 200 °C 12 Minuten backen. Den Boden auf mit Zucker bestreutes Backpapier stürzen. Das warme Backpapier abziehen und die Kuchenkanten gerade schneiden. Von der kurzen Seite her mit dem Backpapier fest einrollen. Auf einem Kuchengitter vollständig abkühlen lassen.

2 Für die Füllung die Schokolade in Stücke brechen und im Wasserbad schmelzen. Eigelb und Milch einrühren und unter Rühren erhitzen, bis die Mischung so dick ist, dass sie an dem Rücken eines Löffels haften bleibt. Mit Backpapier abdecken und abkühlen lassen. Butter und Zucker schaumig aufschlagen. Eventuell den Rum einrühren. Den Kuchen auseinander rollen, mit einem Drittel der Füllung bestreichen und erneut aufrollen. Die restliche Creme über den Kuchen streichen und mit einer Gabel ein Rindenmuster einziehen. Mit der weißen Glasur die „Jahresringe" aufspritzen. Mit Puderzucker bestäuben und weihnachtlich dekorieren.

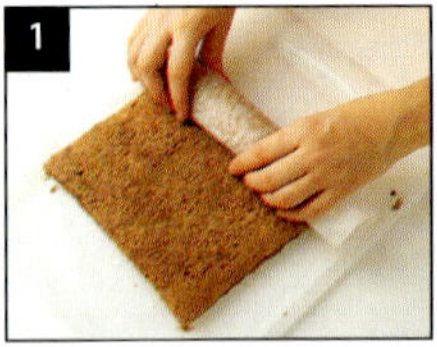

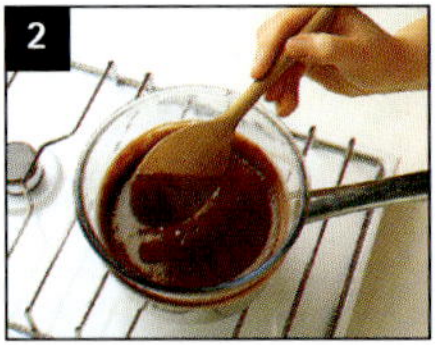

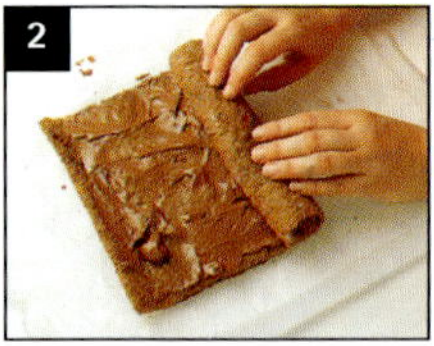

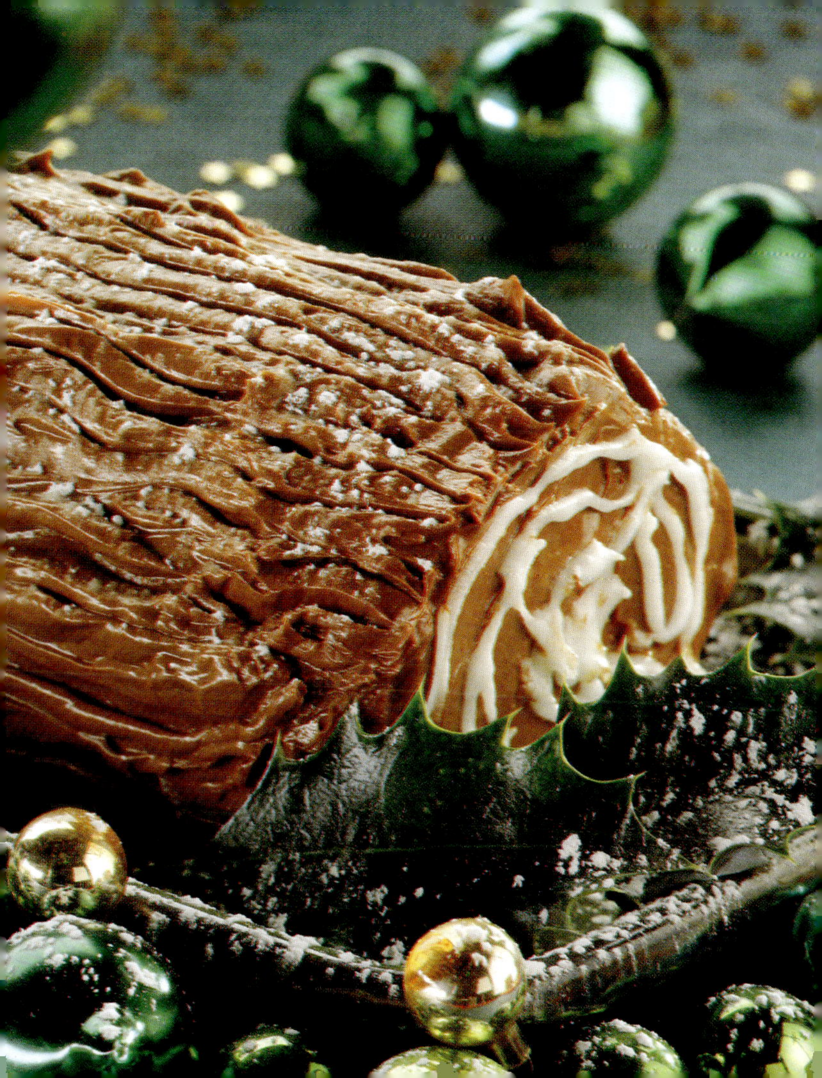

Schokoladen-Trüffel-Torte

Für 12 Personen

ZUTATEN

75 g Butter
75 g Zucker
2 Eier, leicht verquirlt
75 g Mehl
1 TL Backpulver
25 g Kakaopulver
50 g gemahlene Mandeln

TRÜFFELBELAG:
350 g Zartbitterschokolade
100 g Butter
300 g Crème double
75 g Biskuitbrösel
3 EL Rum

GARNIERUNG:
Physalis (Kapstachelbeeren)
50 g Zartbitterschokolade, geschmolzen

1 Eine Springform (20 cm Ø) einfetten und den Boden mit Backpapier auslegen. Butter und Zucker zu einer hellen, schaumigen Masse aufschlagen. Unter Rühren die Eier zugeben.

2 Mehl, Backpulver und Kakaopulver darüber sieben, die gemahlenen Mandeln zugeben und gut unterheben. Den Teig in die Springform füllen und im vorgeheizten Backofen bei 180 °C 20–25 Minuten backen. 5 Minuten abkühlen lassen, aus der Form nehmen und auf ein Kuchengitter heben. Die Springform spülen, abtrocknen und den Kuchen wieder hineinstellen.

3 Für den Belag die Schokolade in kleine Stücke brechen und mit Butter und Crème double in einem kleinen Topf schmelzen, dabei ständig rühren. Abkühlen lassen und für 30 Minuten kalt stellen. Einmal gut aufschlagen und weitere 30 Minuten kalt stellen. Die Mischung erneut aufschlagen, Biskuitbrösel und Rum zugeben und gut verrühren. Auf den Biskuitboden geben und für 3 Stunden in den Kühlschrank stellen.

4 Unterdessen die Physalis halb in die Schokolade tauchen, auf Backpapier legen und fest werden lassen. Den fertigen Kuchen mit den Früchten garnieren.

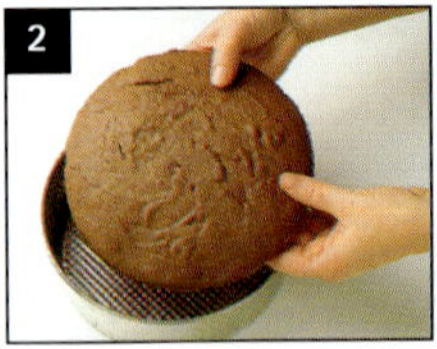

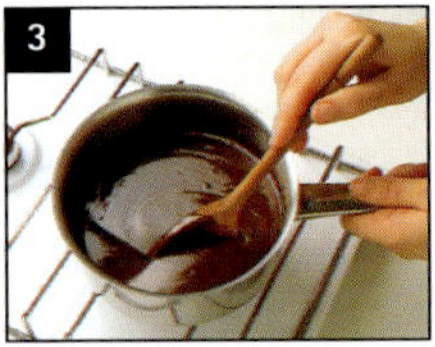

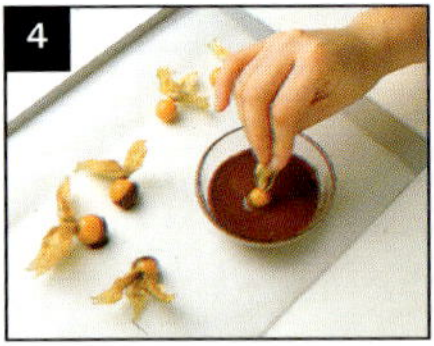

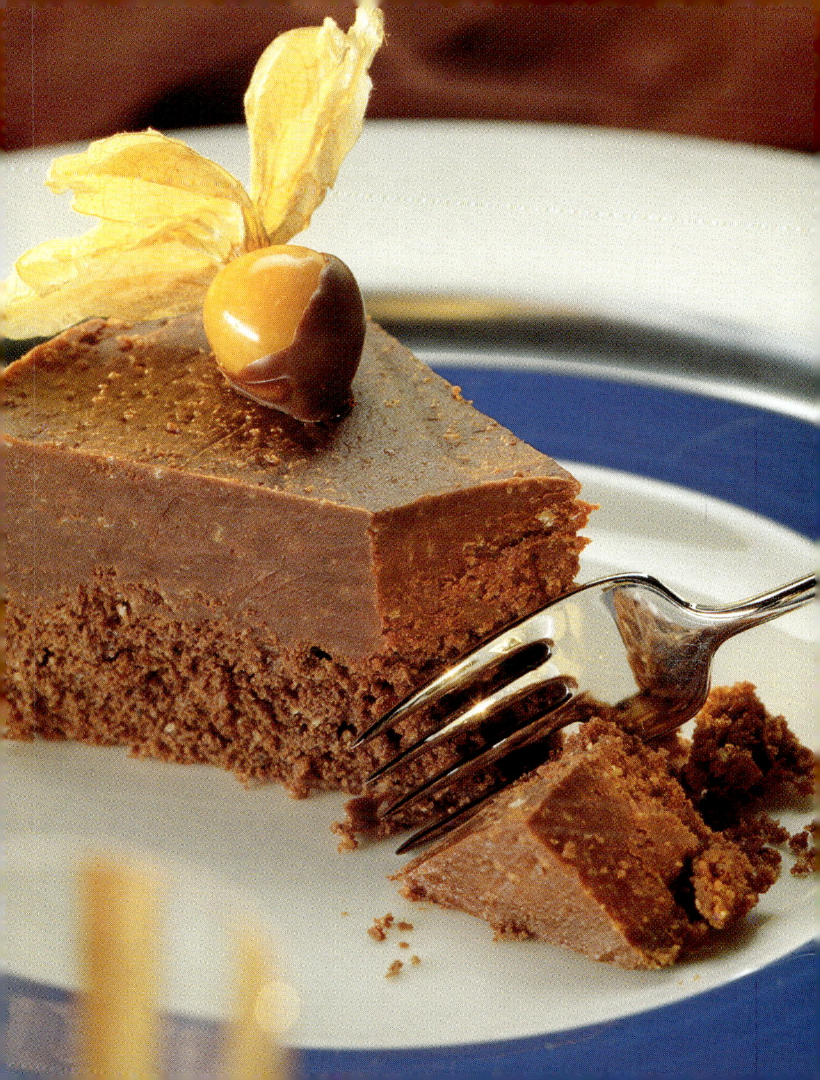

Weiße Trüffeltorte

Für 12 Personen

ZUTATEN

2 Eier
50 g Zucker
50 g Mehl
50 g weiße Schokolade, geschmolzen

TRÜFFELBELAG:
300 g Crème double
350 g weiße Schokolade, in Stücke gebrochen
250 g Quark

GARNIERUNG:
Zartbitter-, Vollmilch- oder weiße Schokolade, geschmolzen
Kakaopulver, zum Bestäuben

1 Eine Springform (20 cm Ø) einfetten und den Boden mit Backpapier auslegen. Eier und Zucker in einer großen Schüssel mit dem elektrischen Handrührer ca. 10 Minuten schlagen, bis die Mischung schaumig ist und beim Anheben des Mixers steife Spitzen bildet. Das Mehl mit einem Metalllöffel unterrühren. Die weiße Schokolade einrühren. Den Teig in die Springform geben und im vorgeheizten Backofen bei 180 °C 25 Minuten backen. Auf einem Kuchengitter vollständig auskühlen lassen, dann wieder in die ausgewaschene Springform geben.

2 Für den Belag die Crème double unter Rühren vorsichtig aufkochen. Etwas abkühlen lassen, die weiße Schokolade zufügen und rühren, bis sie geschmolzen ist. Vom Herd nehmen und unter Rühren abkühlen lassen. Den Quark einrühren. Die Mischung auf dem Kuchen verteilen und für 2 Stunden kalt stellen. Den Kuchen aus der Form nehmen.

3 Für die großen Schokoladenspäne die geschmolzene Schokolade auf ein Marmor- oder Acrylbrett gießen und mit einem Palettenmesser dünn ausstreichen. Auf Zimmertemperatur abkühlen lassen. Mit einem Spachtel im 25°-Winkel über die Schokolade schaben, bis sich große Späne formen. Die Späne einzeln beiseite legen und fest werden lassen. Die Torte mit den Spänen dekorieren und mit Kakaopulver bestäuben.

2
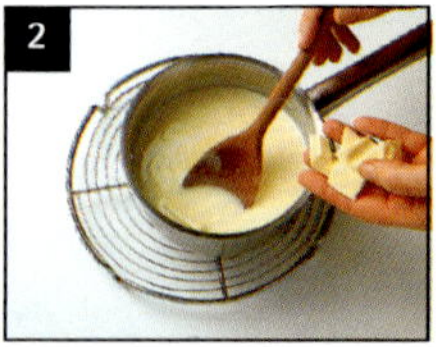

3
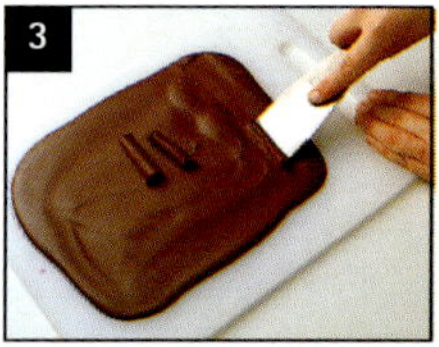

3
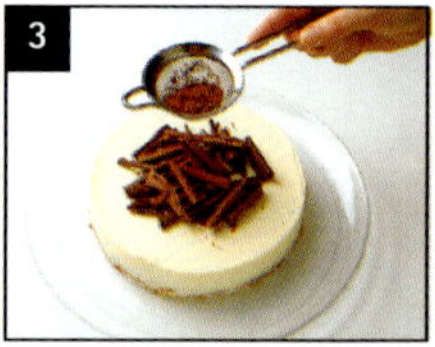

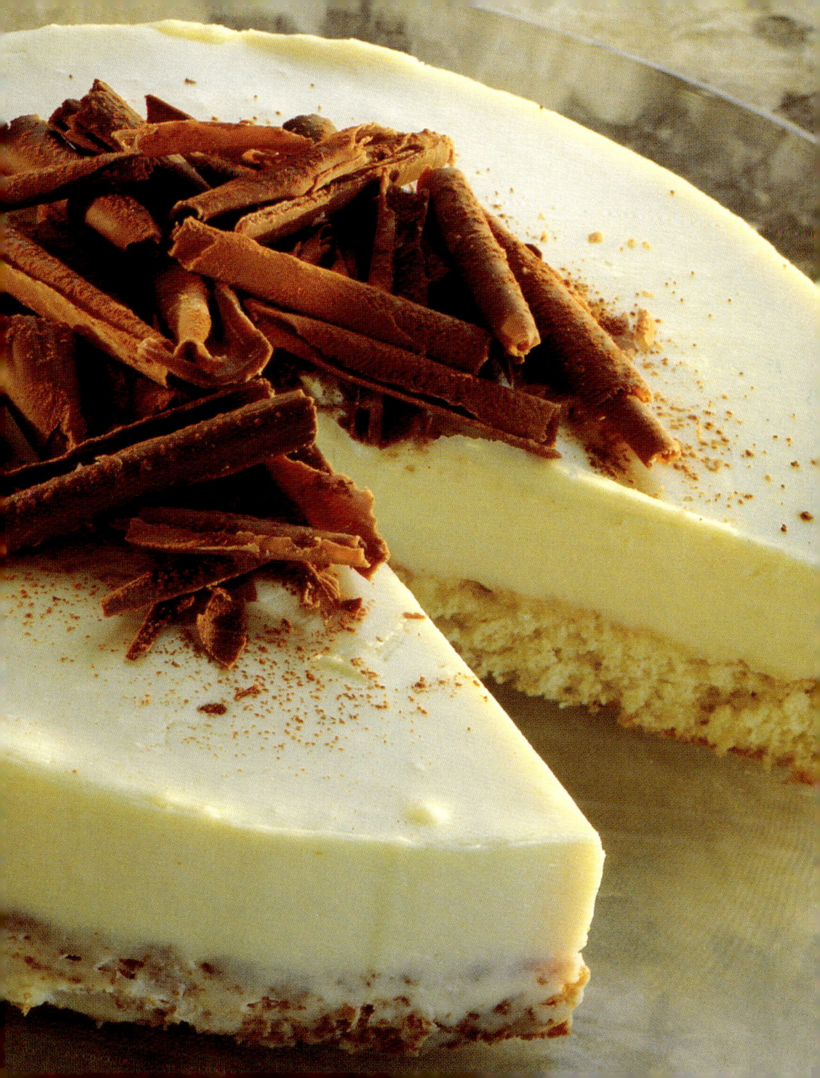

Himbeer-Pavlova

Für 10–12 Personen

ZUTATEN

3 Eiweiß
175 g Zucker
1 TL Speisestärke
25 g Zartbitterschokolade, fein gerieben

FÜLLUNG:
175 g Zartbitterschokolade
450 ml süße Sahne, geschlagen
350 g frische Himbeeren

etwas geschmolzene Schokolade, zum Garnieren

1 3 Rechtecke (10 cm × 25 cm) auf Backpapier aufmalen und auf 2 Backblechen platzieren.

2 Das Eiweiß in einer Schüssel steif schlagen, bis der Eischnee beim Anheben des Mixers steife Spitzen bildet, dann nach und nach die Hälfte des Zuckers unterrühren, bis die Mischung sehr steif und glänzend ist.

3 Den restlichen Zucker, die Speisestärke und die geriebene Zartbitterschokolade vorsichtig unterheben.

4 Die Baisermasse in einen Spritzbeutel mit Lochtülle (10 mm Ø) geben und dicht an dicht Würste auf das Papier setzen.

5 Im vorgeheizten Backofen bei 140 °C 1½ Stunden backen, dabei einmal die Position der Backbleche wechseln. Die Baisers bei geschlossener Tür im Backofen abkühlen lassen, dann vorsichtig das Backpapier abziehen.

6 Die Schokolade schmelzen und 2 der 3 Baiserböden damit bestreichen. Abkühlen lassen.

7 Einen der beiden Baiserböden auf eine Servierplatte legen, mit Schlagsahne bestreichen und Himbeeren darüber verteilen. Den zweiten Boden auflegen und den Vorgang noch einmal wiederholen.

8 Den dritten Boden (ohne Schokolade) darauf legen und mit dem Rest der Sahne und der Himbeeren dekorieren. Mit etwas geschmolzener Schokolade besprenkeln und sofort servieren.

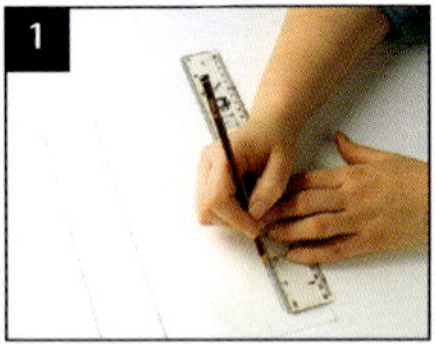

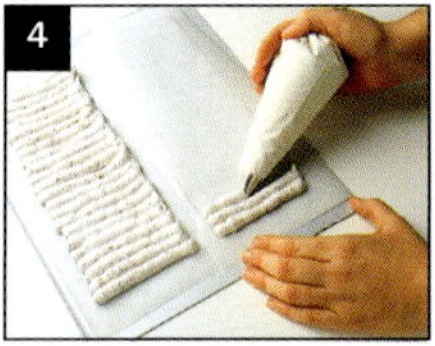

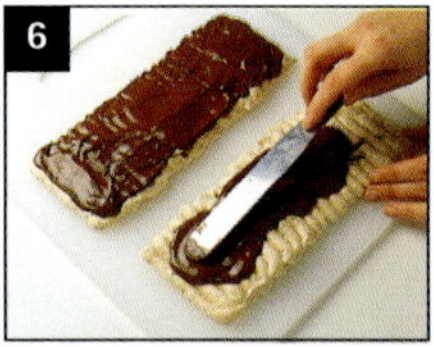

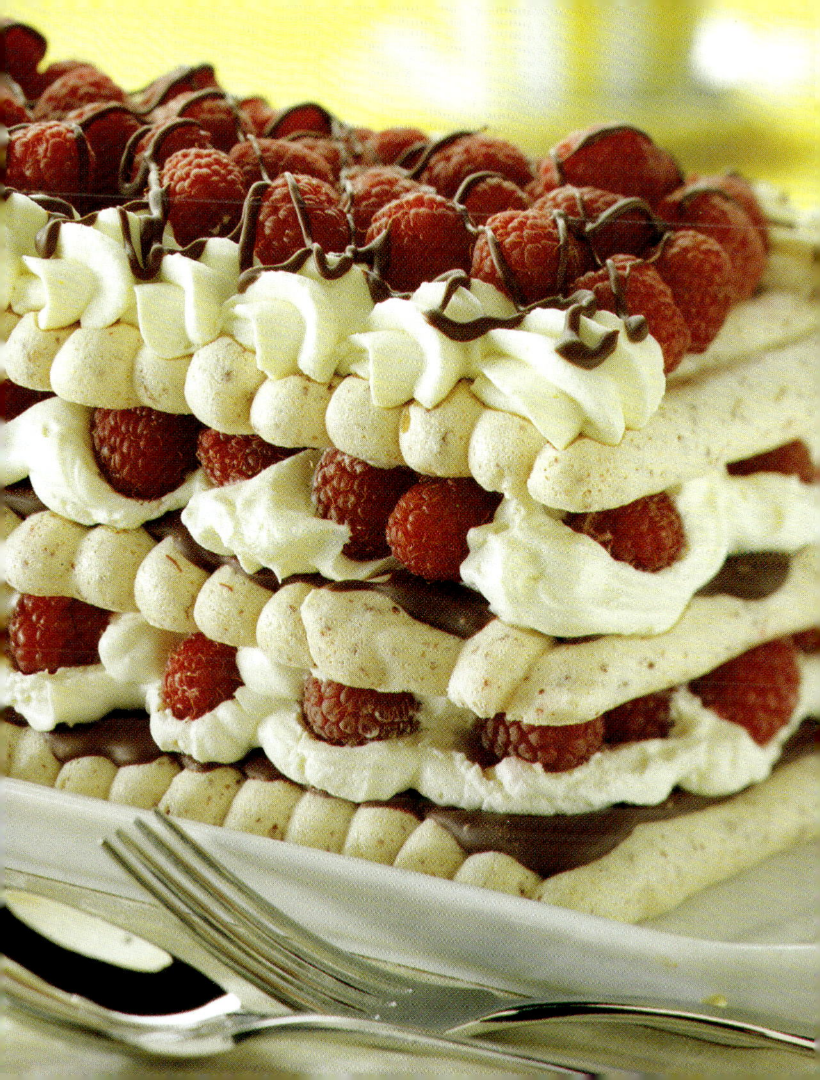

Tropische Pavlova

Für 10–12 Personen

ZUTATEN

6 Eiweiß
275 g Zucker
75 g Kokosraspel

FÜLLUNG UND BELAG:
90 g Zartbitterschokolade, in Stücke gebrochen
3 Eigelb
3 EL Wasser
1 EL Rum (nach Geschmack)
50 g Zucker
450 ml süße Sahne
Auswahl tropischer Früchte, in Scheiben oder mundgerechten Stücken

1 Drei Kreise mit einem Durchmesser von je 20 cm auf Backpapier zeichnen und auf Backbleche legen.

2 Das Eiweiß steif schlagen, dann allmählich die Hälfte des Zuckers unterrühren, bis die Mischung sehr fest und glänzend ist. Den restlichen Zucker und die Kokosraspel unterheben.

3 Die Masse in einen Spritzbeutel mit Sterntülle füllen und dicht an dicht Rosetten auf die Papierkreise setzen. Im vorgeheizten Backofen bei 140 °C 1½ Stunden backen, dabei nach der Hälfte der Backzeit die Position der Backbleche tauschen. Den Backofen ausschalten. Die Baiserböden im geschlossenen Ofen abkühlen lassen, dann das Papier vorsichtig abziehen.

4 Für die Füllung Schokolade, Eigelb, Wasser, eventuell Rum und Zucker in einer kleinen Schüssel im Wasserbad verrühren. Bei schwacher Hitze rühren, bis die Schokolade geschmolzen und die Mischung eingedickt ist. Mit Backpapier abdecken und abkühlen lassen.

5 Die Sahne schlagen und zwei Drittel unter die Schokoladenmischung heben. Die Baiserböden mit der Mischung bestreichen und aufeinander schichten. Die restliche Sahne in einen Spritzbeutel mit Sterntülle füllen und den Rand verzieren. Die tropischen Früchte in der Mitte verteilen.

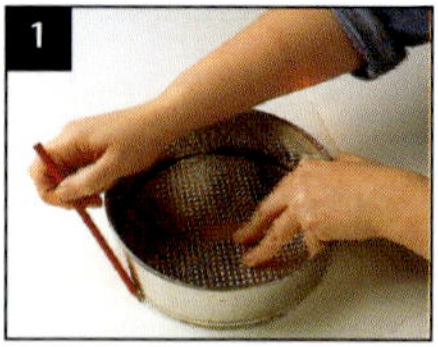

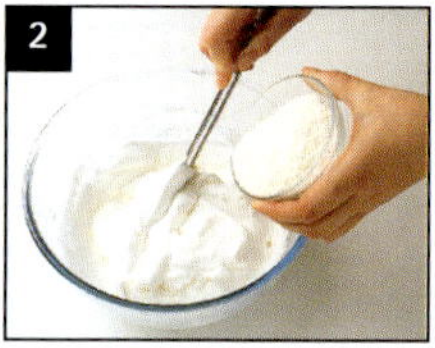

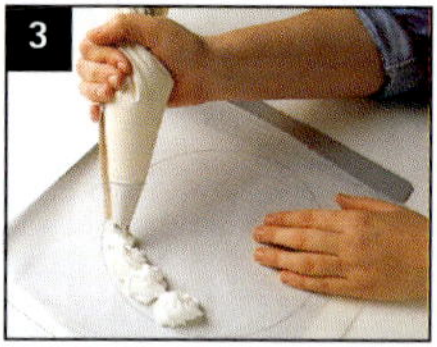

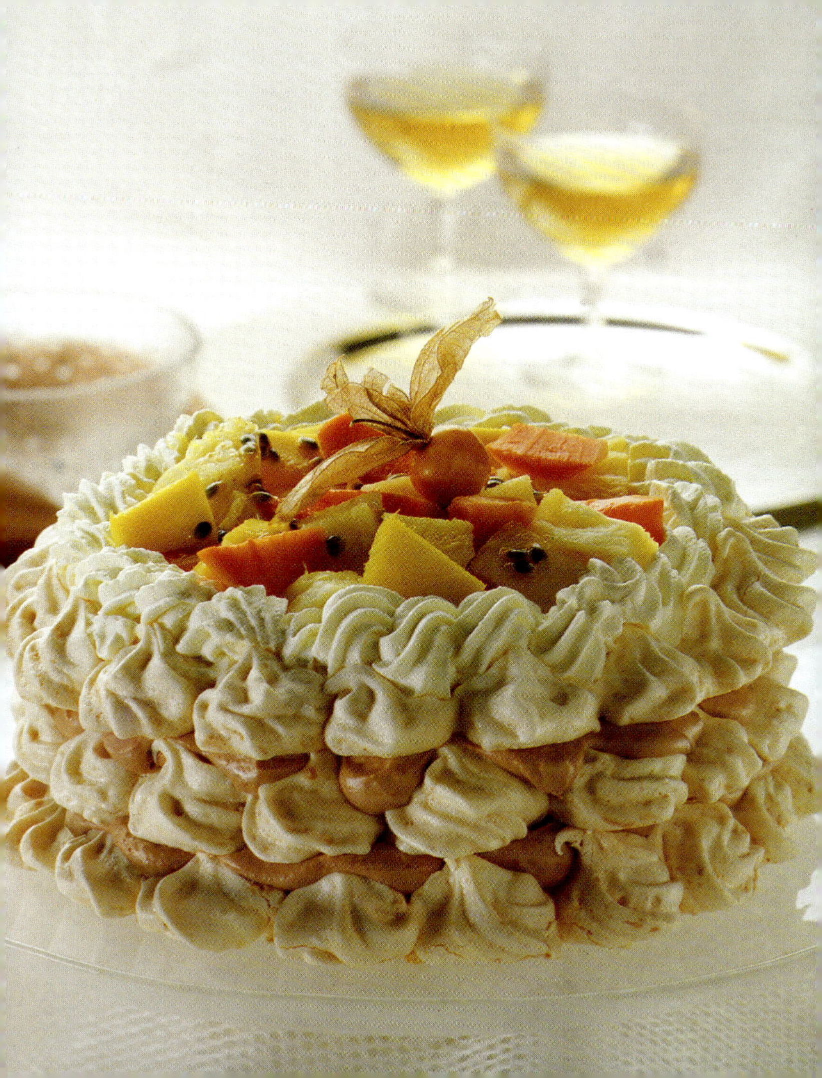

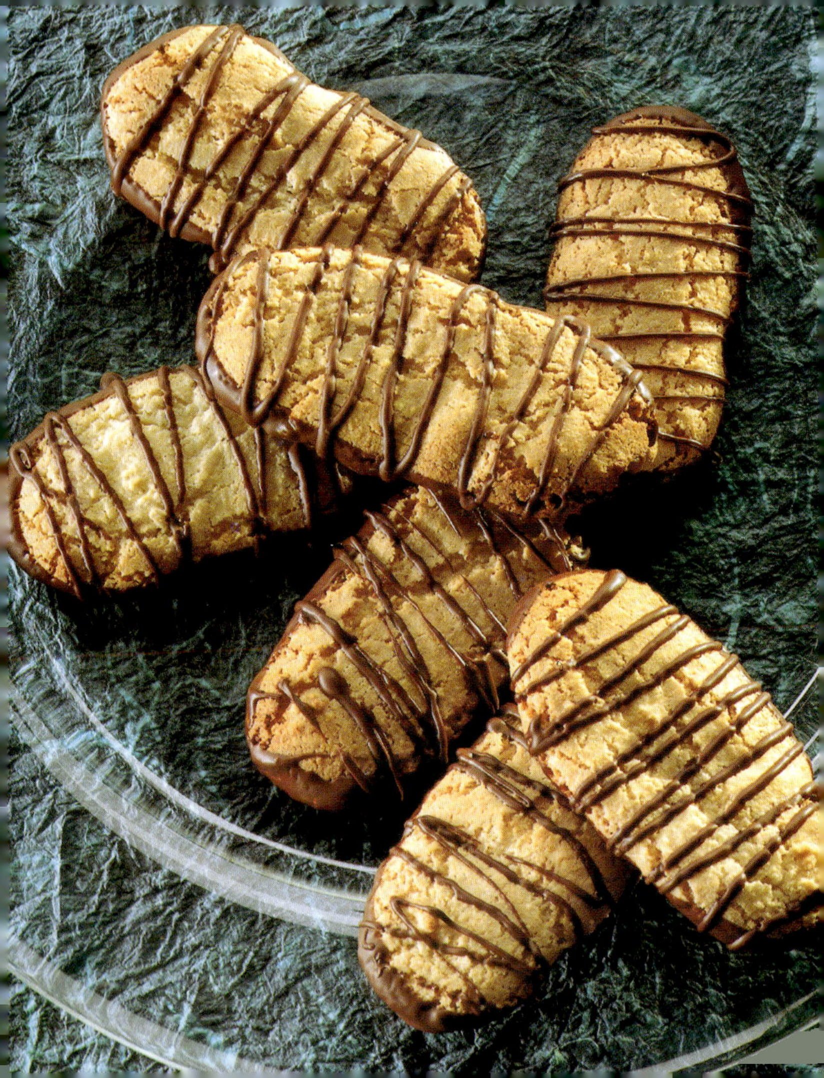

Klein-gebäck

Dieses Kapitel steckt voller Hochgenüsse für Schokoladenliebhaber. Eine wundervolle Auswahl an Teilchen und Plätzchen wird Sie in Versuchung führen. Erheben Sie den Alltag zu etwas Besonderem, indem Sie selbst gemachte Schokoladenkekse zum Kaffee servieren oder zwischendurch einen Schokoladensnack genießen. Einige Rezepte verlangen etwas Zeit, doch die meisten sind schnell und einfach zuzubereiten. Die Garnierungen sind zwar rasch selbst gemacht, Sie können aber auch ganz auf sie verzichten.

Sie finden nicht nur traditionelle Köstlichkeiten wie Schokoladen-Muffins, Kekse, Schmetterling-Muffins oder Brownies, sondern auch außergewöhnliche Schokoladen-Highlights, die Ihren Gaumen verwöhnen. Versuchen Sie die Schokoladen-Kokos-Schnitten oder die Malz-Schokoladen-Ecken. Außerdem haben wir einige berühmte Rezepte einer „Schokoladenbehandlung“ unterzogen und sie so zu einem Höhepunkt für Schokoladenfreunde gemacht. Lassen Sie sich verführen von schlichten Schokoladenbrötchen oder köstlichen Schokoladen-Haferflocken-Happen.

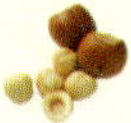
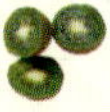
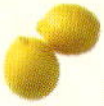
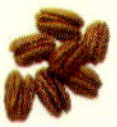

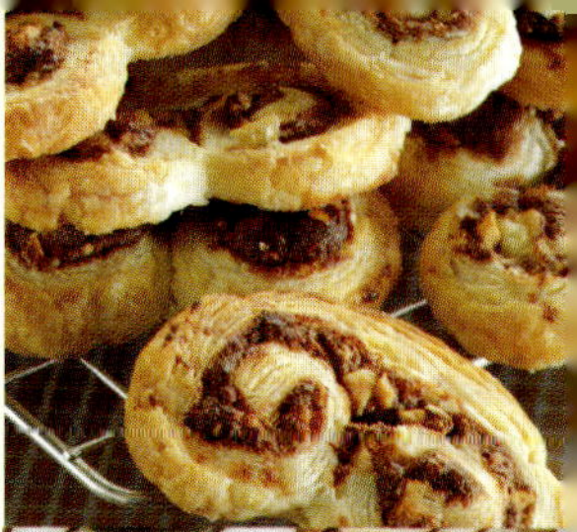
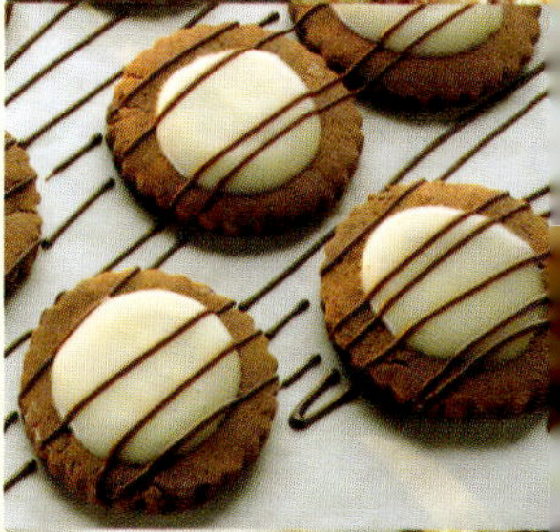
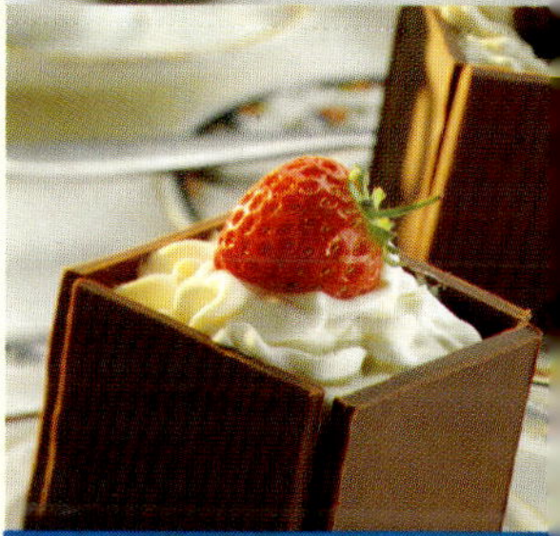
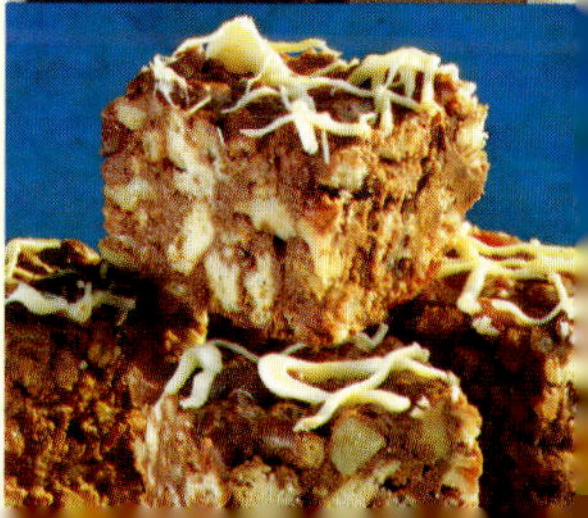

Schokoladenboxen

Ergibt 4 Stück

ZUTATEN

225 g Zartbitterschokolade
225 g Schokoladenkuchen, gekauft oder selbst gemacht
2 EL Aprikosenmarmelade
150 ml süße Sahne
1 EL Ahornsirup
100 g frische Früchte, z. B. Erdbeeren, Kirschen, Himbeeren oder Johannisbeeren

1 Die Zartbitterschokolade schmelzen und gleichmäßig auf einem großen Bogen Backpapier verteilen. An einem kühlen Ort fest werden lassen.

2 Die Schokolade in Quadrate von 5 cm Seitenlänge schneiden. Mit möglichst kalten Händen zügig vom Backpapier abheben.

3 Den Kuchen in 5 cm große Würfel schneiden und jeden Würfel halbieren. Die Aprikosenmarmelade erwärmen und die Seiten der Kuchenwürfel damit bestreichen. Vorsichtig an jede Seite der Kuchenwürfel je 1 Schokoladenquadrat drücken. So entstehen 4 Boxen mit einem Boden aus Kuchen. Die Boxen für 20 Minuten kalt stellen.

4 Die Sahne zusammen mit dem Ahornsirup steif schlagen und die Schokoboxen mit der Mischung füllen.

5 Jede Box mit einer Frucht garnieren. Nach Geschmack können die Früchte mit Schokolade überzogen werden. In geschmolzene Schokolade tauchen und vor dem Garnieren zuerst fest werden lassen.

TIPP

Am besten lagern Sie die Boxen im Kühlschrank und füllen sie erst kurz vor dem Servieren.

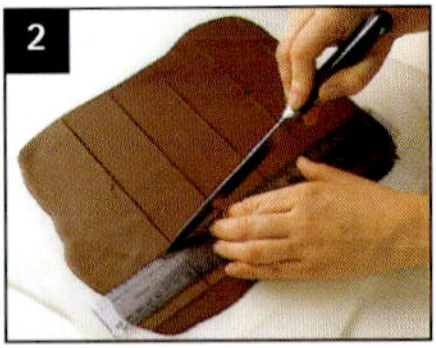
2

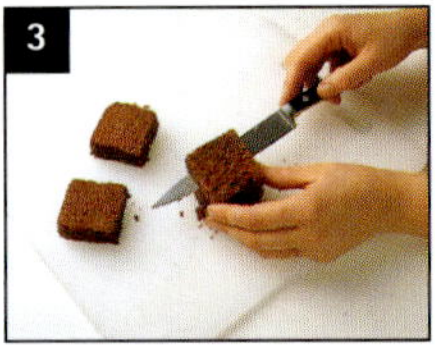
3

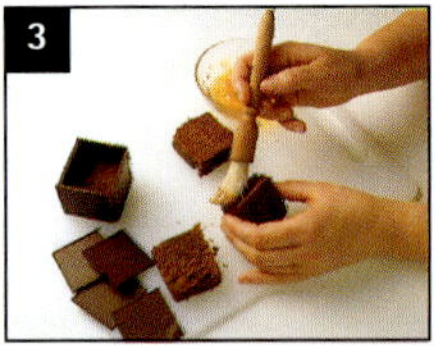
3

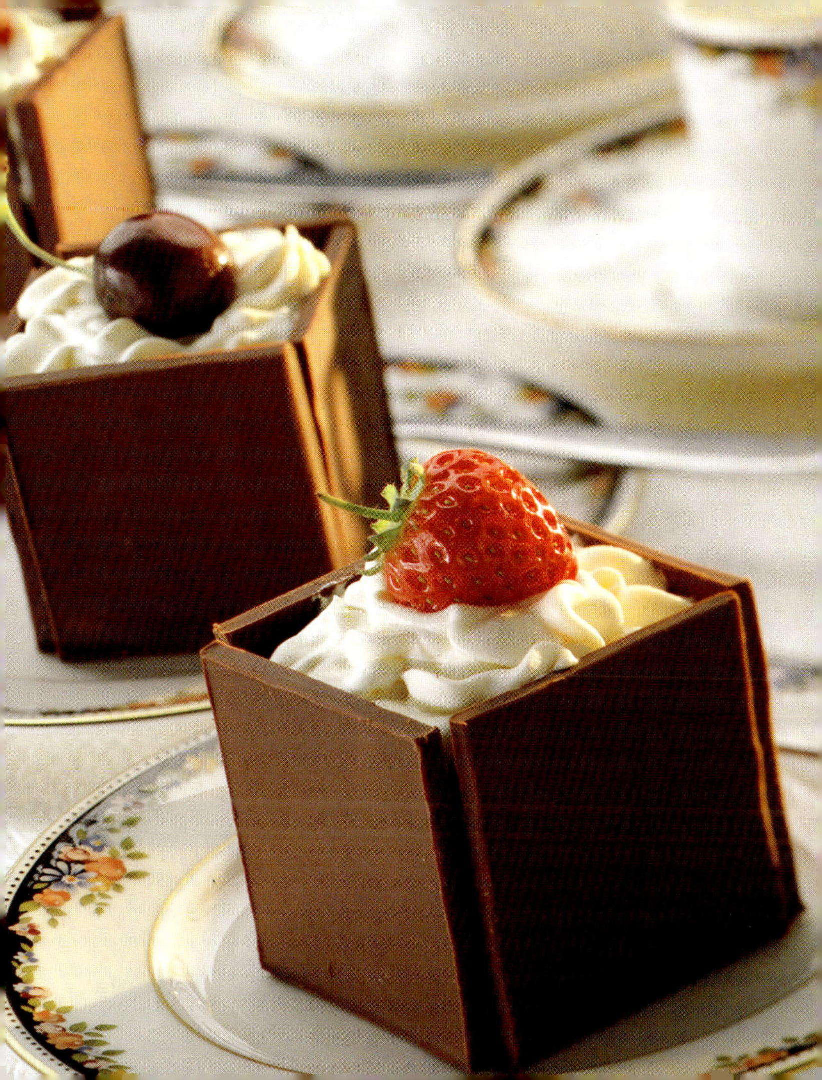

Schokoladen-Sahne-Taschen

Ergibt 6–8 Stück

ZUTATEN

2 Eier
50 g Zucker
50 g Mehl
$1\frac{1}{2}$ EL Kakaopulver
4 EL Aprikosenmarmelade
150 ml süße Sahne, geschlagen
Puderzucker, zum Bestäuben

1 Zwei Backbleche mit Backpapier auslegen. Eier und Zucker schaumig aufschlagen, bis die Masse beim Anheben des Mixers steife Spitzen bildet.

2 Mehl und Kakaopulver sieben und mit einem Metalllöffel vorsichtig unter die Ei-Zucker-Masse heben.

3 Den Teig esslöffelweise auf die Backbleche geben und jeweils zu ovalen Küchlein formen. Sie sollten weit genug auseinander liegen, da sie beim Backen aufgehen.

4 Im vorgeheizten Backofen bei 220 °C 6–8 Minuten backen, bis die Küchlein beim Andrücken leicht nachgeben. Auf den Backblechen abkühlen lassen.

5 Die kleinen Kuchen vorsichtig vom Backpapier abziehen. Die flachen Seiten jeweils mit Marmelade bestreichen. Die Sahne in einen Spritzbeutel mit Sterntülle füllen und jeweils in die Mitte der Küchlein spritzen.

6 Die Küchlein in der Mitte zusammenklappen und vorsichtig auf eine Kuchenplatte heben. Mit Puderzucker bestäuben und servieren.

VARIATION

Rühren Sie 4 Teelöffel Crème de Menthe oder 50 g geschmolzene Schokolade unter die Sahnefüllung – eine delikate Komposition.

3
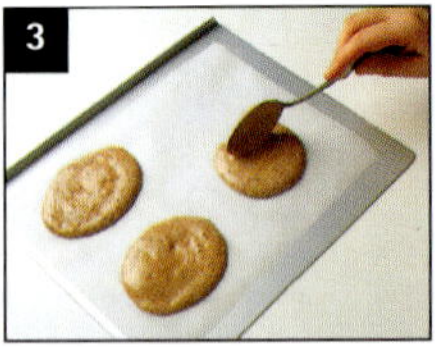

5
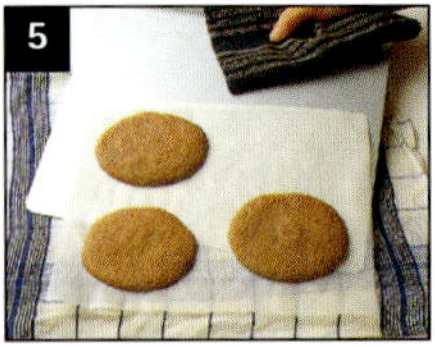

5
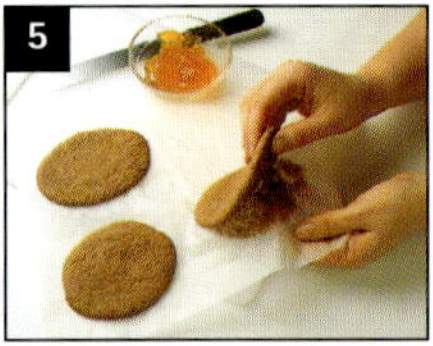

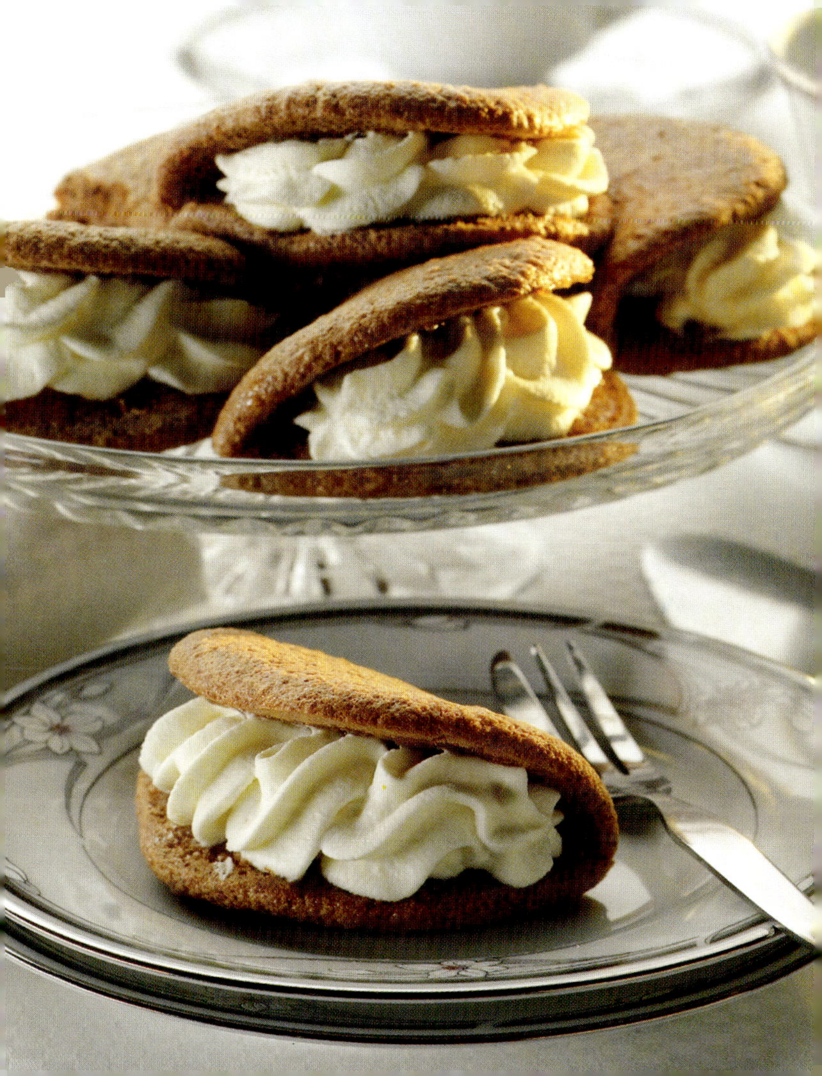

Schwarz-weiße Schokoladen-Muffins

Ergibt 18 Stück

ZUTATEN

100 g weiche Butter
100 g Zucker
2 Eier, leicht verquirlt
2 EL Milch
50 g Zartbitter-Schokoladenraspel
150 g Mehl
1 1/2 TL Backpulver
25 g Kakaopulver

BELAG:
225 g weiße Schokolade
150 g fettarmer Frischkäse

1 Die Vertiefungen einer Muffin-Form mit Papierkapseln auslegen.

2 Butter und Zucker schaumig aufschlagen. Nach und nach unter Rühren die Eier zufügen. Falls die Mischung gerinnt, etwas Mehl zugeben. Die Milch zugießen, dann die Schokoraspel unterrühren.

3 Mehl, Back- und Kakaopulver in die Schüssel sieben und unterrühren. Den Teig in die Papierkapseln füllen und glatt streichen.

4 Im vorgeheizten Backofen bei 180 °C 20 Minuten backen, bis die Muffins aufgegangen sind. Auf einem Kuchengitter abkühlen lassen.

5 Für den Belag die Schokolade schmelzen und etwas abkühlen lassen. Den Frischkäse cremig rühren, dann die Schokolade unterheben. Etwas Creme über jeden Muffin geben und für 1 Stunde kalt stellen.

VARIATION

Nach Geschmack konnen Sie statt der dunklen weiße Schokoraspel oder gehackte Pecannüsse unter den Teig mischen. Auch können Sie die abgeriebene Schale einer Orange zufügen.

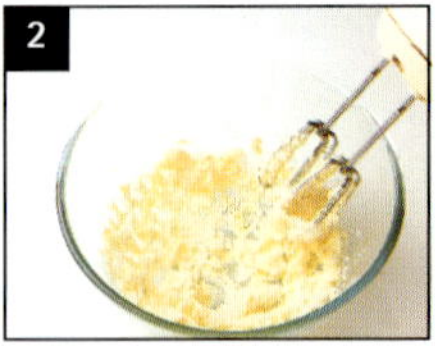

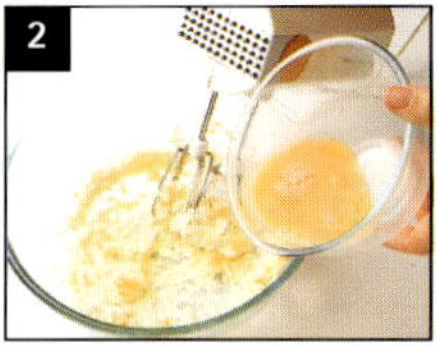

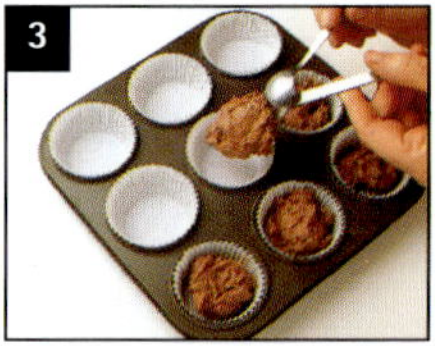

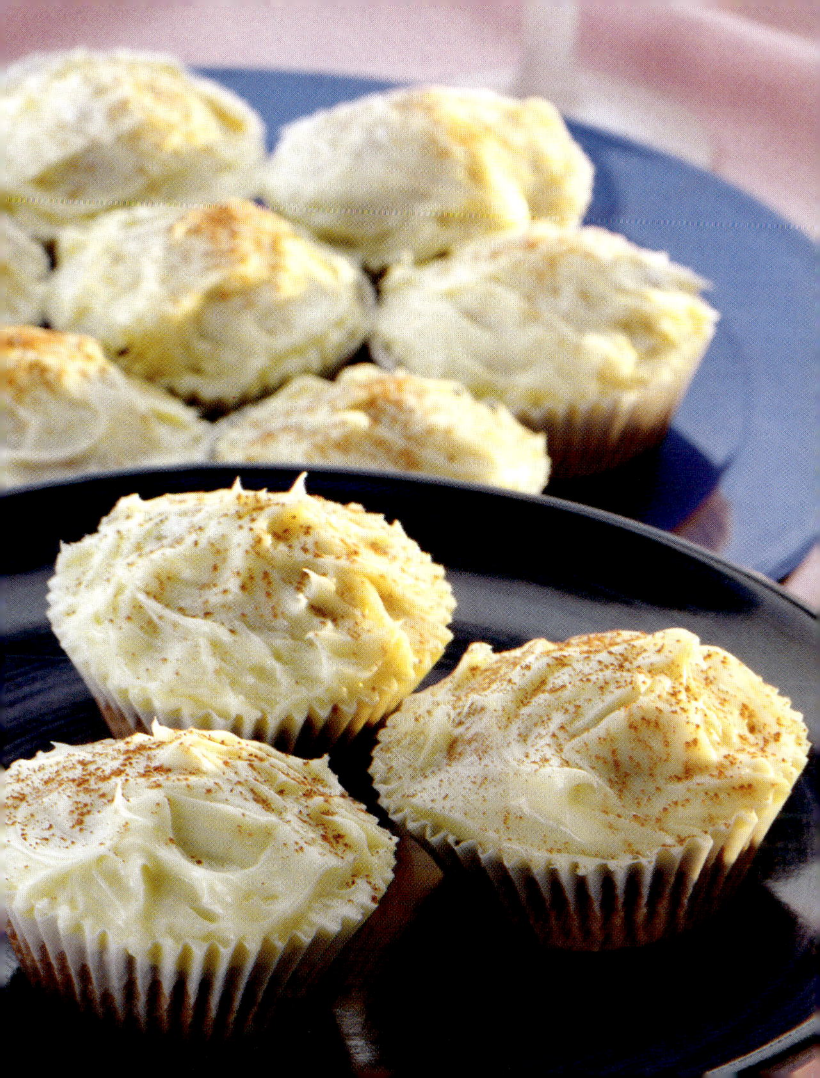

Rum-Schokoladen-Babas

Ergibt 4 Stück

ZUTATEN

100 g Mehl
25 g Kakaopulver
6 g Trockenhefe
1 Prise Salz
15 g Zucker
40 g Zartbitterschokolade, gerieben

2 Eier
3 EL lauwarme Milch
50 g Butter, zerlassen

SIRUP:
4 EL flüssiger Honig
2 EL Wasser
4 EL Rum

ZUM SERVIEREN:
süße Sahne, geschlagen
Kakaopulver, zum Bestäuben
frische Früchte (nach Geschmack)

1 4 Mini-Savarin-Formen einfetten. Mehl und Kakaopulver in eine angewärmte Rührschüssel sieben, Hefe, Salz, Zucker und Schokolade zugeben. Die Eier verquirlen, Milch und Butter zugeben und gut verrühren.

2 Eine Vertiefung in die Mitte der trockenen Zutaten drücken, die Eimischung zugießen und verrühren. Etwa 10 Minuten weiterrühren, am besten mit einem Handrührer mit Knethaken. Den Teig auf die Backformen verteilen – sie sollten etwa halb voll sein.

3 Die Backformen auf ein Backblech stellen und mit einem feuchten Küchentuch bedecken. An einem warmen Ort gehen lassen, bis der Teig die Formen fast ausfüllt, dann im vorgeheizten Backofen bei 200 °C 15 Minuten backen.

4 Die Zutaten für den Sirup in einem Topf erhitzen. Die Babas auf ein Kuchengitter stürzen, das auf einem Backblech ruht. Den Sirup über die Küchlein träufeln und 2 Stunden ziehen lassen. Dabei von Zeit zu Zeit den heruntergetropften Sirup wieder über die Kuchen löffeln.

5 Zum Servieren die Babas mit Schlagsahne füllen und mit Kakaopulver bestäuben. Nach Geschmack frisches Obst dazu reichen.

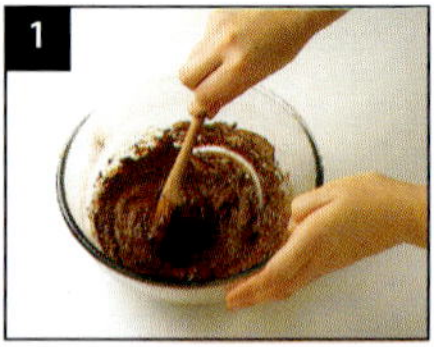
1

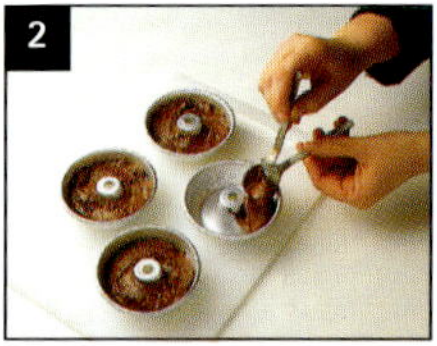
2

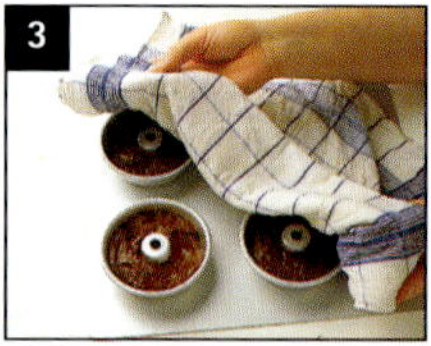
3

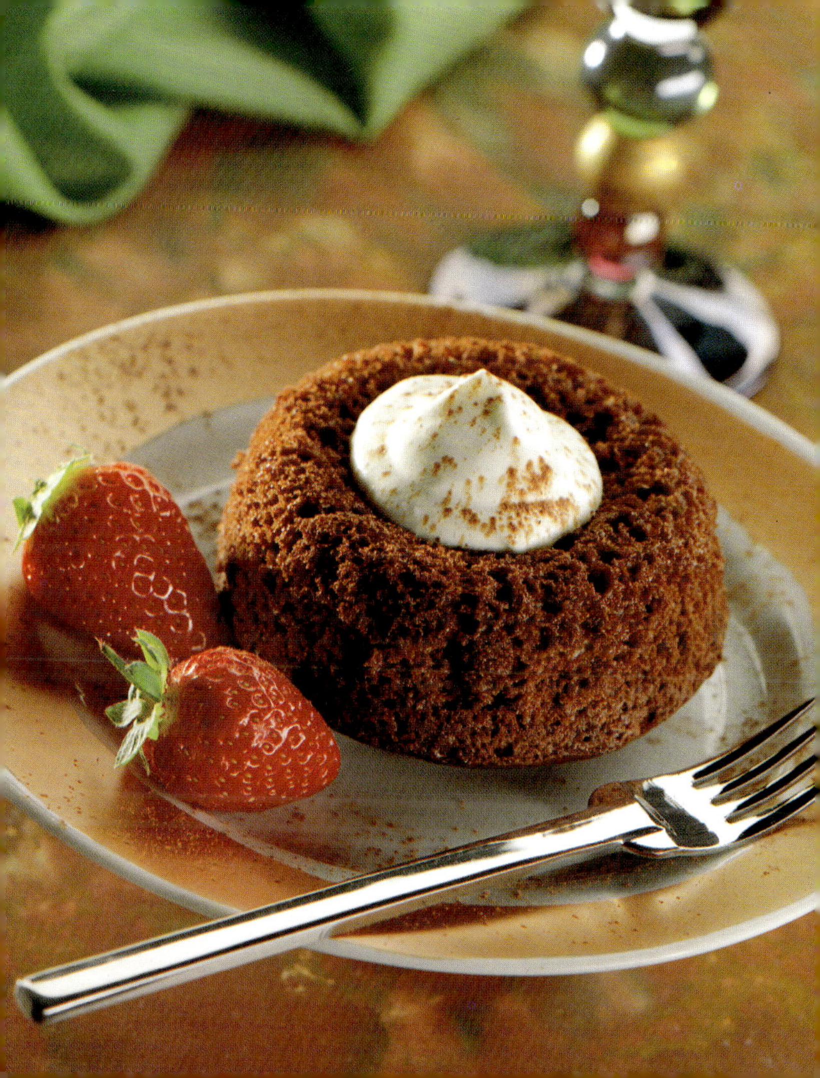

Schokoladenecken

Ergibt 16 Stück

ZUTATEN

275 g Zartbitterschokolade
175 g Butter
4 EL heller Sirup
2 EL Rum (nach Geschmack)

175 g Butterkekse
25 g Puffreis
50 g gehackte Nüsse (z. B. Walnüsse oder Pecannüsse)

100 g Belegkirschen, grob gehackt
25 g weiße Schokolade, zum Garnieren

1 Schokolade, Butter, Sirup und eventuell Rum unter ständigem Rühren im Wasserbad erhitzen, bis sich die Zutaten gut verbunden haben.

2 Die Kekse in kleine Stücke brechen und mit Puffreis, Nüssen und Belegkirschen unter die Schokomasse rühren.

3 Eine quadratische Backform von 20 cm Seitenlänge mit Backpapier auslegen. Die Mischung hineingeben, glatt streichen und gut andrücken. Für 2 Stunden kalt stellen.

4 Für die Garnierung die weiße Schokolade schmelzen und kreuz und quer über den fest gewordenen Kuchen träufeln. Zum Servieren aus der Form heben und mit einem scharfen Messer in Quadrate schneiden.

TIPP

Im Kühlschrank sind die Schokoladenecken bis zu 2 Wochen haltbar.

VARIATION

Für Kokosecken ersetzen Sie den Puffreis durch Kokosraspel und den Rum durch Kokoslikör.

VARIATION

Verwenden Sie statt Rum einmal Orangenlikör oder Cognac. Auch Kirschwasser passt sehr gut zu diesem Rezept.

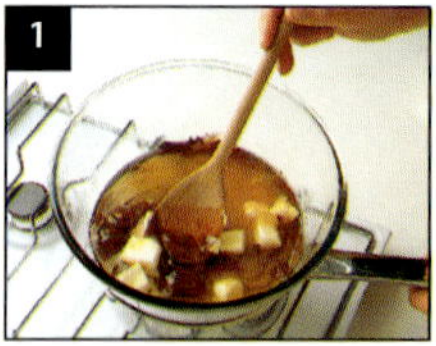

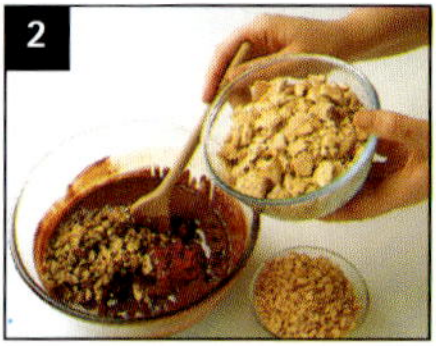

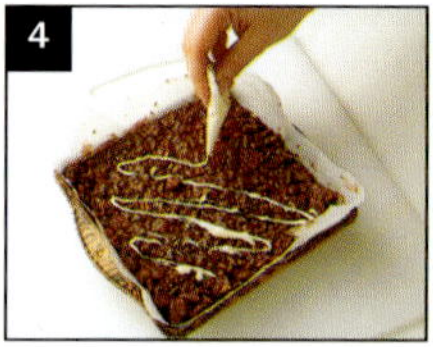

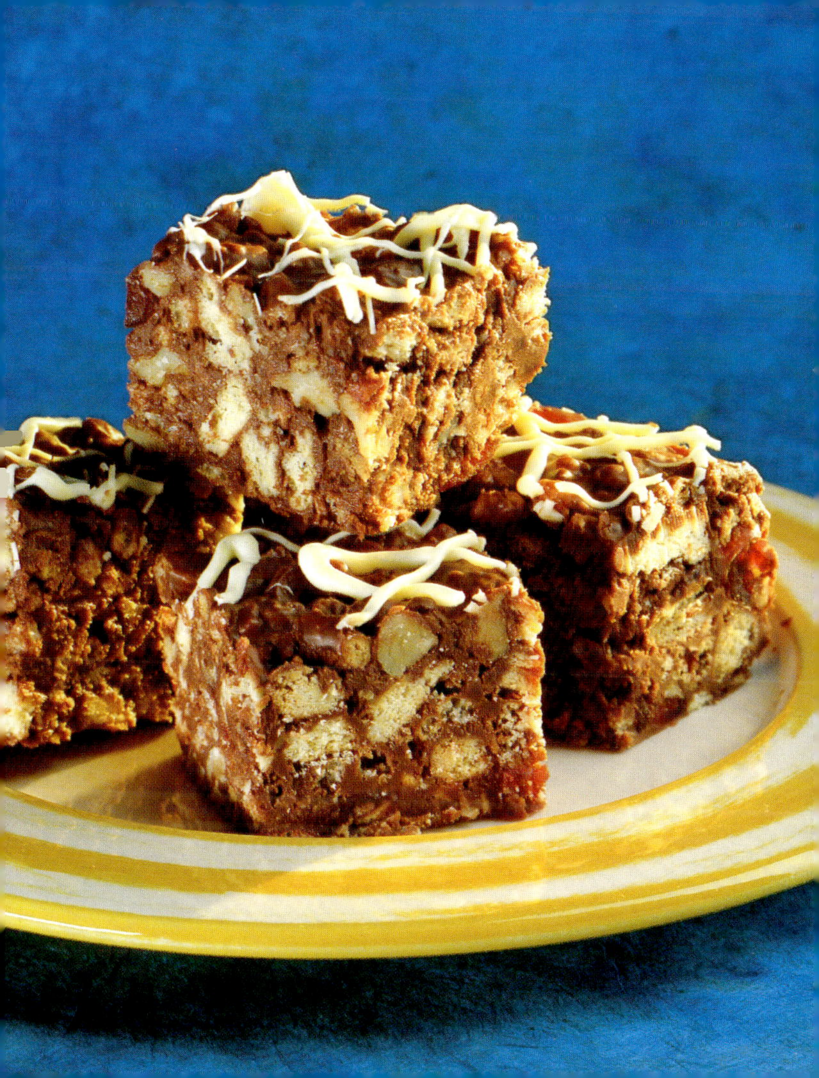

Schmetterling-Muffins

Ergibt 12 Stück

ZUTATEN

125 g weiche Margarine
125 g Zucker
150 g Mehl
$1\frac{1}{2}$ TL Backpulver
2 große Eier

2 EL Kakaopulver
25 g Zartbitterschokolade, geschmolzen

ZITRONEN-BUTTERCREME:
100 g weiche Butter
225 g Puderzucker, gesiebt
abgeriebene Schale von $\frac{1}{2}$ Zitrone
1 EL Zitronensaft
Puderzucker, zum Bestäuben

1 Die Vertiefungen einer Muffin-Form mit Papierkapseln auslegen. Alle Zutaten bis auf die geschmolzene Schokolade in einer großen Schüssel mit dem elektrischen Handmixer zu einem weichen Teig verrühren. Die Schokolade sorgfältig unterrühren.

2 Den Teig in die Papierkapseln füllen, bis sie zu zwei Dritteln gefüllt sind. Im vorgeheizten Backofen bei 180 °C 15 Minuten backen, bis die Muffins beim Andrücken leicht nachgeben. Auf einem Kuchengitter abkühlen lassen.

3 Für die Zitronen-Buttercreme die Butter schaumig aufschlagen.

VARIATION

Für eine Schokoladencreme Butter und Puderzucker verrühren und 25 g geschmolzene Schokolade zugeben.

Nach und nach den Puderzucker unterrühren. Zitronenschale und -saft zufügen und gut verrühren.

4 Von den kalten Muffins oben einen Deckel abschneiden und diesen längs halbieren.

5 Die Buttercreme auf den Muffins verteilen und die beiden Deckelhälften in Form von Flügeln auflegen. Mit Puderzucker bestäuben.

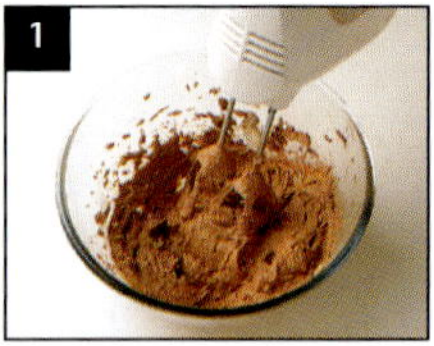

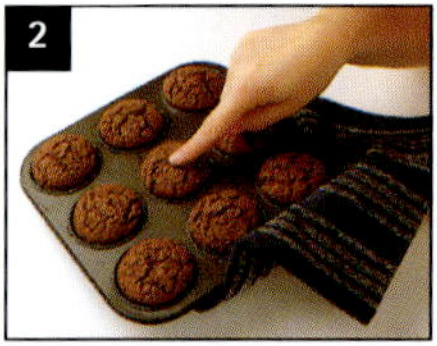

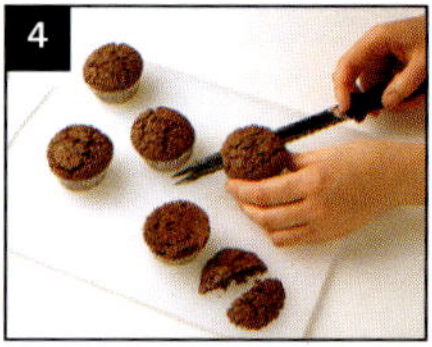

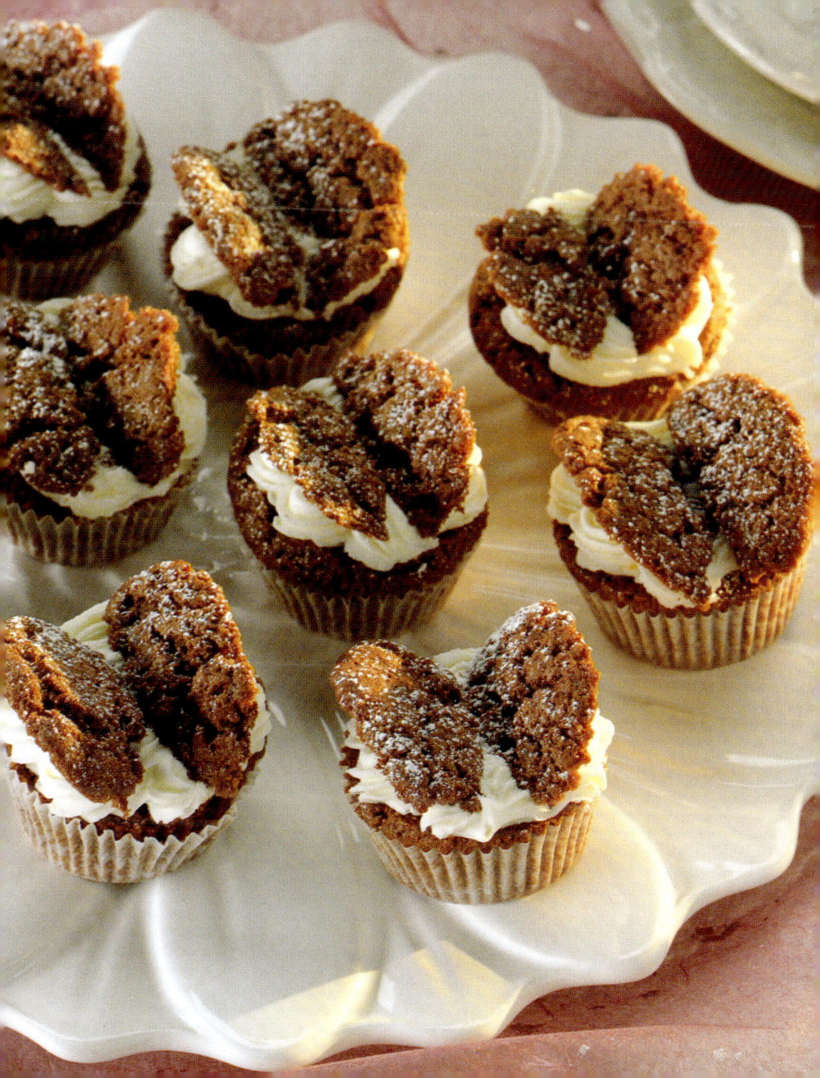

Brownies

Ergibt 9 Stück

ZUTATEN

100 g Butter
175 g Zucker
75 g brauner Zucker
125 g Zartbitterschokolade
1 EL heller Sirup
2 Eier
5 Tropfen Vanillearoma
100 g Mehl
2 EL Kakaopulver
1/2 TL Backpulver

1 Eine quadratische Backform mit 20 cm Seitenlänge leicht mit Fett einpinseln und den Boden mit Backpapier auslegen.

2 Butter, Zucker, Zartbitterschokolade und Sirup in einen Topf geben und vorsichtig erwärmen, dabei rühren, bis eine weiche Masse entsteht. Vom Herd nehmen und gut abkühlen lassen.

3 Eier und Vanillearoma verrühren und die abgekühlte Schokoladenmischung unterheben.

4 Mehl, Kakao- und Backpulver in die Schüssel sieben und sorgfältig unterrühren.

5 Den Teig in die Backform füllen und im vorgeheizten Backofen bei 180 °C 25 Minuten backen, bis die Oberfläche knusprig ist und der Kuchen sich an den Seiten von der Form löst. Innen sollte er noch feucht sein.

6 In der Form vollständig abkühlen lassen, in Quadrate schneiden und servieren.

TIPP

Die Brownies halten sich tiefgefroren bis zu 2 Monaten. Bei Zimmertemperatur oder über Nacht im Kühlschrank auftauen lassen.

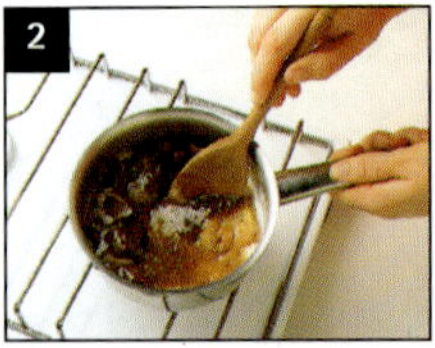

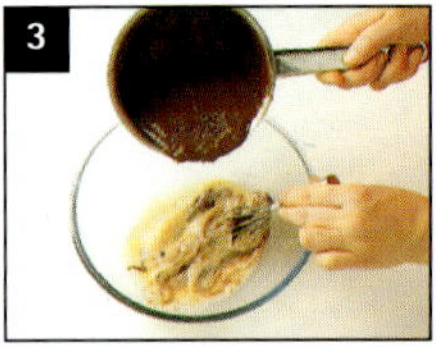

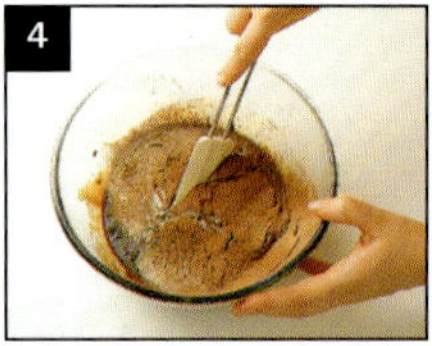

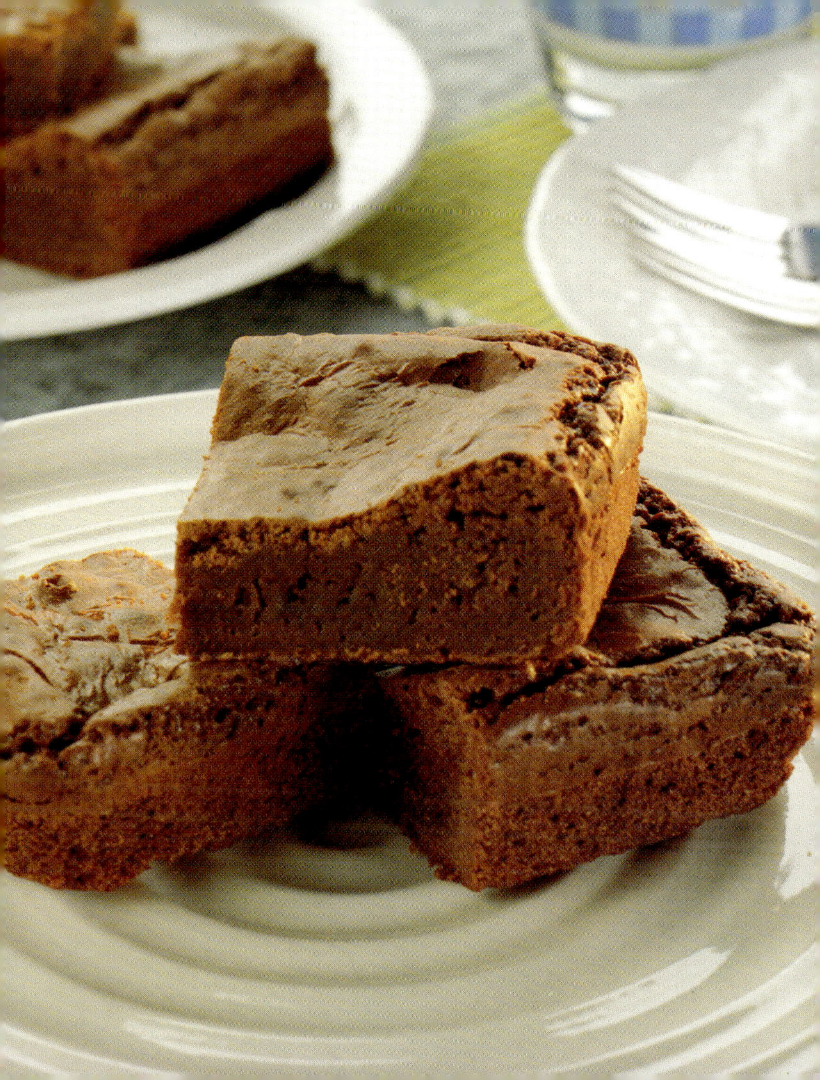

Creme-Brownies

Ergibt 16 Stück

ZUTATEN

200 g Frischkäse
2–3 Tropfen Vanillearoma
250 g Zucker
2 Eier
100 g Butter
3 EL Kakaopulver
100 g Mehl, gesiebt
1 TL Backpulver
50 g Pecannüsse, gehackt

GLASUR:
50 g Butter
1 EL Milch
100 g Puderzucker
2 EL Kakaopulver
Pecannüsse, zum Garnieren

1 Eine quadratische Backform mit 20 cm Seitenlänge leicht mit Fett einpinseln und den Boden mit Backpapier auslegen.

2 Frischkäse, Vanillearoma und 25 g Zucker glatt rühren und beiseite stellen.

3 Die Eier mit dem restlichen Zucker 10 Minuten schaumig schlagen, bis die Eimasse beim Anheben des Mixers steife Spitzen bildet. Butter und Kakaopulver unter ständigem Rühren im Wasserbad erhitzen und die Mischung unter die Eimasse heben, dann Mehl, Backpulver und Nüsse zugeben und gut verrühren.

4 Die Hälfte des Teiges in die Backform geben und glatt streichen. Die Frischkäsemischung vorsichtig darauf verteilen, dann den restlichen Teig darüber geben. Im vorgeheizten Backofen bei 180 °C 40–45 Minuten backen. In der Form abkühlen lassen.

5 Für die Glasur Butter und Milch erhitzen und mit Puderzucker und Kakaopulver glatt rühren. Den Kuchen mit der Glasur überziehen und nach Geschmack mit Pecannüssen dekorieren. Zum Servieren in 16 kleine Quadrate schneiden.

VARIATION

Sie können den Frischkäse auch weglassen und anstatt der Pecannüsse Walnüsse verwenden.

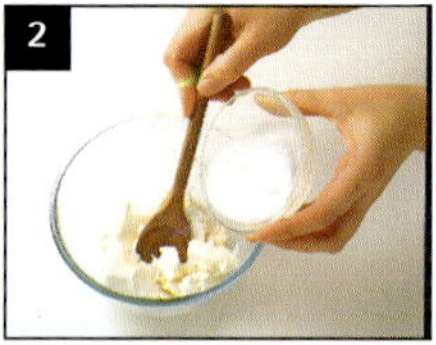

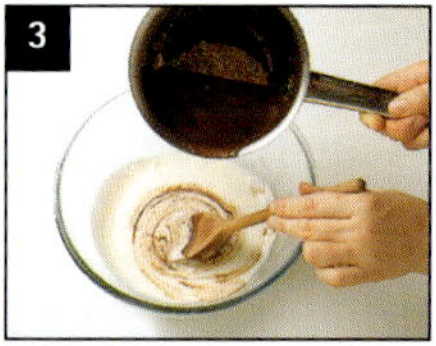

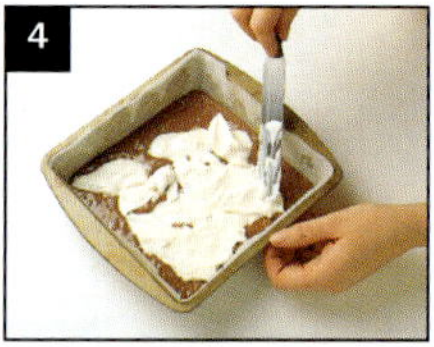

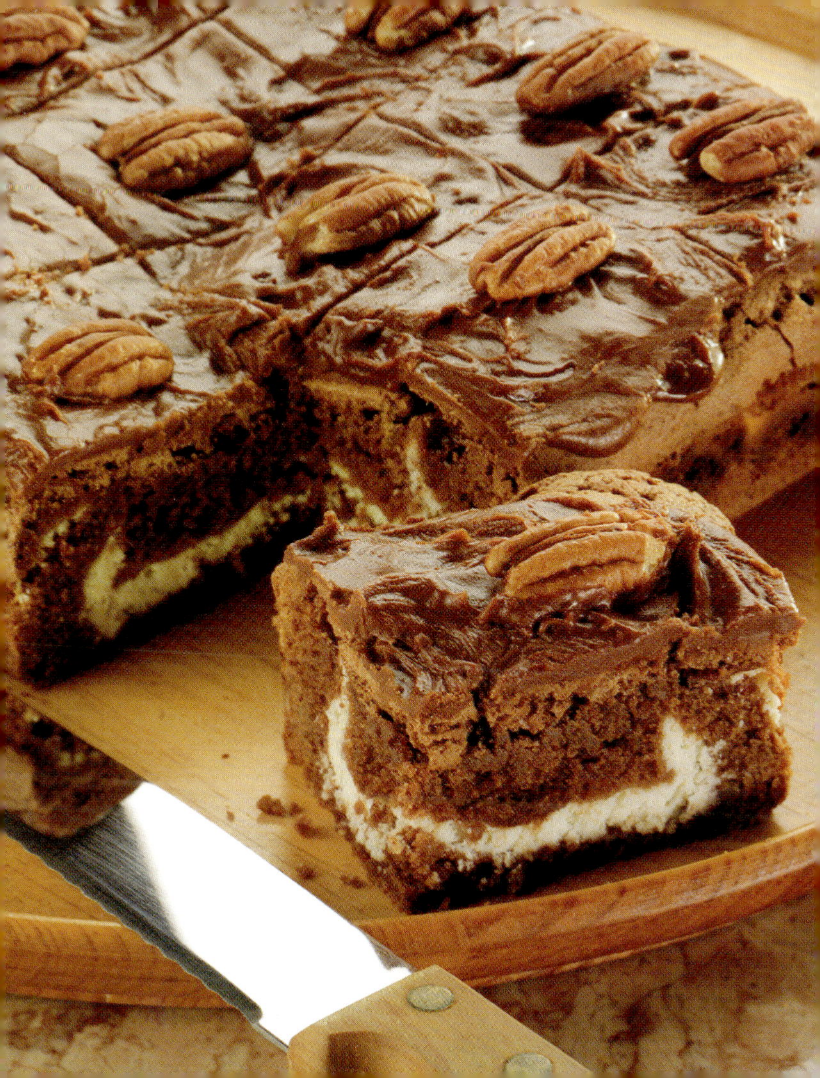

Schokoladen-Muffins

Ergibt 12 Stück

ZUTATEN

100 g weiche Margarine
225 g Zucker
2 große Eier
150 g Naturjoghurt
5 EL Milch
275 g Mehl
4 TL Backpulver
175 g Zartbitter-Schokoladenraspel

1 Die Vertiefungen einer Muffin-Form mit Papierkapseln auslegen.

2 Margarine und Zucker zu einer hellen, lockeren Masse aufschlagen. Nach und nach Eier, Joghurt und Milch einrühren.

3 Mehl und Backpulver in die Mischung sieben und rühren, bis ein glatter Teig einsteht.

4 Die Schokoladenraspel unterrühren und den Teig auf die Förmchen verteilen. Im vorgeheizten Backofen bei 190 °C 25 Minuten backen, bis ein in den Teig gestochener Holzspieß sauber herauskommt. Die Muffins 5 Minuten stehen lassen, dann aus der Form nehmen und auf einem Kuchengitter vollständig abkühlen lassen.

VARIATION

Für Schokoladen-Orangen-Muffins statt der Milch 5 Esslöffel Orangensaft und die geriebene Schale einer Orange zugeben.

VARIATION

Mit diesem Teig können Sie auch 6 große oder 24 Mini-Muffins backen. Die Backzeit für die kleinen Muffins liegt bei 10 Minuten.

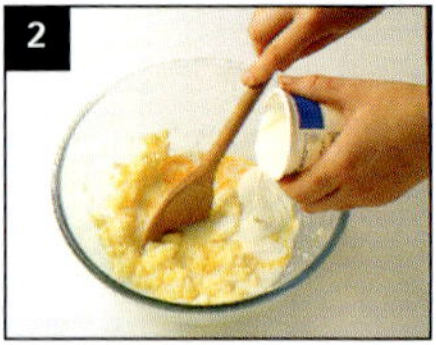

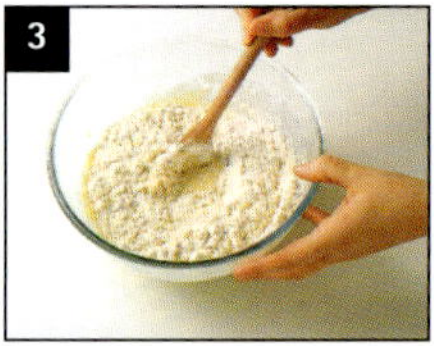

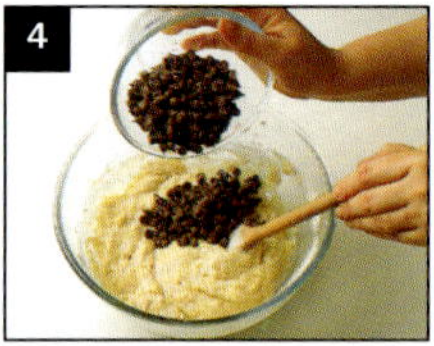

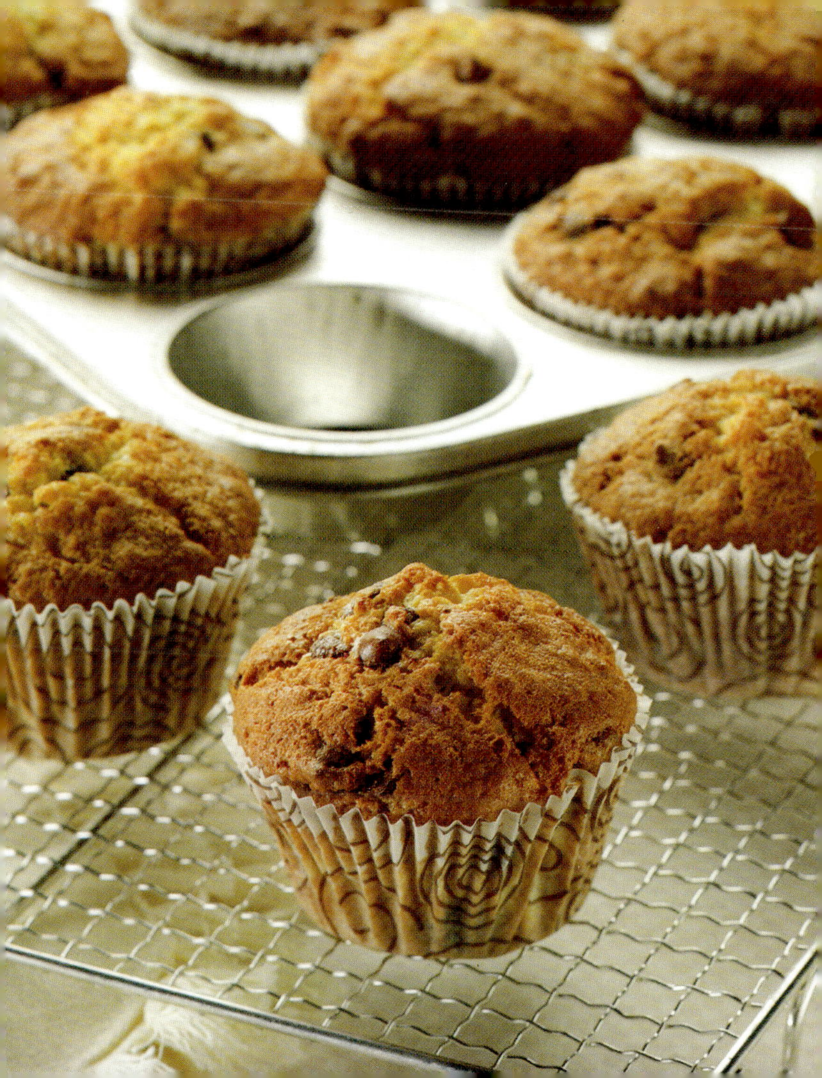

Schokoladenbrötchen

Ergibt 9 Stück

ZUTATEN

225 g Mehl
2 TL Backpulver
60 g Butter
1 EL Zucker
50 g Schokoladenraspel
150 ml Milch

1 Ein Backblech leicht einfetten. Mehl und Backpulver in eine Schüssel sieben und die Butter in Flöckchen zugeben. Mit den Fingern verreiben, bis die Mischung krümelig ist.

2 Zucker und Schokoraspel zugeben.

3 Nach und nach so viel Milch zugießen, dass ein weicher Teig entsteht.

4 Den Teig auf einer leicht mit Mehl bestäubten Arbeitsfläche zu einem 10 cm × 15 cm großen, ca. 2,5 cm dicken Rechteck ausrollen und dieses in 9 Quadrate schneiden.

5 Die Brötchen auf das Backblech legen, dabei ausreichend Abstand lassen.

6 Mit etwas Milch einpinseln und im vorgeheizten Backofen bei 220 °C 10–12 Minuten backen, bis die Brötchen aufgegangen und goldbraun sind.

TIPP

Am besten schmecken die Brötchen ofenfrisch serviert. Schneiden Sie sie auf und bestreichen Sie sie mit etwas Nuss-Nougat-Creme oder einem Klecks Schlagsahne.

VARIATION

Verwenden Sie Zartbitter-, Vollmilch- oder weiße Schokoraspel – oder auch alle drei. Sie können die Brötchen auch mit einer Plätzchenform ausstechen.

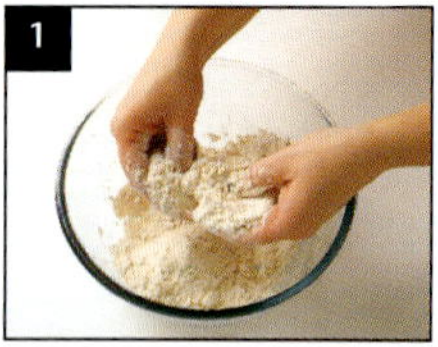

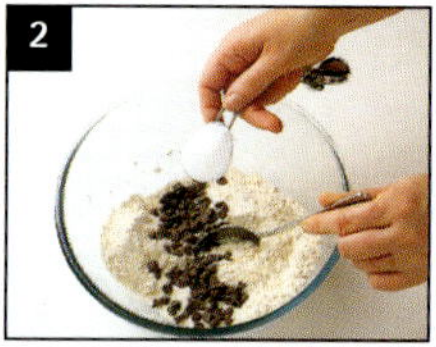

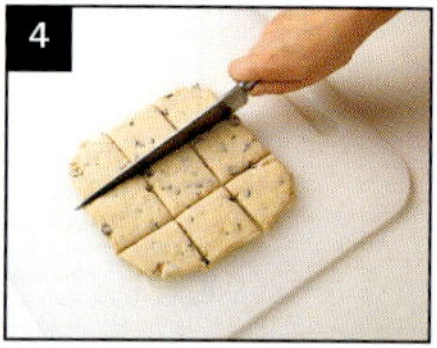

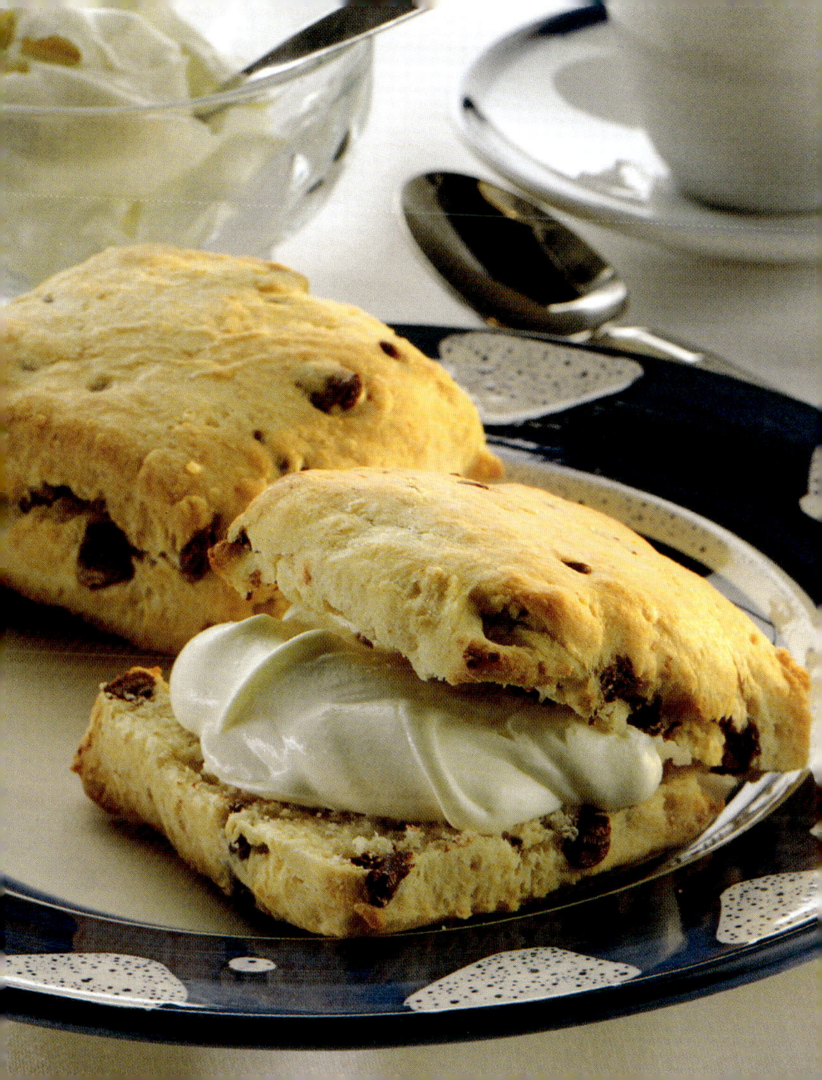

Pain au Chocolat

Ergibt 12 Stück

ZUTATEN

450 g Mehl
1/2 TL Salz
6 g Trockenhefe
25 g festes Pflanzenfett
1 Ei, leicht verquirlt
225 ml lauwarmes Wasser
175 g weiche Butter
verquirltes Ei, zum Einpinseln
100 g Zartbitterschokolade, in 12 Stücke gebrochen
Puderzucker, zum Bestäuben

1 Ein Backblech leicht einfetten. Mehl und Salz in eine Schüssel sieben und die Hefe einrühren. Das Fett einarbeiten. Das Ei und etwas Wasser zugeben. Zu einem glatten und elastischen Teig kneten.

2 Den Teig zu einem Rechteck ausrollen. Die Butter dritteln. Ein Drittel in kleinen Flöckchen über zwei Drittel des Teiges verteilen.

3 Den Teig zusammenfalten – dabei zuerst den freien Teil zur Mitte hin klappen, dann das andere Ende darüber legen. Die Kanten mit dem Nudelholz zusammendrücken. Den Teig so drehen, dass die Kanten oben und unten liegen. Wieder ausrollen und zusammenfalten – ohne Butter, dann in Klarsichtfolie wickeln und für 30 Minuten kalt stellen.

4 Arbeitsschritte 2 und 3 wiederholen, bis die Butter aufgebraucht ist. Den Teig zwischendurch immer wieder kalt stellen. Noch zweimal ausrollen und zusammenfalten und 30 Minuten kalt stellen.

5 Den Teig zu einem Rechteck ausrollen und dieses halbieren. Jede Hälfte in 6 Rechtecke schneiden und mit Ei einpinseln. Ein Schokoladenstück auf ein Ende jedes Teigstücks legen und dieses zu einer Rolle formen. Die Enden gut zusammendrücken und auf das Blech legen. Zugedeckt an einem warmen Ort 40 Minuten gehen lassen. Mit Ei einpinseln und im vorgeheizten Backofen bei 220 °C 20–25 Minuten backen. Abkühlen lassen, mit Puderzucker bestäuben und servieren.

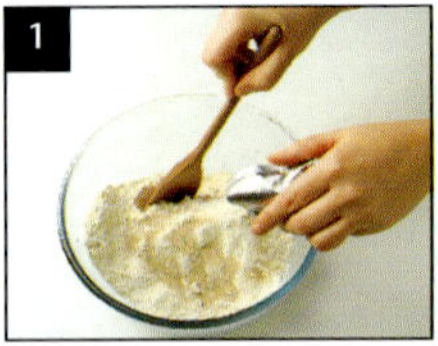

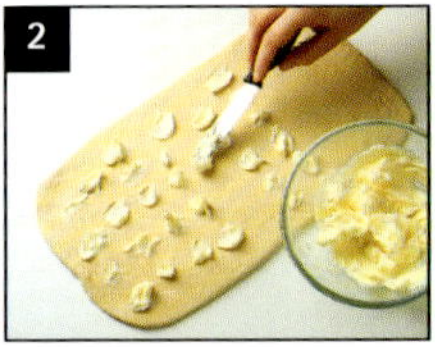

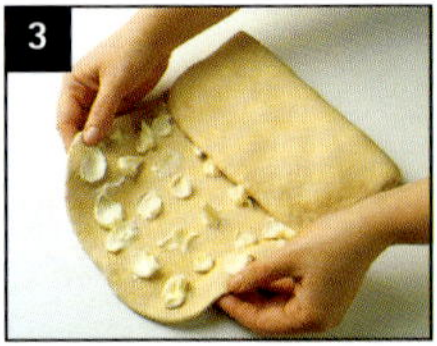

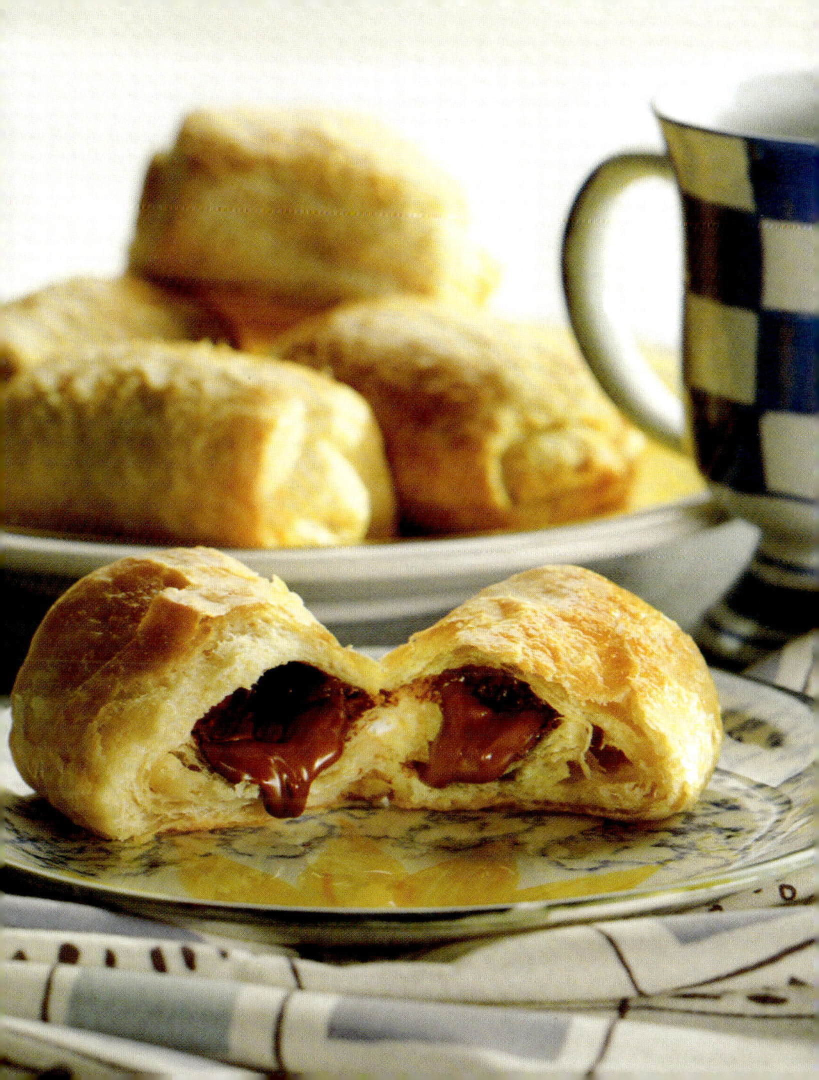

Schokoladen-Torteletts

Ergibt 6 Stück

ZUTATEN

50 g Haselnüsse, geröstet
150 g Mehl
1 EL Puderzucker
75 g weiche Margarine

FÜLLUNG:
2 EL Speisestärke
1 EL Kakaopulver
1 EL Zucker
300 ml Halbfettmilch

3 EL Nuss-Nougat-Creme
25 g Zartbitter-Schokoladenraspel
25 g Vollmilch-Schokoladenraspel
25 g weiße Schokoladenraspel

1 Die Nüsse in einer Küchenmaschine fein hacken. Mehl, Puderzucker und Margarine zugeben. Mixen, bis die Mischung krümelig wird. 2–3 Esslöffel Wasser zugießen und zu einem glatten Teig kneten. Abdecken und für 10 Minuten in das Tiefkühlfach stellen.

2 Den Teig flach ausrollen und 6 Tortelett-Förmchen damit auslegen. Den Teig mit der Gabel einstechen und mit leicht zerknüllter Alufolie abdecken. Im vorgeheizten Backofen bei 200 °C 15 Minuten backen. Die Folie abnehmen und weitere 5 Minuten knusprig und goldbraun backen. Abkühlen lassen.

3 Speisestärke, Kakaopulver und Zucker mit etwas Milch zu einer glatten Paste verrühren. Die restliche Milch einrühren. In einen Topf gießen und bei schwacher Hitze unter ständigem Rühren eindicken lassen. Die Nuss-Nougat-Creme sorgfältig unterrühren.

4 Die Schokoladenraspel mischen und ein Viertel beiseite stellen. Die Hälfte der Schokoladenraspel unter die Creme rühren. Mit Backpapier abdecken und etwas abkühlen lassen, dann die zweite Hälfte der Raspel zugeben. Die Creme auf die Torteletts verteilen und abkühlen lassen. Mit den zurückbehaltenen Raspeln garnieren und servieren.

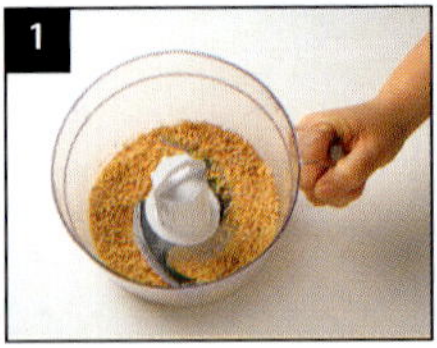

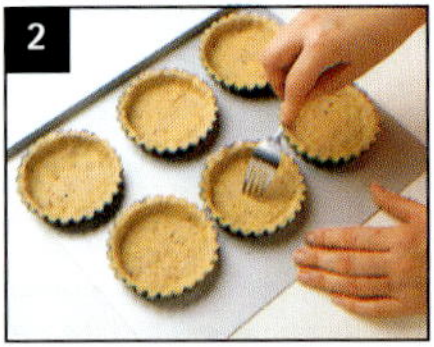

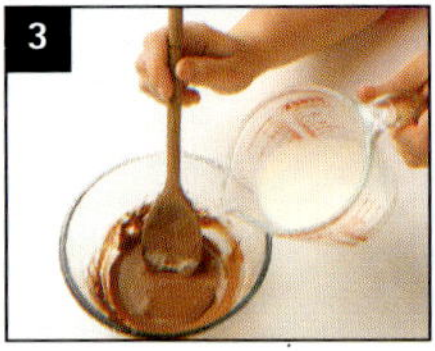

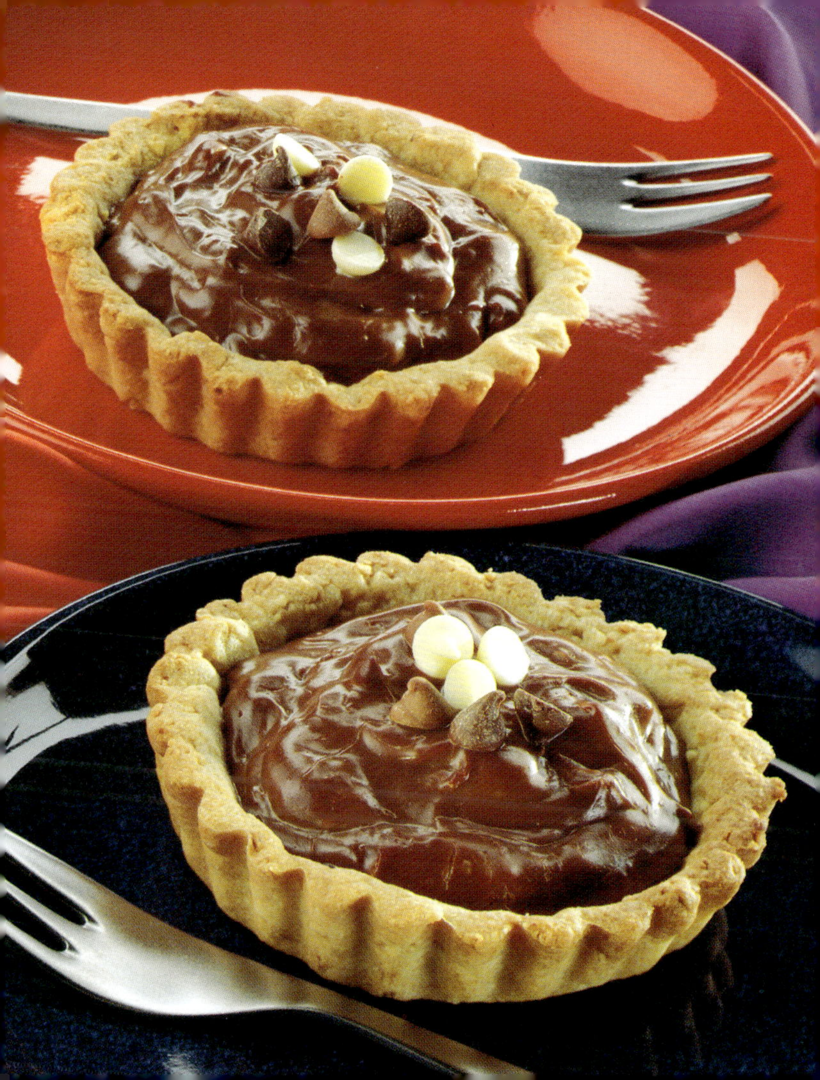

Schokoladen-Eclairs

Ergibt 10 Stück

ZUTATEN

BRANDTEIG:
150 ml Wasser
60 g Butter, in Flöckchen
90 g Mehl, gesiebt
2 Eier

CRÈME PÂTISSIÈRE:
2 Eier, leicht verquirlt
50 g Zucker
2 EL Speisestärke
300 ml Milch
2 Tropfen Vanillearoma

GLASUR:
25 g Butter
1 EL Milch
1 EL Kakaopulver
100 g Puderzucker
etwas weiße Schokolade, geschmolzen

1 Ein Backblech leicht einfetten. Wasser und Butter in einem Topf erhitzen. Wenn das Wasser sprudelnd kocht, vom Herd nehmen, das Mehl zugeben und mit dem Schneebesen kräftig schlagen, bis der Teig einen Klumpen formt. Etwas abkühlen lassen, dann die Eier einrühren. In einen Spritzbeutel füllen.

2 Das Backblech mit Wasser besprenkeln. 7,5 cm lange Eclairs darauf spritzen, dabei ausreichend Zwischenraum lassen. Im vorgeheizten Backofen bei 200 °C 30–35 Minuten backen. Die Eclairs seitlich aufschlitzen, damit der Dampf entweichen kann. Zum Abkühlen auf ein Kuchengitter setzen.

3 Für die Crème Pâtissière Eier und Zucker 10 Minuten aufschlagen, dann die Speisestärke unterheben. Die Milch fast aufkochen, dann unter Rühren zur Eimischung gießen. Die Mischung wieder in den Topf gießen und bei schwacher Hitze zu einer dicken Creme rühren. Vom Herd nehmen und das Vanillearoma zugeben, mit Backpapier abdecken und abkühlen lassen. Für die Glasur Butter und Milch in einem Topf erhitzen, vom Herd nehmen und Kakaopulver und Puderzucker zugeben. Die Eclairs der Länge nach durchschneiden und mit der Crème Pâtissière füllen, anschließend die Glasur auftragen. Nach Geschmack etwas flüssige weiße Schokolade in die Glasur träufeln.

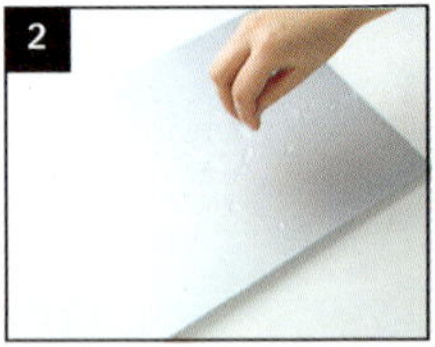

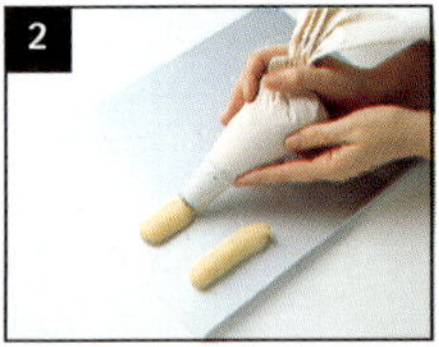

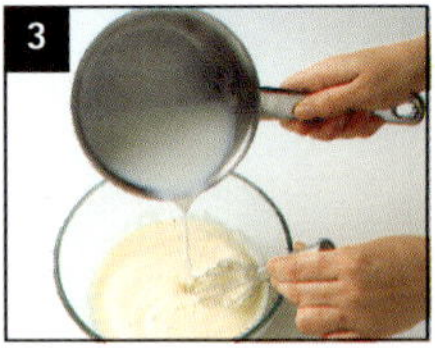

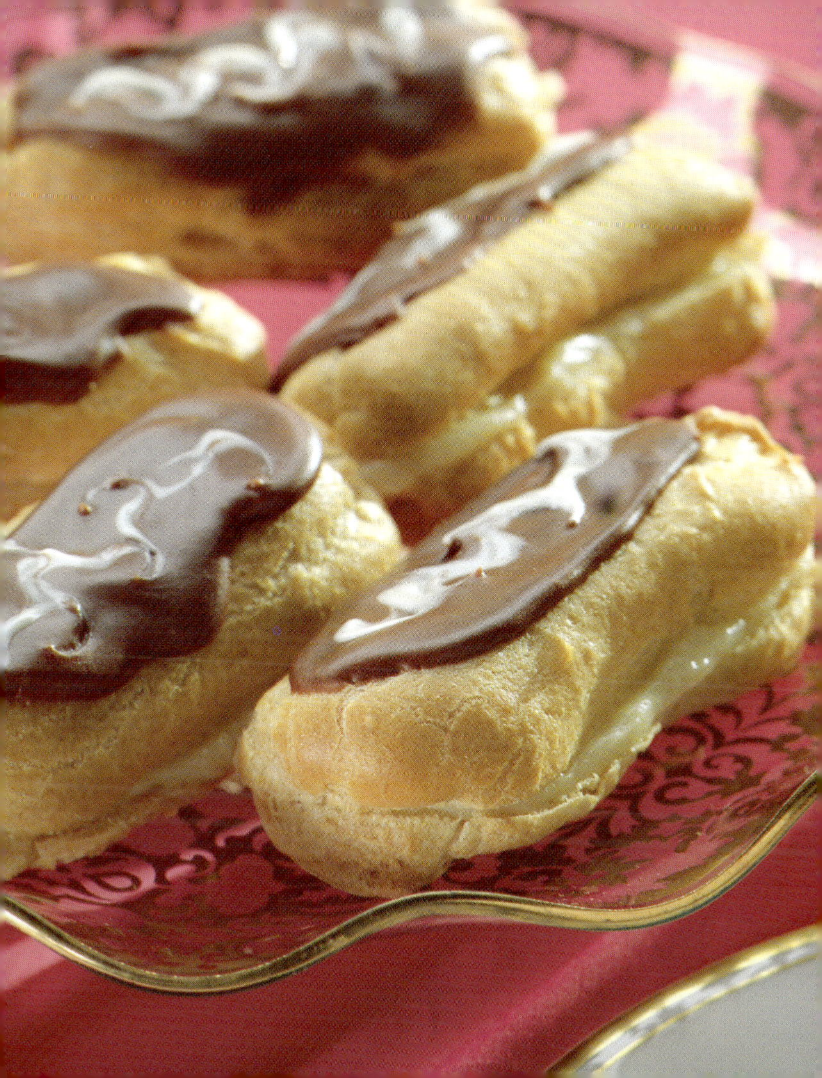

Schokoladen-Baisers

Ergibt 8 Stück

ZUTATEN

4 Eiweiß
225 g Zucker
1 TL Speisestärke
40 g Zartbitterschokolade, gerieben

FÜLLUNG:
100 g Zartbitterschokolade
150 ml süße Sahne
1 EL Puderzucker
1 EL Weinbrand (nach Geschmack)

1 Zwei Backbleche mit Backpapier auslegen. Das Eiweiß steif schlagen und nach und nach die Hälfte des Zuckers unterrühren. Weiterschlagen, bis der Schnee sehr steif und glänzend ist.

2 Vorsichtig den restlichen Zucker, Speisestärke und Schokolade unterheben.

3 Die Mischung in einen Spritzbeutel mit großer Sterntülle füllen. 16 große Rosetten auf die Backbleche spritzen.

4 Im vorgeheizten Backofen bei 140 °C 1 Stunde backen, dabei nach der halben Backzeit die Position der Backbleche tauschen. Den Ofen ausschalten und die Baisers im geschlossenen Ofen abkühlen lassen. Das Backpapier vorsichtig abziehen.

5 Für die Füllung die Zartbitterschokolade schmelzen und auf den Boden der Baisers streichen. Kopfüber auf ein Kuchengitter legen und fest werden lassen. Sahne, Puderzucker und eventuell Weinbrand verrühren und steif schlagen. In einen Spritzbeutel füllen und jeweils 2 Baisers mit der Sahne zusammensetzen. Servieren.

VARIATION

Für Mini-Baisers 24 kleine Rosetten mit einer kleineren Sterntülle auf das Backblech spritzen. 40 Minuten backen, bis sie leicht gebräunt und knusprig sind.

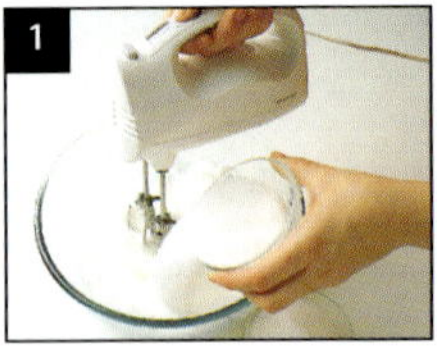

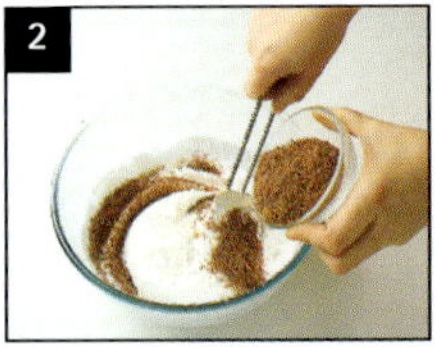

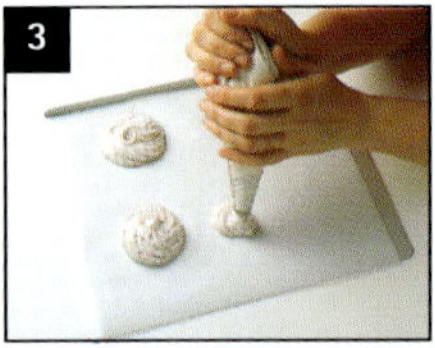

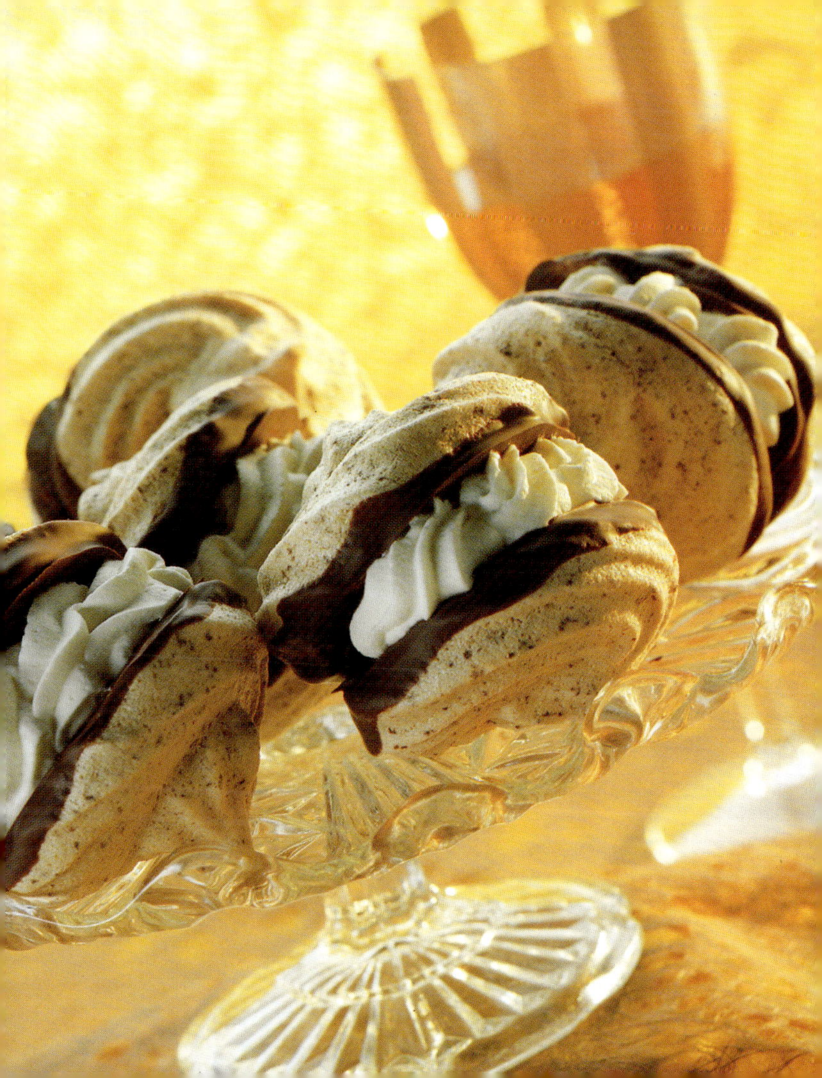

Schokoladen-Haselnuss-Brezeln

Ergibt ca. 26 Stück

ZUTATEN

375 g fertiger Blätterteig
8 EL Nuss-Nougat-Creme
50 g Haselnüsse, geröstet und gehackt
25 g Zucker

1 Ein Backblech mit Backpapier auslegen. Den Blätterteig auf einer leicht bemehlten Arbeitsfläche zu einem Rechteck (37 cm × 23 cm) ausrollen.

2 Die Nuss-Nougat-Creme über den Teig streichen und mit den Haselnüssen bestreuen.

3 Den Teig von einer langen Seite her bis zur Mitte aufrollen, mit der anderen Seite ebenso verfahren. Die aufgerollten Seiten in der Mitte mit etwas Wasser befeuchten, um sie zu verbinden. Mit einem scharfen Messer in dünne Scheiben schneiden. Die Scheiben auf das Backblech geben und mit einem Messer leicht flach drücken. Großzügig mit Zucker bestreuen.

4 Im vorgeheizten Backofen bei 220 °C 10–15 Minuten goldbraun backen. Auf einem Kuchengitter abkühlen lassen.

VARIATION

Noch schokoladiger wird es, wenn Sie die Brezeln zur Hälfte mit geschmolzener Schokolade überziehen.

TIPP

Die Brezeln können kalt serviert werden, schmecken aber auch warm köstlich.

Die Brezeln halten sich tiefgefroren bis zu 3 Monaten.

2

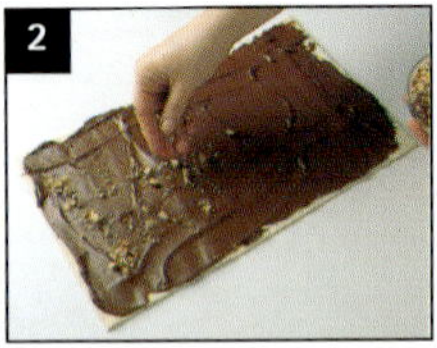

3

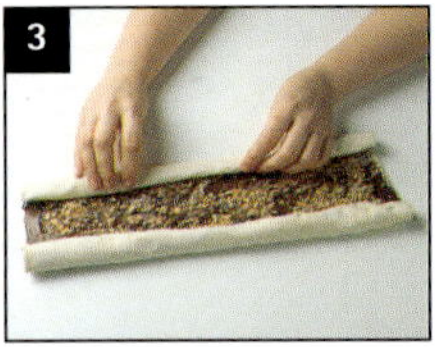

3

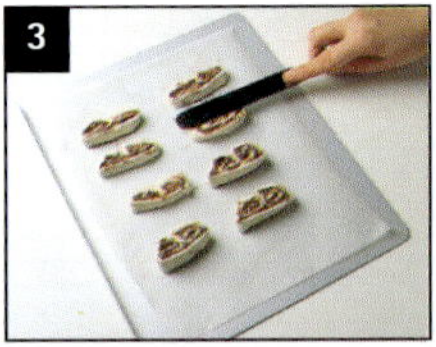

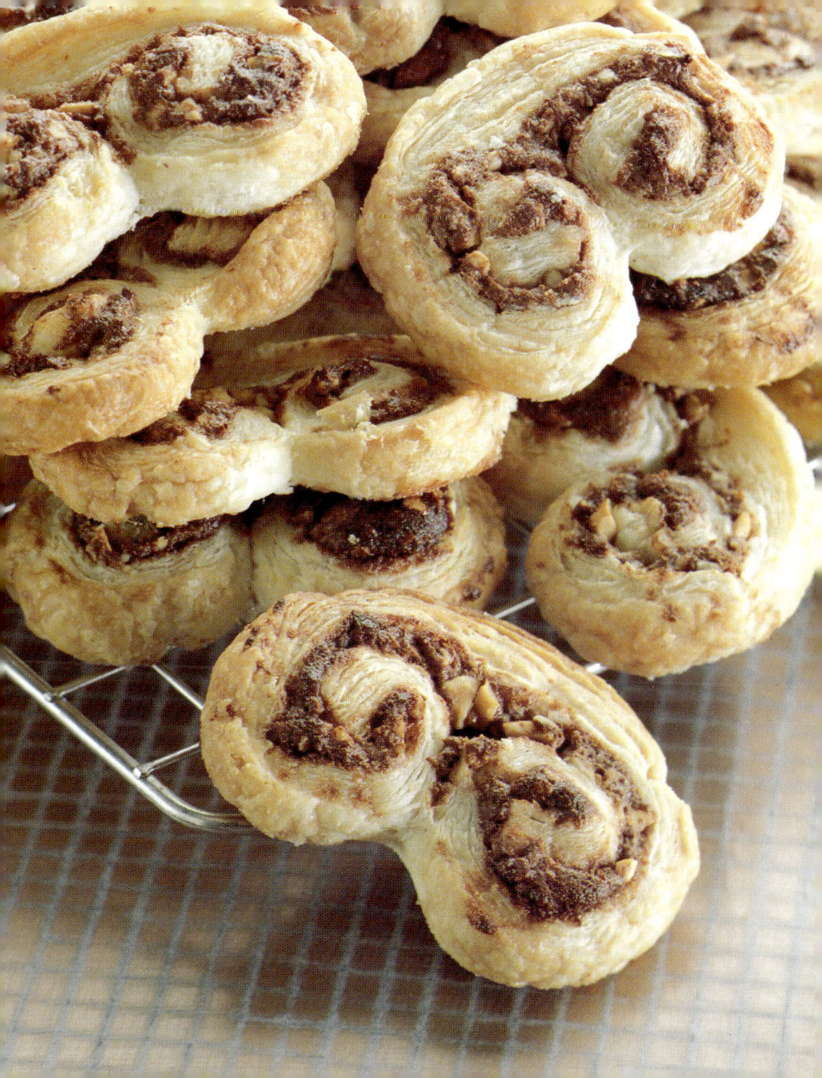

Schokoladen-Kokos-Schnitten

Ergibt 9 Stück

ZUTATEN

225 g Vollkorn-Schokoladenkekse
75 g Butter oder Margarine
170 ml Kondensmilch
1 Ei, verquirlt
5 Tropfen Vanillearoma
25 g Zucker
50 g Mehl, gesiebt
1/2 TL Backpulver
125 g Kokosraspel
50 g Zartbitterschokolade (nach Geschmack)

1 Eine quadratische Backform mit 20 cm Seitenlänge einfetten und den Boden mit Backpapier auslegen.

2 Die Kekse in einem Gefrierbeutel mit einem Nudelholz oder in einer Küchenmaschine zerkleinern.

3 Butter oder Margarine zerlassen, die Kekskrümel zugeben und gut verrühren.

4 Die Mischung in die Backform füllen und fest andrücken.

5 Milch, Ei, Vanillearoma und Zucker zu einer glatten Masse verrühren. Mehl, Backpulver und Kokosraspel unterrühren. Über die Keksmischung geben und glatt streichen.

6 Im vorgeheizten Backofen bei 190 °C 30 Minuten backen, bis der Kokosbelag fest und goldbraun ist.

7 Fünf Minuten stehen lassen, dann in Quadrate schneiden. In der Form abkühlen lassen.

8 Die Quadrate vorsichtig aus der Form nehmen und auf einer Kuchenplatte anrichten. Die Zartbitterschokolade (falls verwendet) schmelzen und über die Kokosschnitten sprenkeln. Vor dem Servieren fest werden lassen.

TIPP

Luftdicht verschlossen halten sich die Schnitten bis zu 4 Tagen. Sie können bis zu 2 Monaten tiefgefroren werden. Bei Zimmertemperatur auftauen lassen.

1

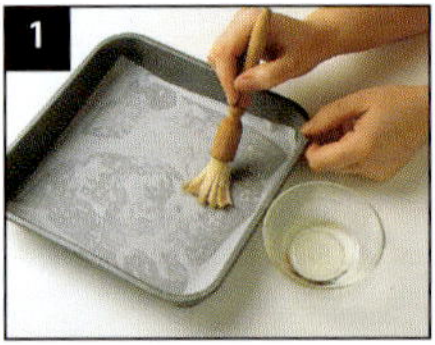

3

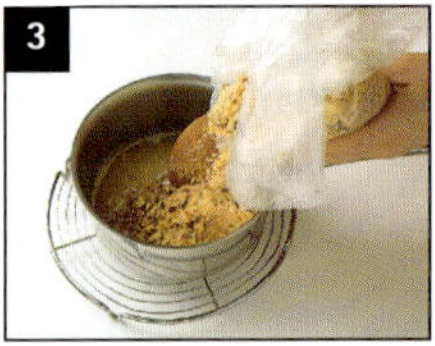

5

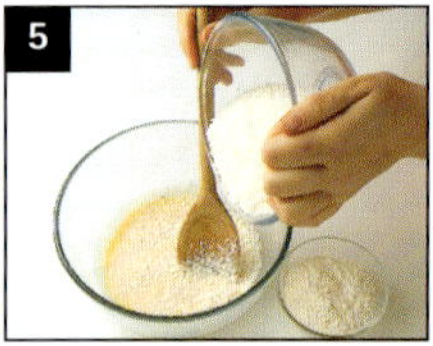

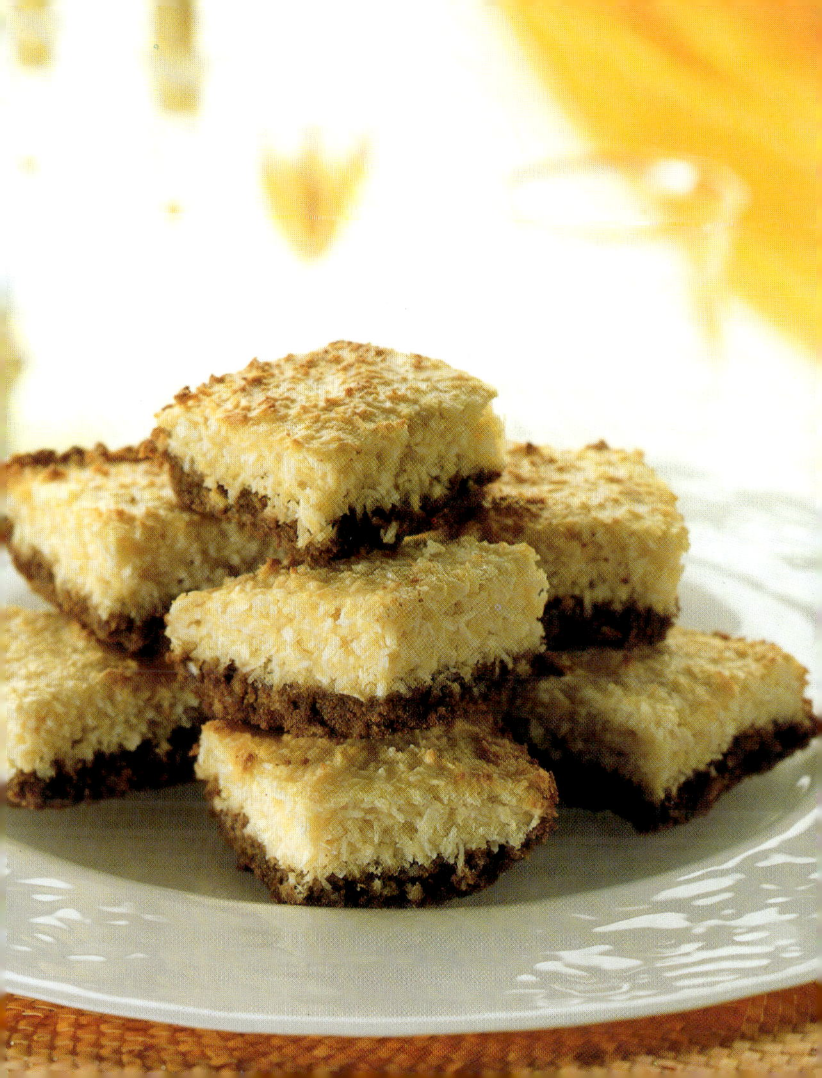

Schokoladen-Kokos-Plätzchen

Ergibt ca. 24 Stück

ZUTATEN

125 g weiche Margarine
5 Tropfen Vanillearoma
90 g Puderzucker, gesiebt
125 g Mehl
2 EL Kakaopulver
50 g Kokosraspel
25 g Butter
100 g weiße Marshmallows
25 g Kokosraspel
etwas Zartbitterschokolade, geschmolzen

1 Ein Backblech leicht mit Fett einpinseln. Margarine, Vanillearoma und Puderzucker in einer Schüssel schaumig aufschlagen. Mehl und Kakaopulver in die Mischung sieben und mit den Kokosraspeln sorgfältig unterrühren, bis eine glatte Masse entsteht.

2 Jeweils 1 Teelöffel Teig zu einem Kügelchen formen und mit genügend Abstand zueinander auf das Backblech setzen.

3 Die Kugeln etwas flach drücken und im vorgeheizten Backofen bei 180 °C 12–15 Minuten backen, bis sie fest sind.

4 Auf dem Backblech einige Minuten abkühlen lassen, dann auf ein Kuchengitter heben und vollständig auskühlen lassen.

5 Butter und Marshmallows in einem kleinen Topf vorsichtig erhitzen und gut verrühren. Jeweils ein wenig von der Creme auf die Plätzchen geben und mit Kokosraspeln bestreuen. Fest werden lassen. Die Plätzchen mit etwas geschmolzener Schokolade garnieren und fest werden lassen.

TIPP

Luftdicht verschlossen halten sich die Plätzchen bis zu 1 Woche. Sie können auch tiefgefroren werden und halten sich dann bis zu 2 Monaten frisch.

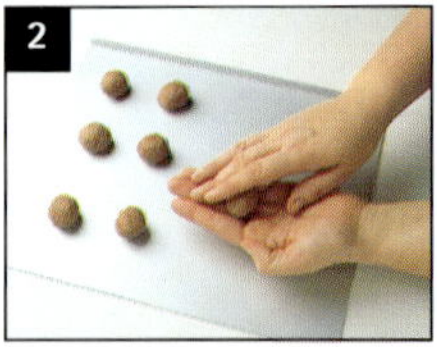

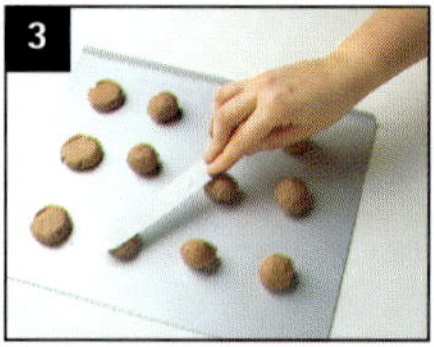

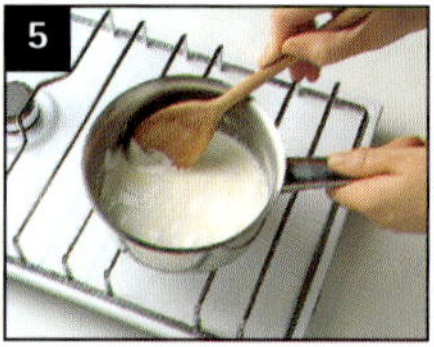

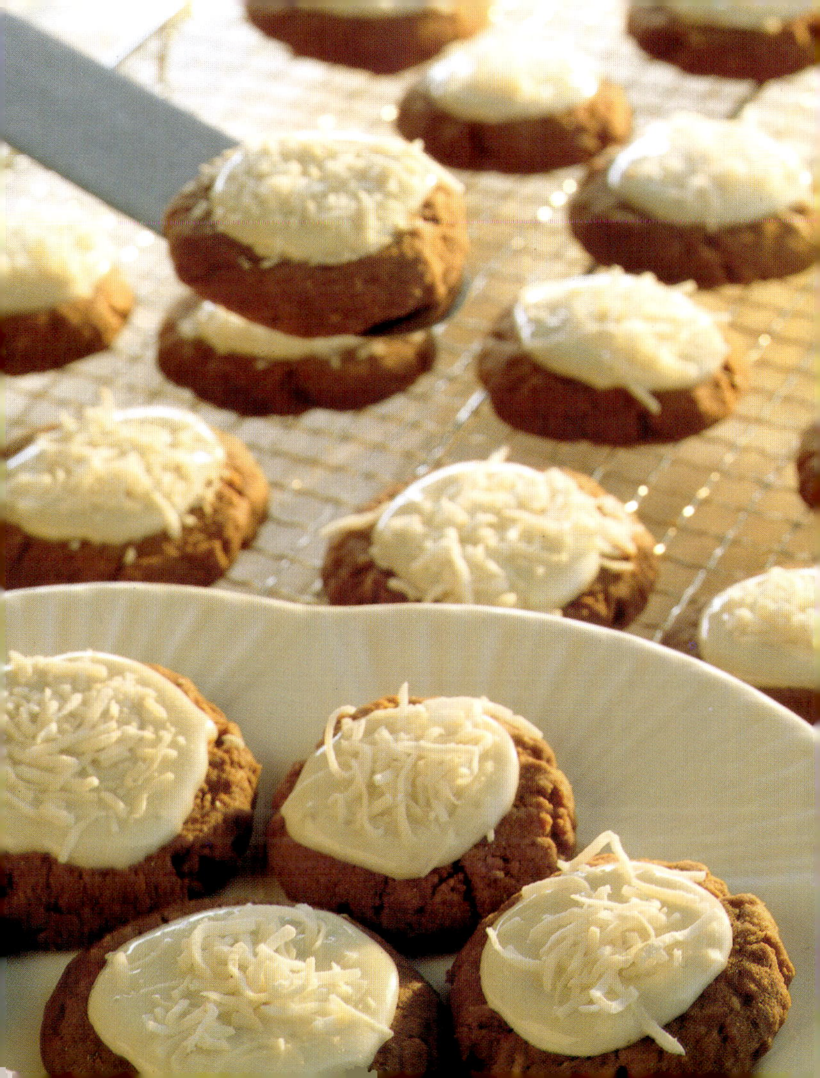

Knusprige Puffreisbissen

Ergibt 16 Stück

ZUTATEN

HELLE SCHICHT:
50 g Butter
1 EL heller Sirup
150 g weiße Schokolade, in kleinen Stücken
50 g Puffreis

DUNKLE SCHICHT:
50 g Butter
2 EL heller Sirup
125 g Zartbitterschokolade, in kleinen Stücken
75 g Puffreis

1 Eine quadratische Backform mit 20 cm Seitenlänge leicht mit Fett einpinseln und den Boden mit Backpapier auslegen.

2 Für die helle Schicht Butter, Sirup und weiße Schokolade vorsichtig unter ständigem Rühren im Wasserbad schmelzen.

3 Vom Herd nehmen und den Puffreis zugeben, dabei rühren, bis alles gründlich vermischt ist.

4 Den Teig in die Backform geben und fest werden lassen.

5 Für die dunkle Schicht Butter, Sirup und Schokolade im Wasserbad schmelzen.

6 Vom Herd nehmen und den Puffreis zugeben, dabei gut umrühren, bis alles gründlich vermischt ist. Über die fest gewordene helle Puffreisschicht geben und in den Kühlschrank stellen, bis die obere Schicht ebenfalls erstarrt ist.

7 Zum Servieren aus der Form heben und mit einem scharfen Messer in Quadrate schneiden.

TIPP

Die Puffreisbissen halten sich, in Frischhaltefolie eingewickelt, bis zu 4 Tagen im Kühlschrank.

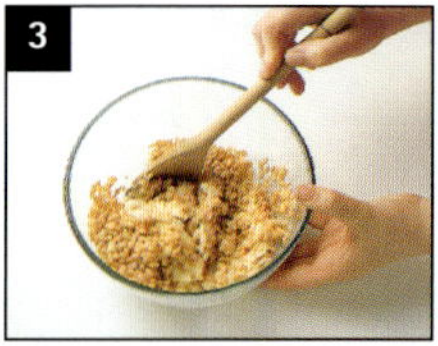

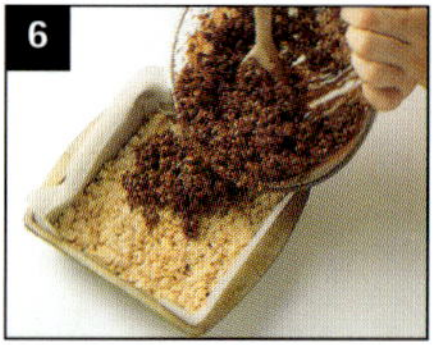

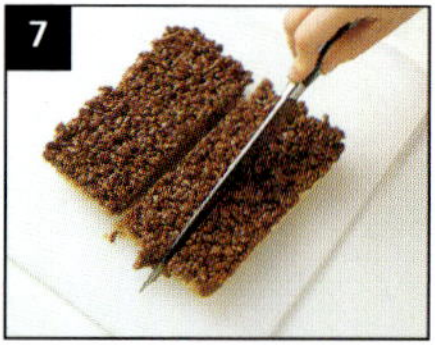

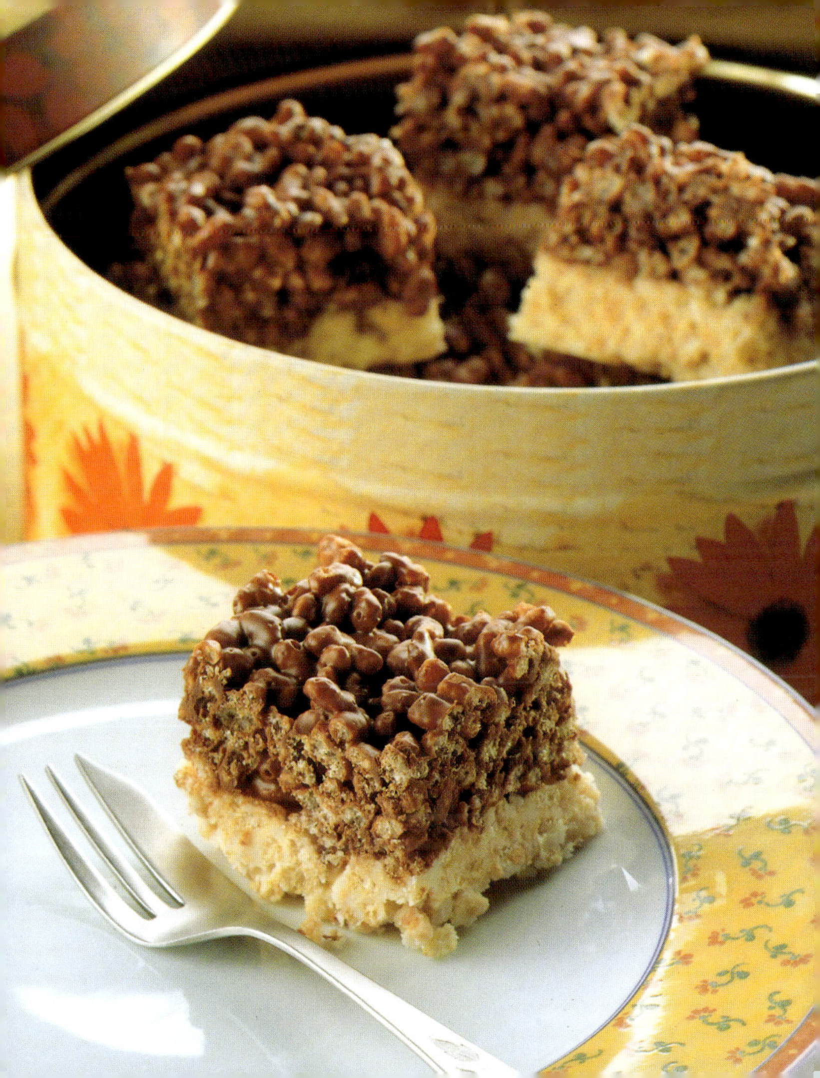

Holländische Makronen

Ergibt ca. 20 Stück

ZUTATEN

Backoblaten
2 Eiweiß
225 g Zucker
175 g gemahlene Mandeln
225 g Zartbitterschokolade

1 Zwei Backbleche mit Backoblaten auslegen. Das Eiweiß sehr steif schlagen, dann Zucker und Mandeln unterheben.

2 Die Mischung in einen Spritzbeutel mit einer Lochtülle (10 mm Ø) geben und mit ausreichend Abstand ca. 8 cm lange Würste auf das Backblech spritzen.

3 Im vorgeheizten Backofen bei 180 °C 15–20 Minuten goldbraun backen. Auf einem Kuchengitter abkühlen lassen. Die überstehenden Oblaten entfernen.

4 Die Schokolade schmelzen und den Boden der Makronen hineintauchen. Zum Trocknen kopfüber auf einen Bogen Backpapier setzen.

5 Die restliche Schokolade über die Makronen träufeln und vor dem Servieren gut fest werden lassen.

TIPP

Sie können die Backoblaten auch ganz entfernen, bevor Sie die Makronen in die Schokolade tauchen. Da sie essbar sind, müssen Sie dies aber nicht.

VARIATION

Gewöhnlich werden für Makronen Mandeln verwendet, doch versuchen Sie es einmal mit anderen Nüssen, z. B. Haselnüssen.

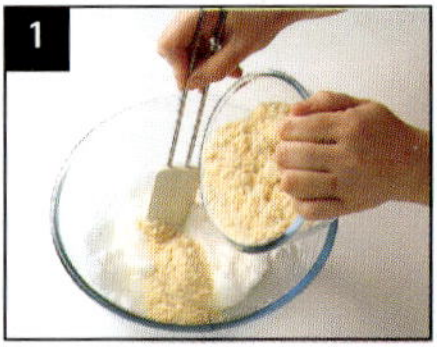

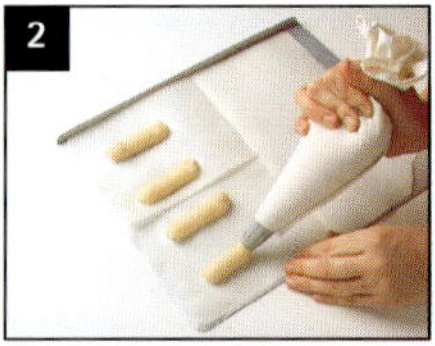

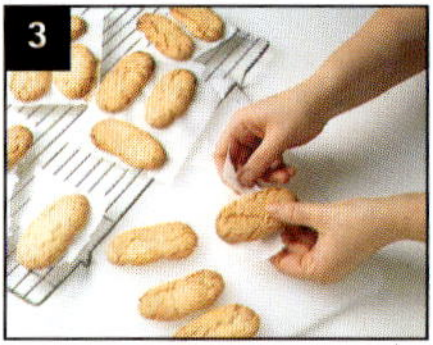

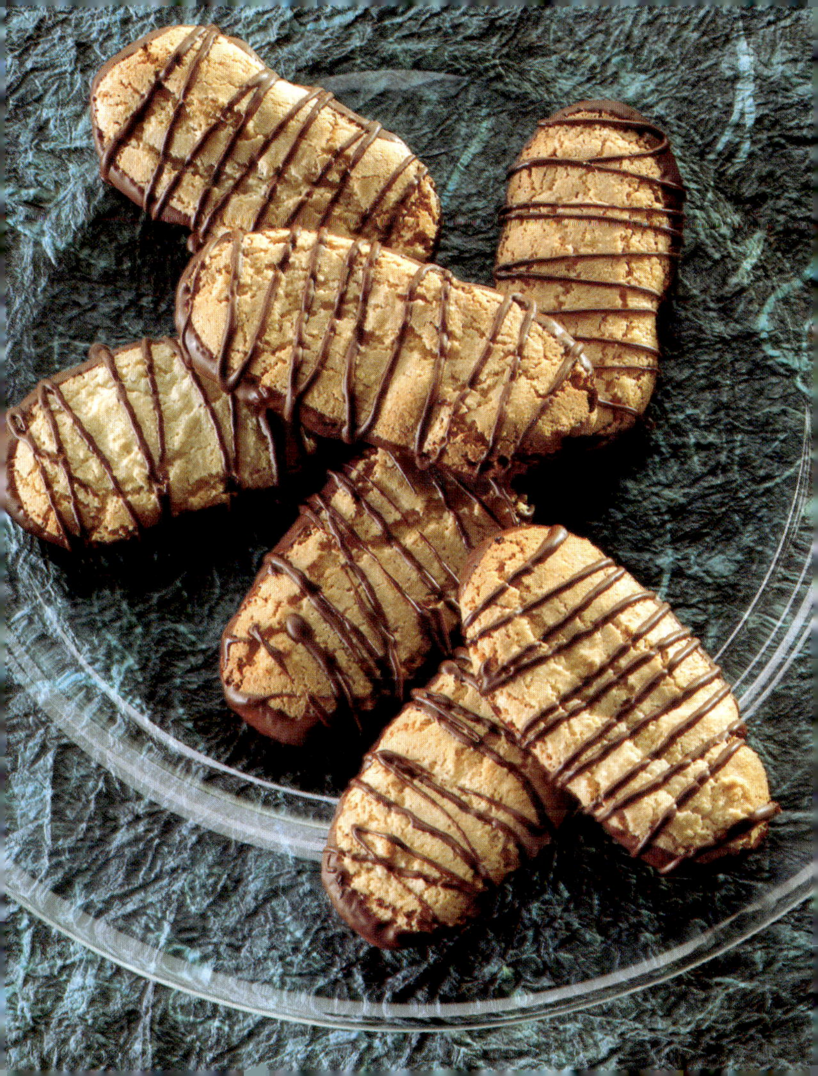

Schokoladen-Orangen-Kekse

Ergibt ca. 30 Stück

ZUTATEN

75 g weiche Butter
75 g Zucker
1 Ei
1 EL Milch
225 g Mehl
25 g Kakaopulver

GLASUR:
175 g Puderzucker, gesiebt
3 EL Orangensaft
etwas Zartbitterschokolade, geschmolzen

1 Zwei Backbleche mit Backpapier auslegen.

2 Butter und Zucker schaumig aufschlagen. Ei und Milch zufügen und gut verrühren. Mehl und Kakaopulver zusammen sieben und nach und nach unterrühren. Mit den Händen alles zu einem glatten Teig verarbeiten.

3 Den Teig etwa 6 mm dick ausrollen. Mit einer großen runden Plätzchenform so viele Kekse wie möglich ausstechen. Die Reste verkneten, erneut ausrollen und noch weitere Kekse ausstechen.

4 Die Kekse auf die Backbleche legen und im vorgeheizten Backofen bei 180 °C 10–12 Minuten goldbraun backen.

5 Die Kekse auf dem Blech einige Minuten ruhen lassen, dann auf ein Kuchengitter heben und abkühlen lassen.

6 Puderzucker und Orangensaft in einer Schüssel zu einer dickflüssigen Creme verrühren. Auf die Kekse streichen und fest werden lassen. Mit geschmolzener Schokolade besprenkeln. Vor dem Servieren fest werden lassen.

2
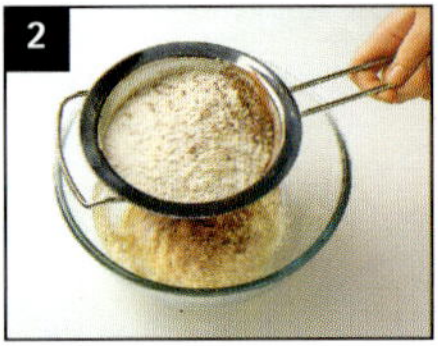

3
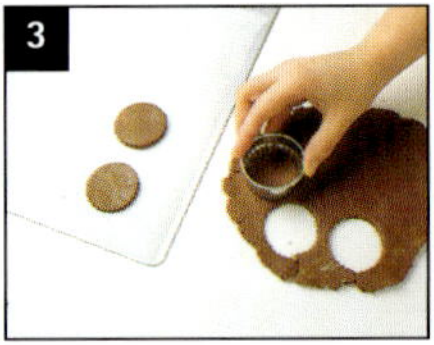

6
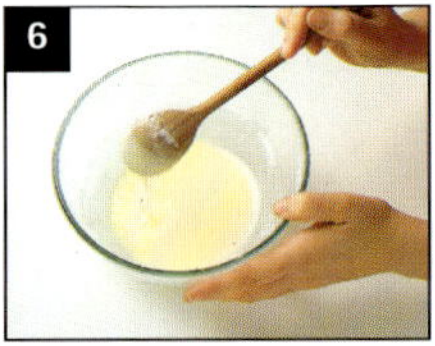

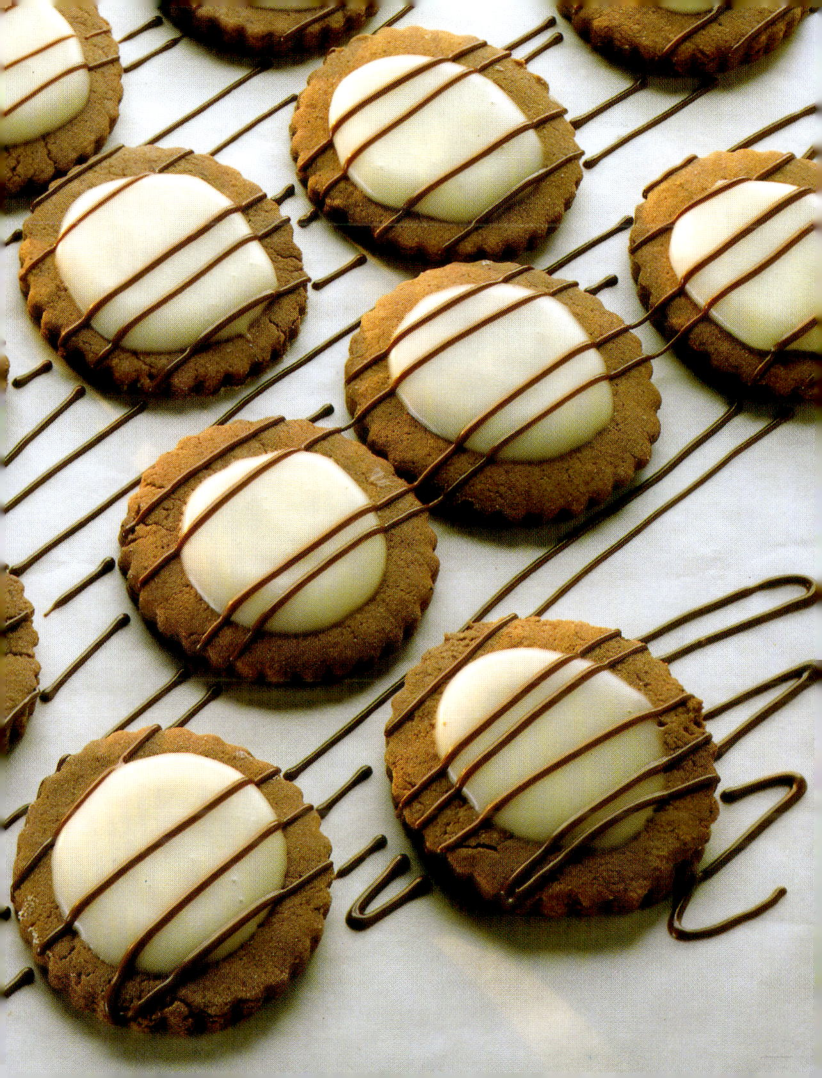

Schokoladen-Karamell-Quadrate

Ergibt 16 Stück

ZUTATEN

100 g weiche Margarine
50 g brauner Zucker
125 g Mehl
40 g Haferflocken

KARAMELLFÜLLUNG:
25 g Butter
25 g brauner Zucker
200 ml Kondensmilch

BELAG:
100 g Zartbitterschokolade
25 g weiße Schokolade
(nach Geschmack)

1 Eine quadratische Backform mit Backpapier auslegen. Margarine und Zucker schaumig schlagen, dann Mehl und Haferflocken einrühren. Den Teig, wenn nötig, mit den Händen kneten.

2 Den Teig in die Backform geben und glatt streichen.

3 Im vorgeheizten Backofen bei 180 °C 25 Minuten goldgelb backen. In der Form abkühlen lassen.

4 Für die Karamellfüllung die Zutaten unter ständigem Rühren in einem Topf erhitzen, bis eine glatte Masse entsteht. Bei schwacher Hitze langsam aufkochen und 3–4 Minuten köcheln, dabei weiterrühren, bis die Masse eingedickt ist.

5 Den Karamell auf den Biskuitboden gießen und fest werden lassen.

6 Die Zartbitterschokolade schmelzen und auf den fest gewordenen Karamell gießen. Nach Geschmack geschmolzene weiße Schokolade darüber träufeln und mit einem Holzspieß dekorative Linien ziehen. Gut fest werden lassen und zum Servieren in Quadrate schneiden.

TIPP

Wenn Sie die Backform mit Backpapier auslegen, können Sie den Keksboden vor dem Zerschneiden im Ganzen herausheben.

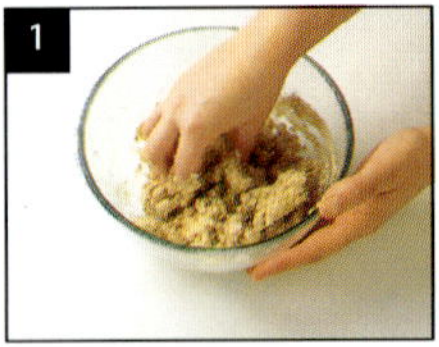

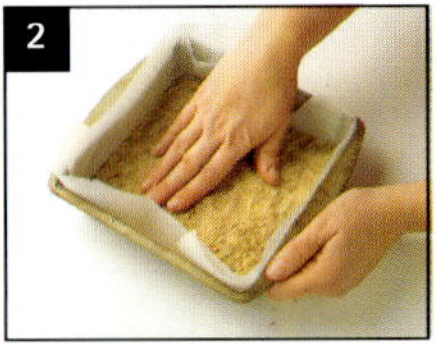

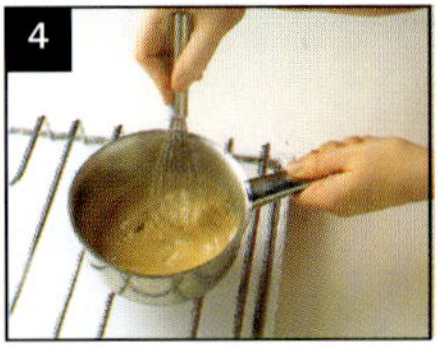

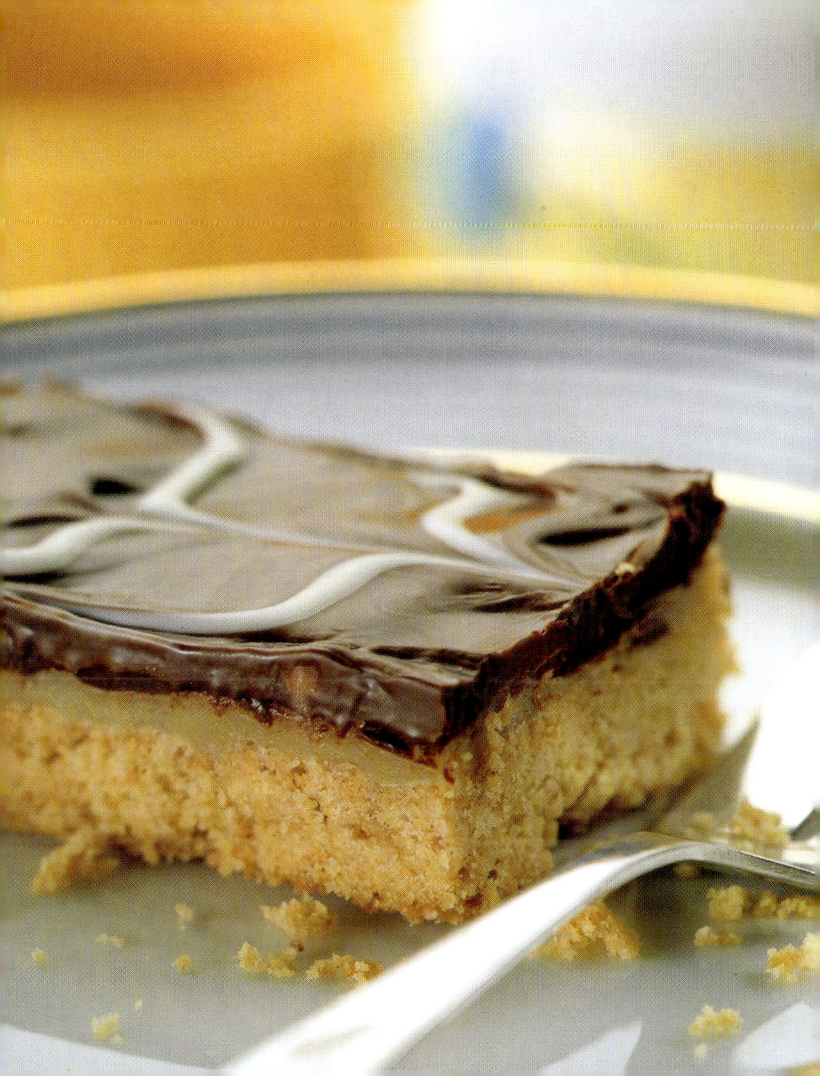

Schokoladen-Haferflocken-Happen

Ergibt 12 Stück

ZUTATEN

125 g Butter
75 g Zucker
1 EL heller Sirup
350 g Haferflocken
75 g Zartbitter-Schokoladenraspel
50 g Rosinen

1 Eine quadratische Backform mit 20 cm Seitenlänge leicht einfetten.

2 Butter, Zucker und Sirup in einem Topf bei schwacher Hitze rühren, bis Butter und Zucker geschmolzen sind und alles gut vermischt ist.

3 Vom Herd nehmen und die Haferflocken unterrühren. Schokoraspel und Rosinen zugeben und alles gut verrühren.

4 Die Mischung in die Backform geben und fest andrücken.

5 Im vorgeheizten Backofen bei 180 °C 30 Minuten backen. Ein wenig abkühlen lassen, dann in Quadrate schneiden. Vorsichtig auf ein Kuchengitter heben und vollständig auskühlen lassen.

TIPP

Die Schoko-Haferflocken-Happen halten sich luftdicht verschlossen bis zu 1 Woche, doch sind sie meist vorher schon verschwunden.

VARIATION

Sie können einen Teil der Haferflocken auch durch gehackte Nüsse oder Sonnenblumenkerne sowie getrocknete Früchte ersetzen.

2

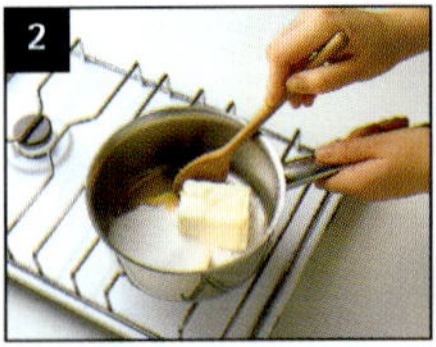

3

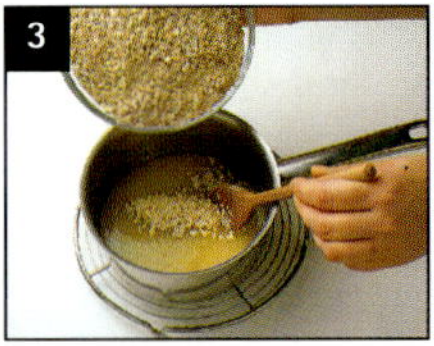

3

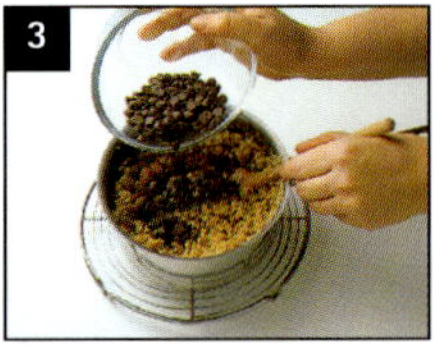

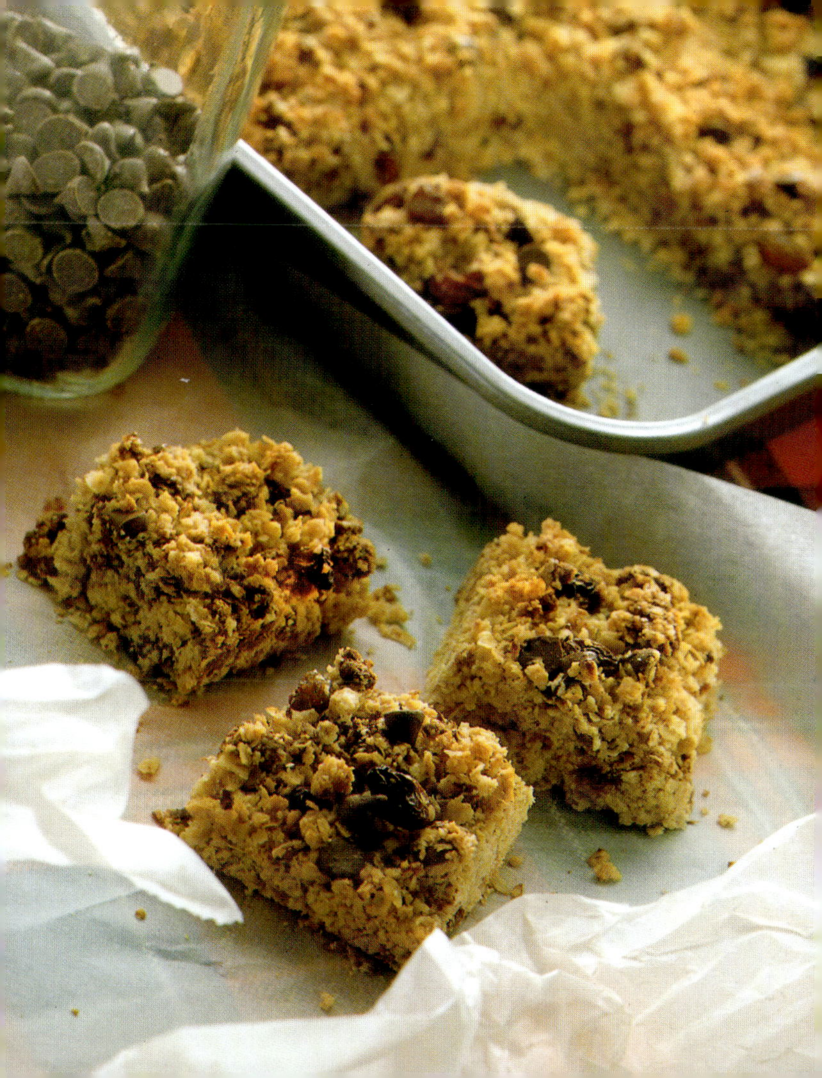

Kekse mit Schokoladenstücken

Ergibt ca. 18 Stück

ZUTATEN

175 g Mehl
1 TL Backpulver
125 g weiche Margarine
90 g brauner Zucker
60 g Zucker
3 Tropfen Vanillearoma
1 Ei
125 g Zartbitter-Schokoladenraspel

1 Zwei Backbleche leicht mit Fett einpinseln.

2 Alle Zutaten in einer großen Schüssel gut verrühren.

3 Mit einem Esslöffel den Teig portionsweise und mit genügend Abstand auf die Backbleche setzen, damit er beim Backen aufgehen kann.

4 Im vorgeheizten Backofen bei 190 °C 10–12 Minuten goldbraun backen.

5 Mit einem Palettenmesser die Kekse auf ein Kuchengitter heben und auskühlen lassen.

VARIATIONEN

Verwenden Sie eine Mischung aus Zartbitter-, Vollmilch- und weißen Schokoladenraspeln.

Für Kokoskekse mischen Sie zusätzlich 25 g Kokosflocken unter den Teig.

VARIATIONEN

Für Nusskekse fügen Sie in Schritt 2 dem Grundrezept 40 g gehackte Haselnüsse bei.

Schokoladiger werden die Kekse, wenn Sie 40 g geschmolzene Schokolade unterrühren.

Sie können auch ausschließlich weiße Schokoladenraspel verwenden.

Wer Rosinen mag, kann noch 40 g Rosinen unter den Teig mischen.

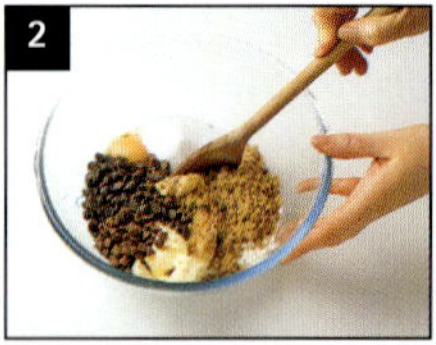

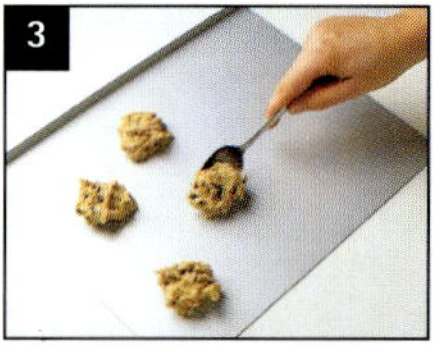

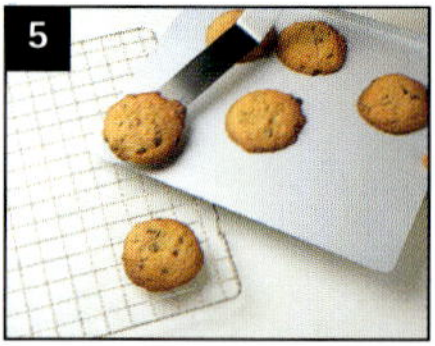

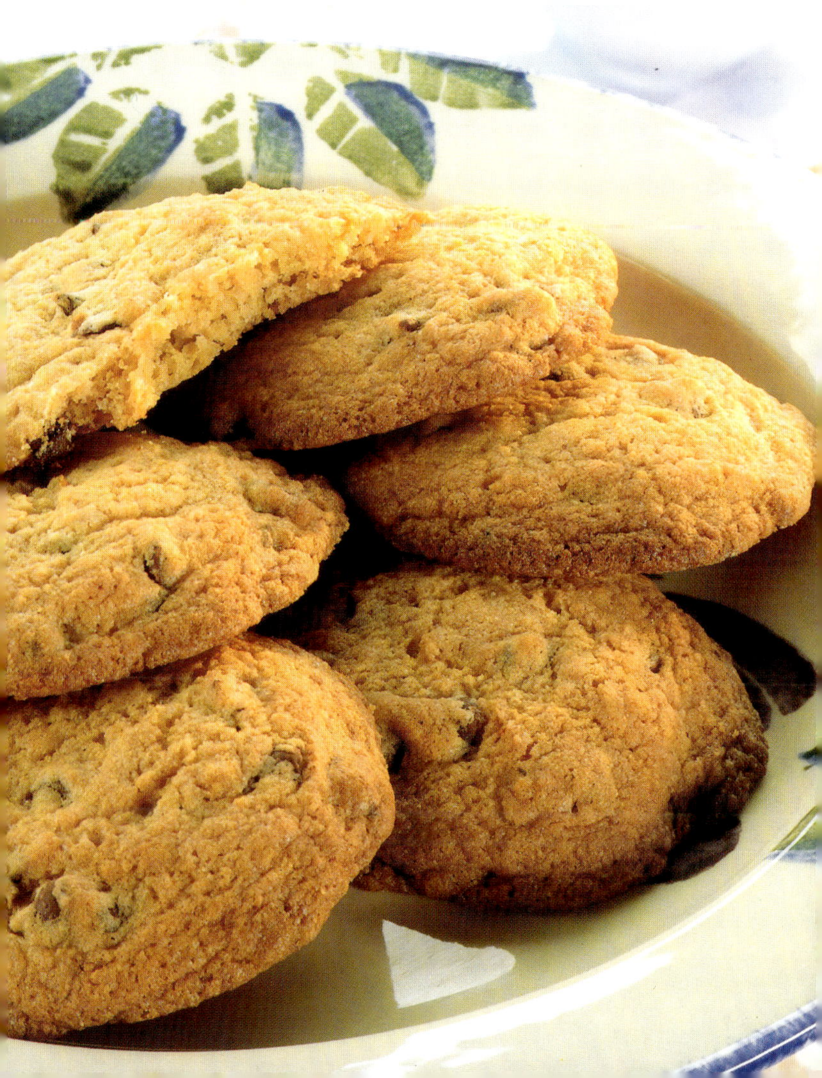

Schokoladen-Shortbread

Ergibt 12 Stück

ZUTATEN

175 g Mehl
1 EL Kakaopulver

50 g Zucker
150 g weiche Butter

50 g Zartbitterschokolade, fein gehackt

1 Ein Backblech leicht mit Fett einpinseln.

2 Alle Zutaten in einer großen Schüssel zu einem glatten Teig verrühren. Mit den Händen leicht durchkneten.

3 Den Teig auf das Backblech geben und zu einem etwa 20 cm großen Kreis ausrollen.

4 Den Teigrand mit den Fingerspitzen dekorativ eindrücken. Überall mit einer Gabel einstechen und mit einem scharfen Messer 12 Stücke vorschneiden.

5 Im vorgeheizten Backofen bei 160 °C 40 Minuten goldbraun backen. Leicht abkühlen lassen und in Stücke schneiden. Auf einem Kuchengitter vollständig auskühlen lassen.

VARIATION

Der Teig kann zur Verzierung zunächst auch in eine leicht bemehlte Tarteform gedrückt werden, bevor er auf das Backblech gestürzt wird.

VARIATION

Für kleine Shortbreads den Teig auf einer bemehlten Arbeitsfläche etwa 8 mm dick ausrollen. Mit einer großen Plätzchenform runde Kekse ausstechen und wie beschrieben backen. Nach Geschmack können die Kekse auch halb in geschmolzene Schokolade getaucht werden.

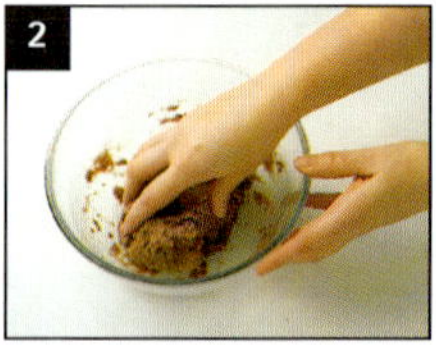
2

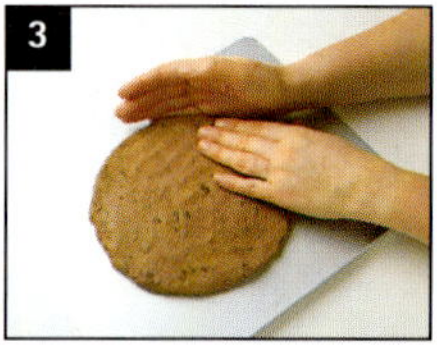
3

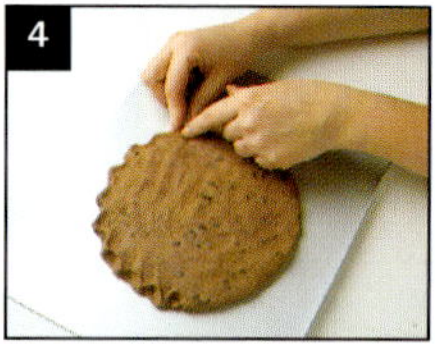
4

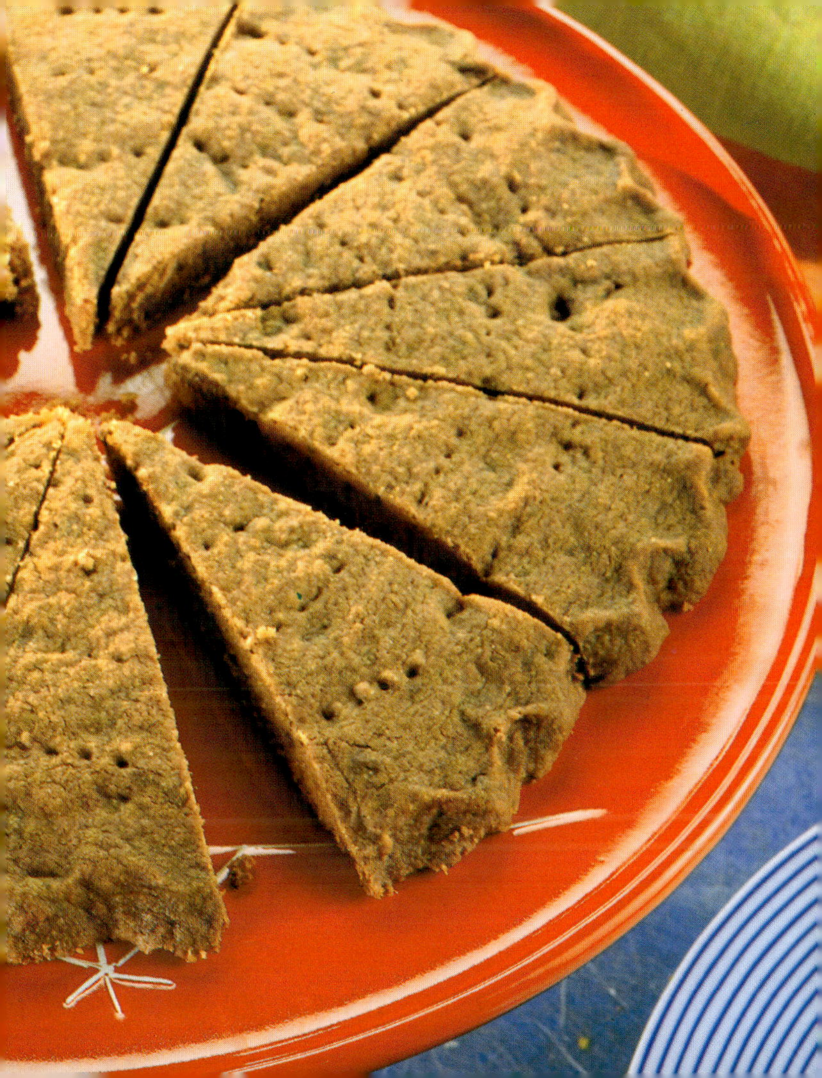

Malz-Schokoladen-Ecken

Ergibt 16 Stück

ZUTATEN

100 g Butter
2 EL heller Sirup
2 EL Ovomaltine
225 g Butterkekse
75 g Vollmilch- oder Zartbitterschokolade, in kleine Stücke gebrochen
25 g Puderzucker
2 EL Milch

1 Eine Spring- oder Auflaufform (20 cm Ø) leicht mit Fett einpinseln und den Boden mit Backpapier auslegen.

2 Butter, Sirup und Ovomaltine unter ständigem Rühren in einem Topf erhitzen, bis sich alles gut verbunden hat.

3 Die Kekse in einen Gefrierbeutel geben und mit einem Nudelholz zerdrücken oder im Mixer zerkleinern. Die zerbröselten Kekse in die Buttermischung geben und gut verrühren.

4 Die Mischung in die Backform füllen, gut andrücken und in den Kühlschrank stellen, bis sie fest geworden ist.

5 Schokolade, Puderzucker und Milch ganz langsam unter ständigem Rühren im Wasserbad erhitzen, bis eine glatte Masse entsteht.

6 Die Glasur auf den Keksboden gießen und abkühlen lassen. Zum Servieren mit einem scharfen Messer in Tortenstücke schneiden.

VARIATION

Wenn Sie möchten, können Sie gehackte Pecannüsse in Schritt 3 zugeben.

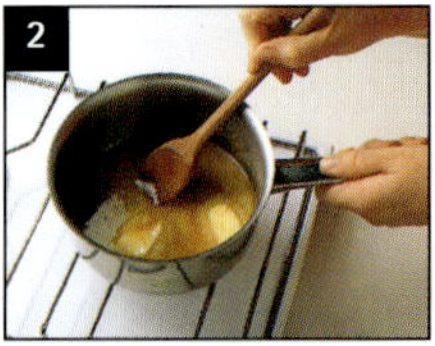

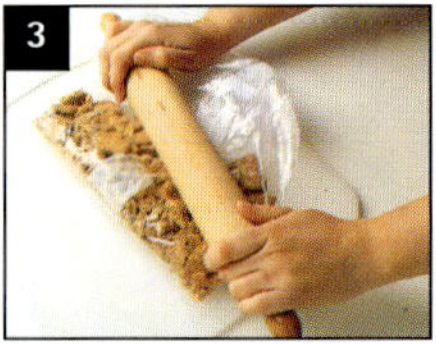

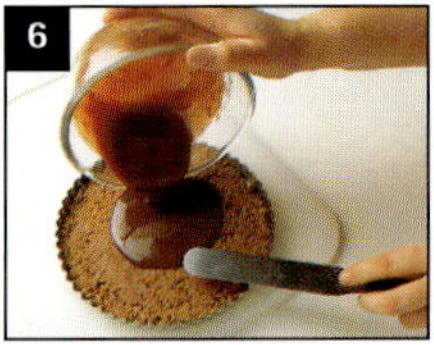

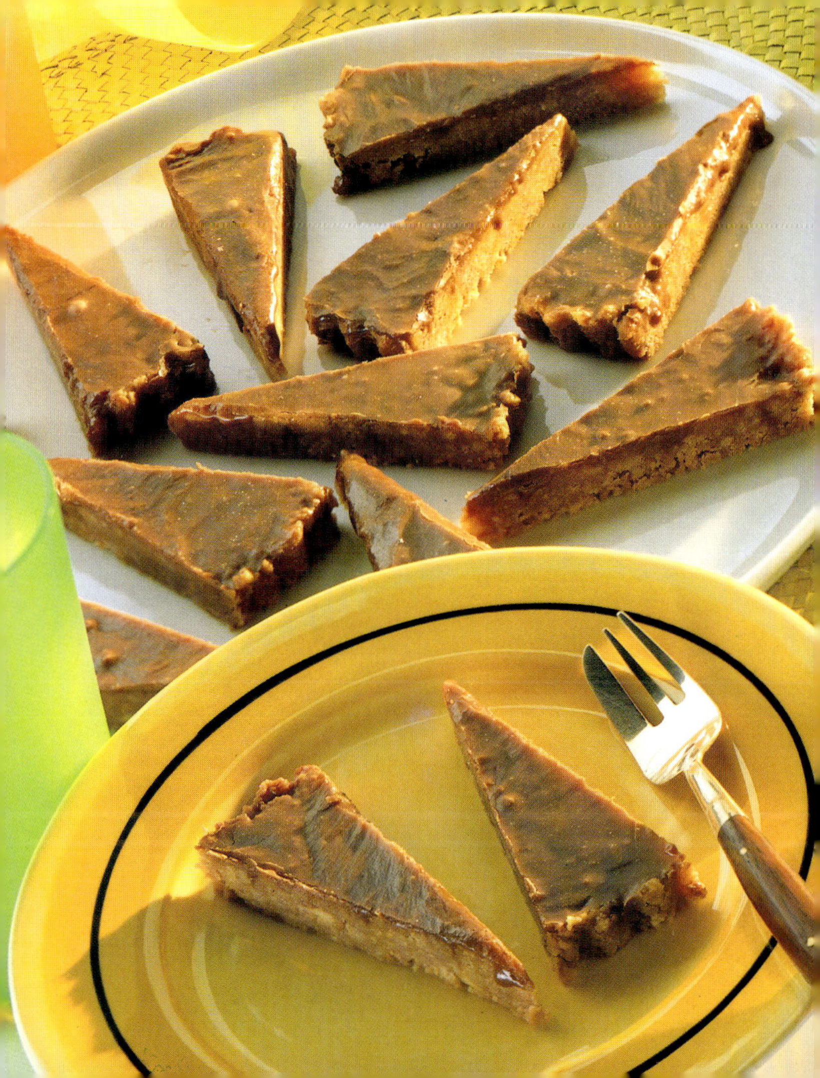

Schachbrettkekse

Ergibt ca. 18 Stück

ZUTATEN

175 g weiche Butter
75 g Puderzucker
5 Tropfen Vanillearoma oder abgeriebene Schale von 1/2 Orange
250 g Mehl
25 g Zartbitterschokolade, geschmolzen
etwas Eiweiß, verquirlt

1 Ein Backblech leicht mit Fett einpinseln. Butter und Puderzucker schaumig aufschlagen. Vanillearoma oder Orangenschale unterrühren.

2 Nach und nach das Mehl zufügen und unterrühren. Mit den Händen alles zu einem glatten Teig verarbeiten.

3 Den Teig halbieren und die geschmolzene Schokolade unter eine Hälfte rühren. Beide Teighälften abdecken und für 30 Minuten kalt stellen.

4 Den Teig jeweils 3 cm dick ausrollen und Rechtecke (8 cm × 20 cm) formen. Ein Teigstück mit Eiweiß bepinseln und das andere darauf legen.

5 Den Teigblock längs halbieren und eine Hälfte umdrehen. Die Seite eines Streifens mit Eiweiß bestreichen und den Block so zusammensetzen, dass ein Schachbrettmuster entsteht.

6 Den Block in dünne Scheiben schneiden und diese mit ausreichend Abstand zueinander auf das Backblech setzen.

7 Im vorgeheizten Backofen bei 180 °C 10 Minuten backen, bis die Kekse fest sind. Einige Minuten auf dem Backblech ruhen lassen, dann vorsichtig auf ein Kuchengitter heben. Abkühlen lassen.

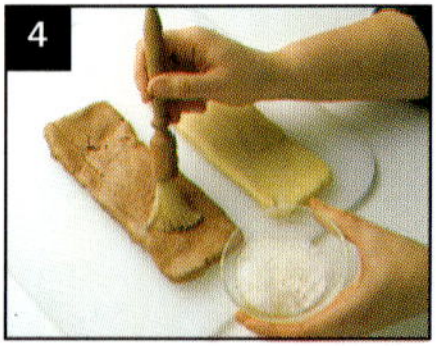
4

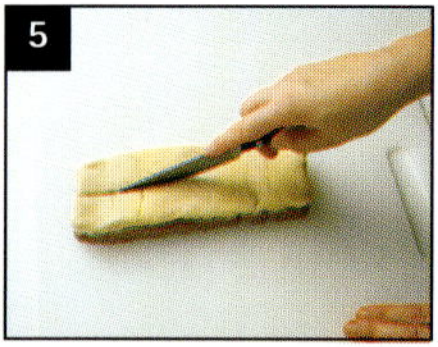
5

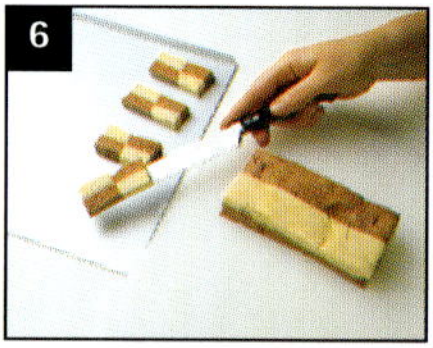
6

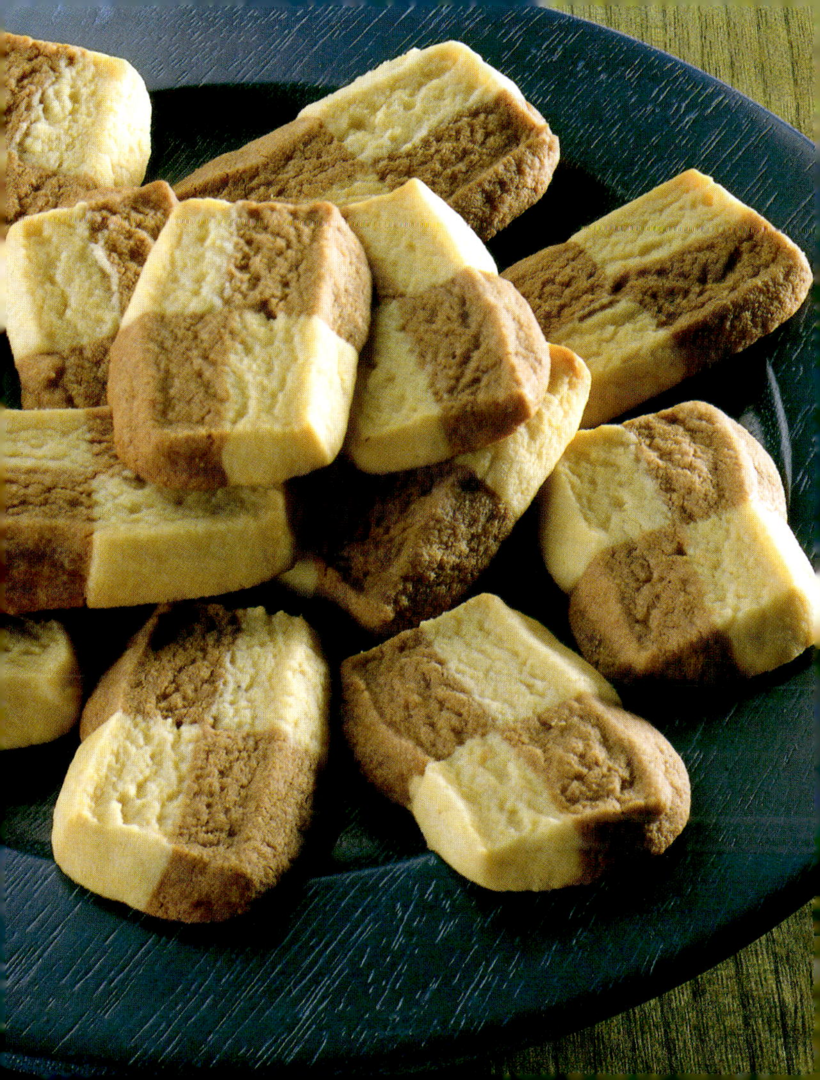

Wiener Schokoladenfinger

Ergibt ca. 18 Stück

ZUTATEN

125 g Butter
75 g Puderzucker
175 g Mehl, gesiebt
2 TL Backpulver
25 g Speisestärke
200 g Zartbitterschokolade

1 Zwei Backbleche leicht mit Fett einpinseln. Butter und Zucker schaumig aufschlagen. Nach und nach Mehl, Backpulver und Speisestärke unterrühren.

2 75 g Zartbitterschokolade schmelzen und unter den Teig rühren.

3 Den Teig in einen Spritzbeutel mit großer Sterntülle füllen und etwa 5 cm lange „Finger" auf die Backbleche setzen, dabei ausreichend Abstand halten.

4 Im vorgeheizten Backofen bei 190 °C 12–15 Minuten backen. Auf den Backblechen leicht abkühlen lassen, dann auf ein Kuchengitter heben und vollständig auskühlen lassen.

5 Die restliche Schokolade schmelzen und die Kekse ein wenig eintauchen. Die überschüssige Schokolade gut abtropfen lassen.

6 Die Kekse auf Backpapier legen und vor dem Servieren fest werden lassen.

TIPP

Ist der Teig zu dick zum Spritzen, etwas Milch zugeben.

VARIATION

Bestreichen Sie die Kekse unten mit etwas Buttercreme und setzen Sie sie dann paarweise zusammen.

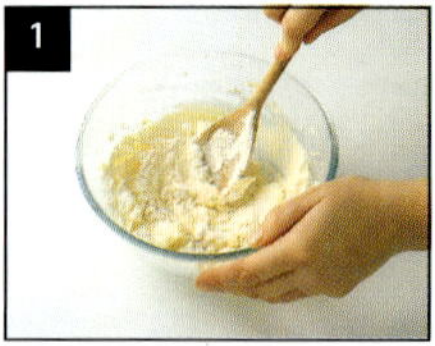

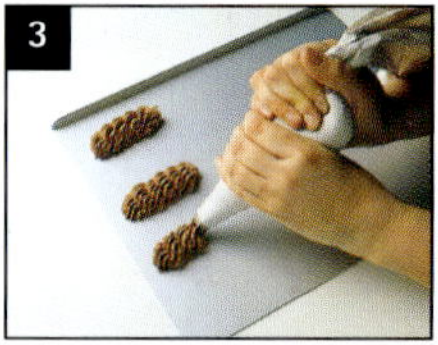

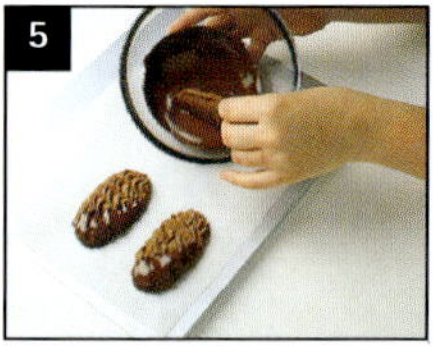

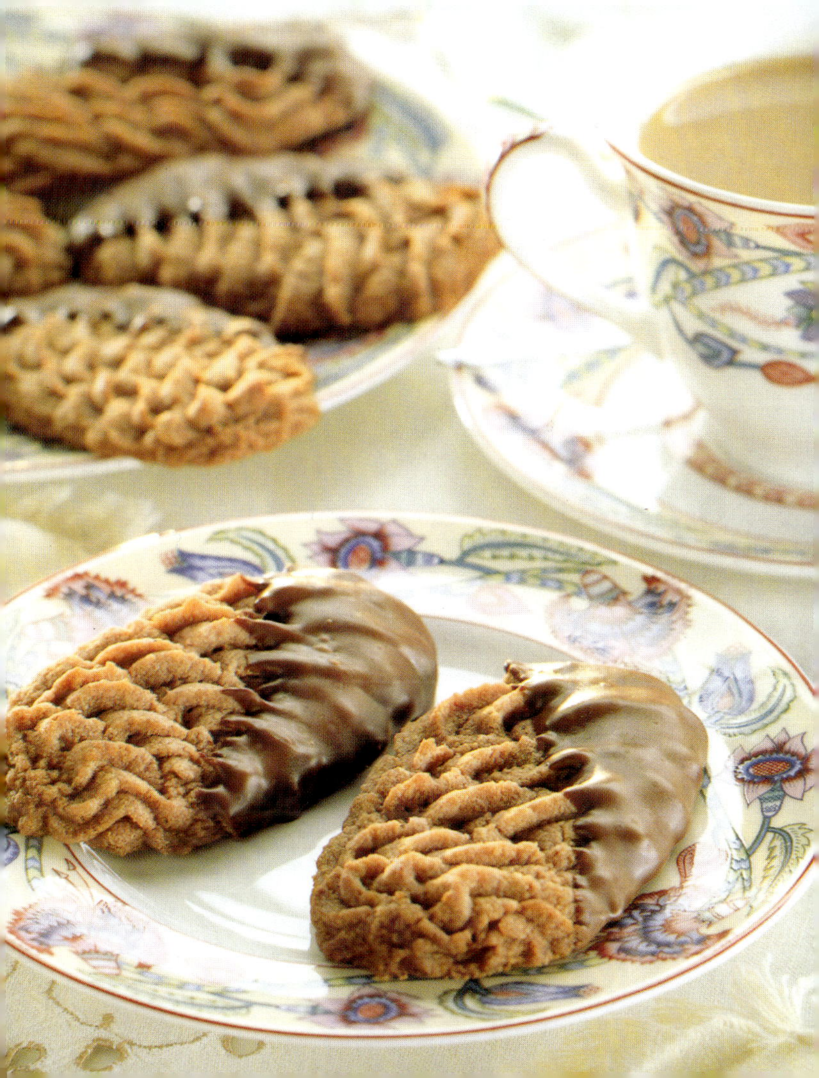

Schokoladenbrezeln

Ergibt ca. 30 Stück

ZUTATEN

100 g Butter
100 g Zucker
1 Ei

225 g Mehl
25 g Kakaopulver

GLASUR:
15 g Butter
100 g Zartbitterschokolade
Puderzucker, zum Bestäuben

1 Ein Backblech leicht mit Fett einpinseln. Butter und Zucker schaumig aufschlagen, dann das Ei zugeben und sorgfältig unterrühren.

2 Mehl und Kakaopulver zusammen sieben und nach und nach in die Buttermischung einarbeiten, bis ein glatter Teig entsteht. Zum Schluss mit den Händen kneten. Für 15 Minuten in den Kühlschrank stellen.

3 Den Teig in ungefähr 30 Portionen teilen und mit den Händen zu etwa 10 cm langen, dünnen Würsten rollen, dann zu Brezeln formen (dazu die Würste zu einem Kreis formen und die Enden zu einem „B" verdrehen).

4 Die Brezeln auf das Backblech legen, dabei ausreichend Abstand zueinander lassen, damit sie beim Backen nicht aneinander festkleben.

5 Im vorgeheizten Backofen bei 190 °C 8–12 Minuten backen. Zunächst auf dem Backblech abkühlen lassen, dann auf ein Kuchengitter legen.

6 Für die Glasur Butter und Zartbitterschokolade im Wasserbad schmelzen, dabei ständig rühren, bis eine glatte Masse entsteht.

7 Die Brezeln jeweils zur Hälfte in die Schokolade tauchen, die überschüssige Schokolade in die Schüssel abtropfen lassen. Zum Trocknen auf einen Bogen Backpapier legen.

8 Die nicht glasierte Seite der Brezeln vor dem Servieren mit Puderzucker bestäuben.

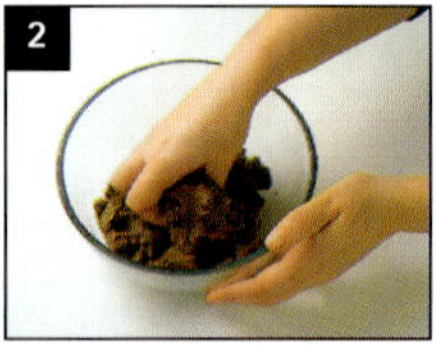
2

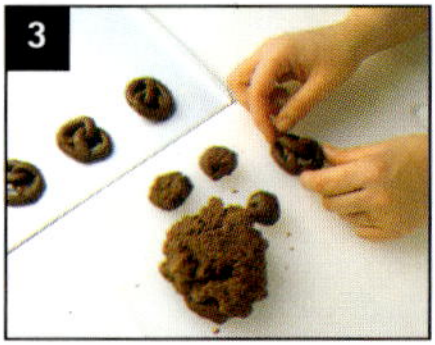
3

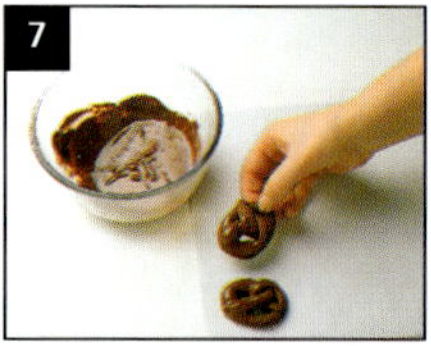
7

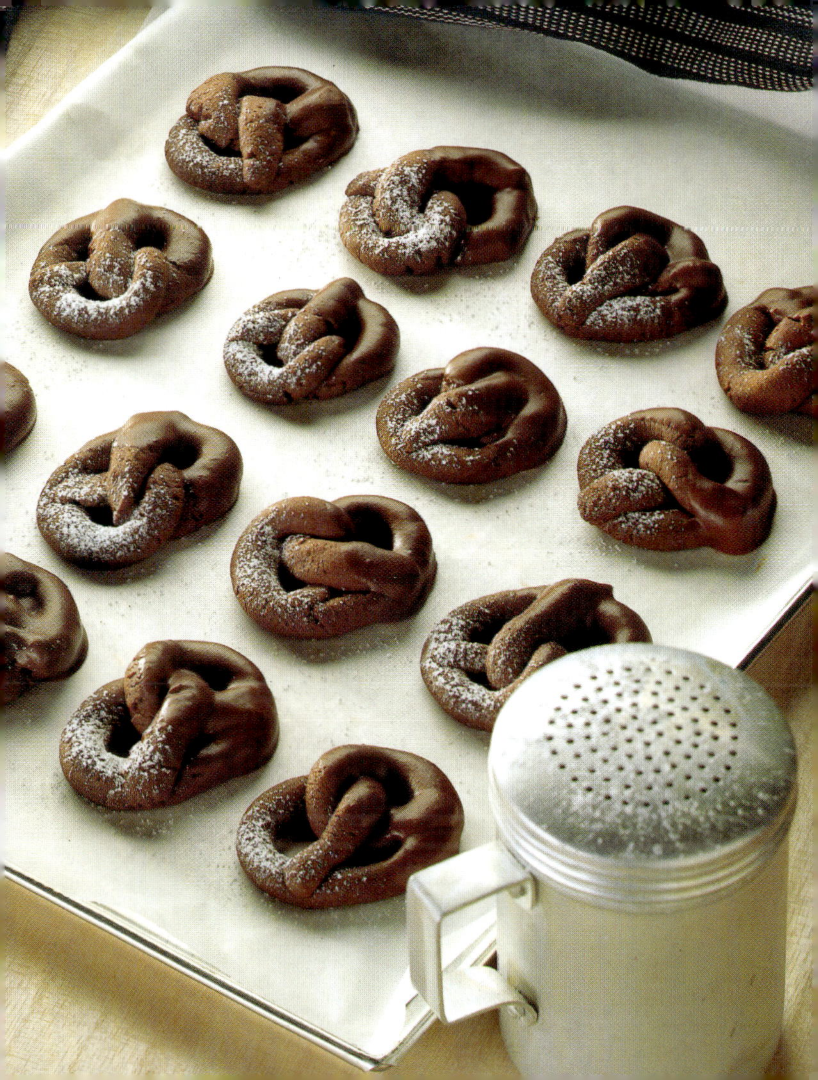

Weizenhäppchen

Ergibt ca. 20 Stück

ZUTATEN

75 g Butter
100 g Demerara-Zucker
1 Ei
25 g Weizenkeime
125 g Vollkornmehl
60 g Mehl, gesiebt
2 TL Backpulver
125 g Zartbitterschokolade

1 Ein Backblech leicht mit Fett einpinseln. Butter und Zucker schaumig aufschlagen. Das Ei zufügen und weiterschlagen. Weizenkeime, Mehl und Backpulver zugeben und mit den Händen zu einem glatten Teig kneten.

2 Jeweils 1 Teelöffel Teig zu einer Kugel formen und mit ausreichend Abstand zueinander auf das Backblech setzen.

3 Die Kugeln mit einer Gabel vorsichtig flach drücken. Im vorgeheizten Backofen bei 180 °C 15–20 Minuten goldbraun backen. Auf dem Backblech leicht abkühlen lassen, dann auf ein Kuchengitter heben und vollständig auskühlen lassen.

4 Die Schokolade schmelzen und jeden Keks so eintauchen, dass der Boden und die Seiten etwas mit Schokolade überzogen sind. Überschüssige Schokolade gut abtropfen lassen.

5 Die Kekse kopfüber auf Backpapier setzen und vor dem Servieren fest werden lassen.

TIPP

Diese Kekse halten sich tiefgefroren bis zu 3 Monaten. Nach dem Backen einfrieren. Auftauen lassen und dann erst in die Schokolade tauchen.

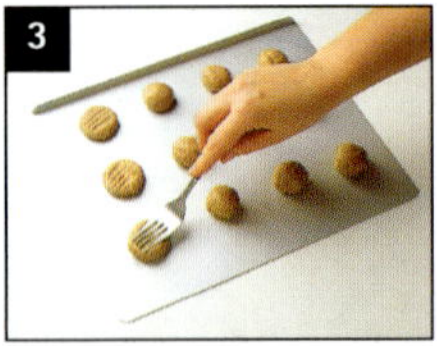

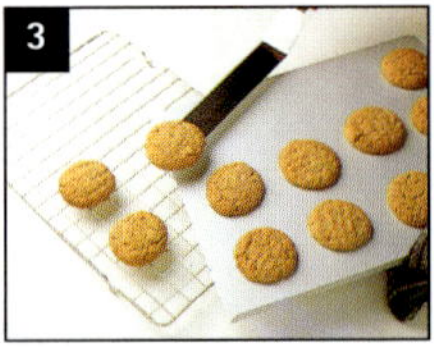

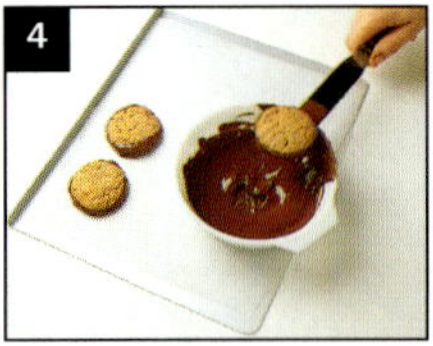

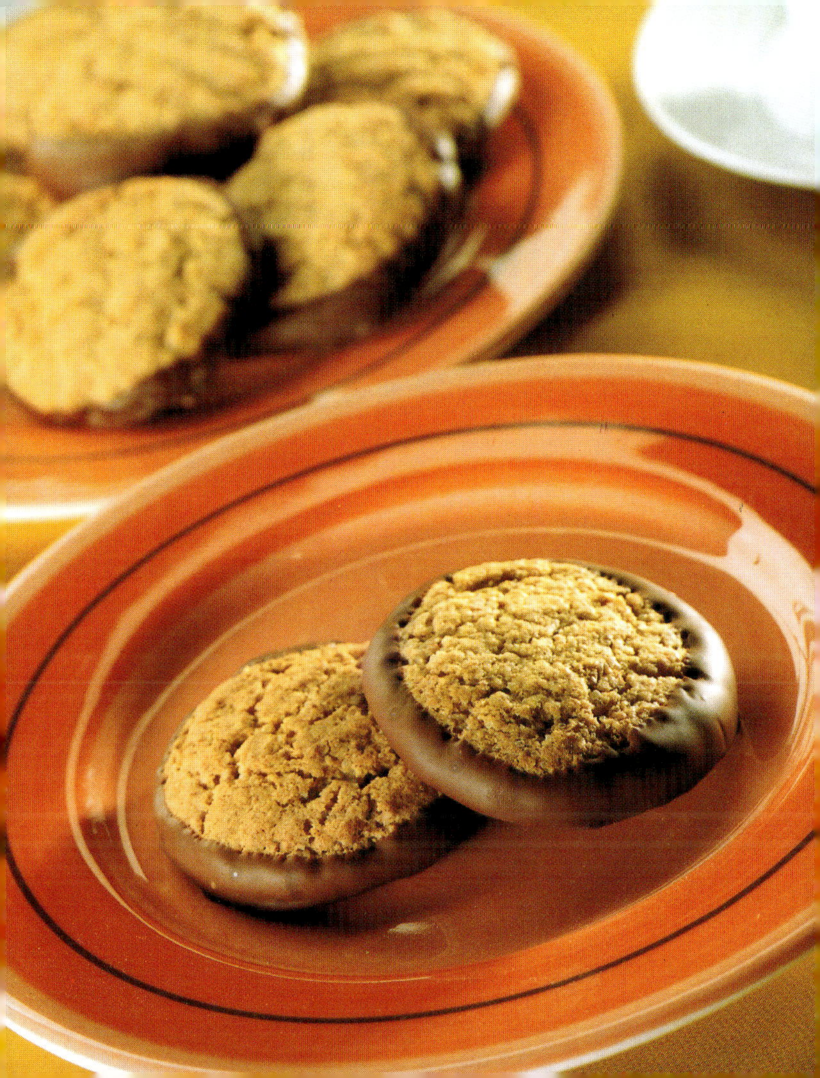

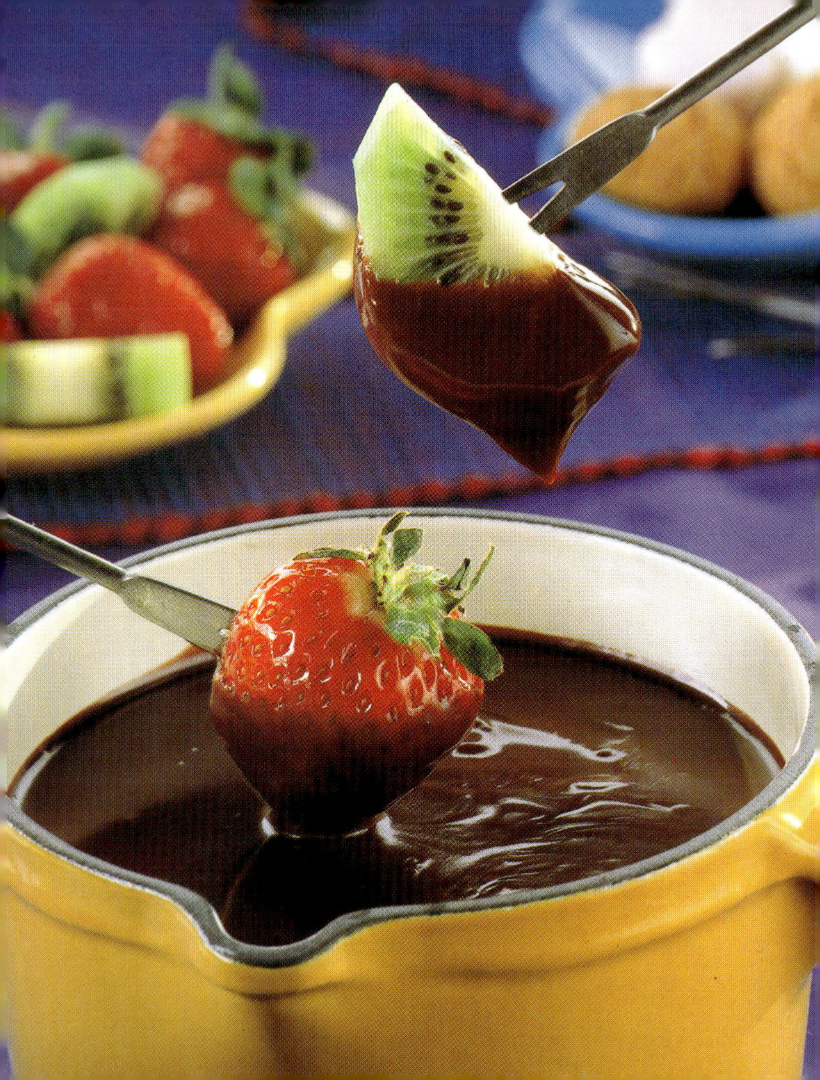

Warme Desserts

Schokolade verlockt in jeder Form, doch in einem warmen Dessert ist sie einfach unwiderstehlich. Es gibt kaum etwas Wärmenderes, Tröstlicheres und Reizvolleres als den Genuss eines Schokoladen-Creme-Puddings oder eines Schokoladen-Soufflés. Das Kind in uns wird die Zugabe von Schokolade in traditionellen Gerichten aus Kindertagen erfreut begrüßen. Indem wir einige alte Gerichte auf modernen Stand gebracht und durch Schokolade bereichert haben, ist ihnen ein Platz im Herzen der Schokoladenfreunde sicher.

Wenn Sie nach etwas Raffinierterem suchen, sollten Sie sich an die Apfeltorte mit Schokoblättern oder die Schokoladen-Tarte mit Birne wagen. Oder genießen Sie die Schokoladen-Zabaglione als warmes, cremiges Dessert – Sie werden im siebten Schokoladen-Himmel schweben!

Dieses Kapitel steckt voller schokoladiger Highlights, die einen ganz normalen Tag zu einem wahren Feiertag erheben.

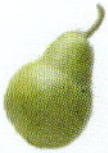
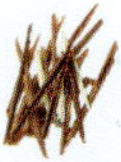
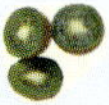
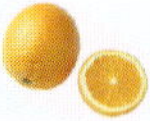

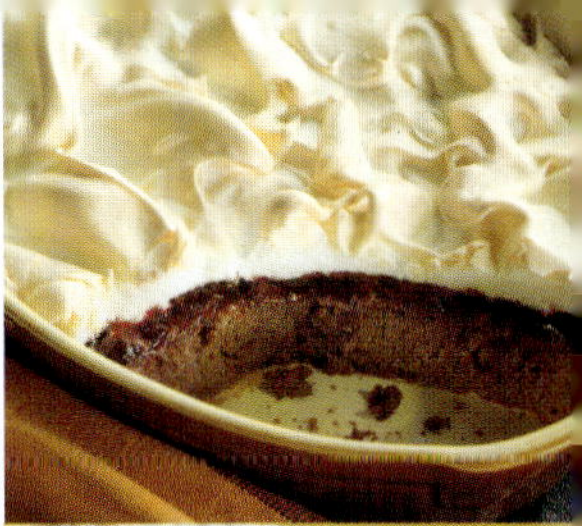
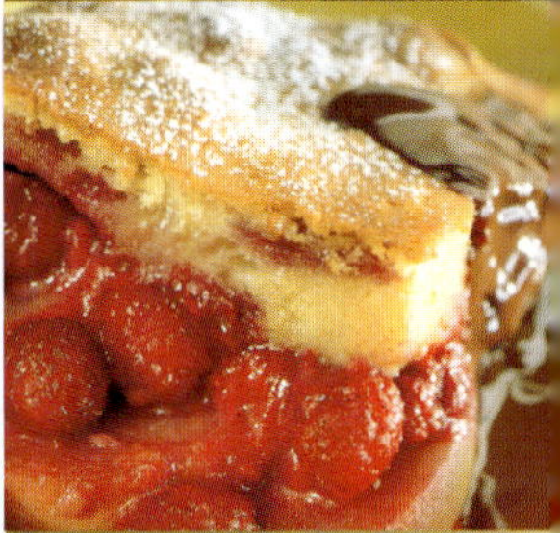
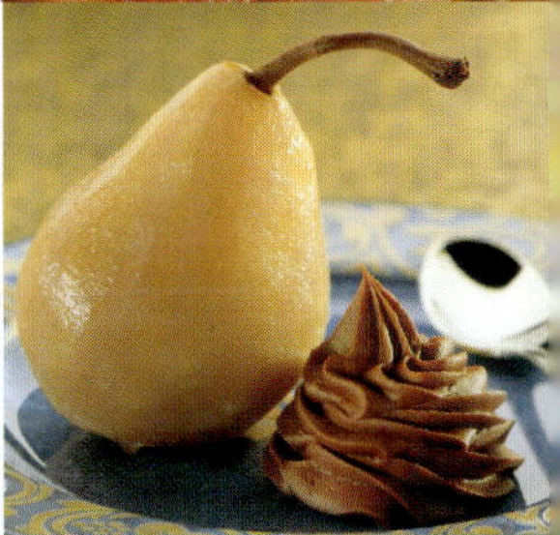
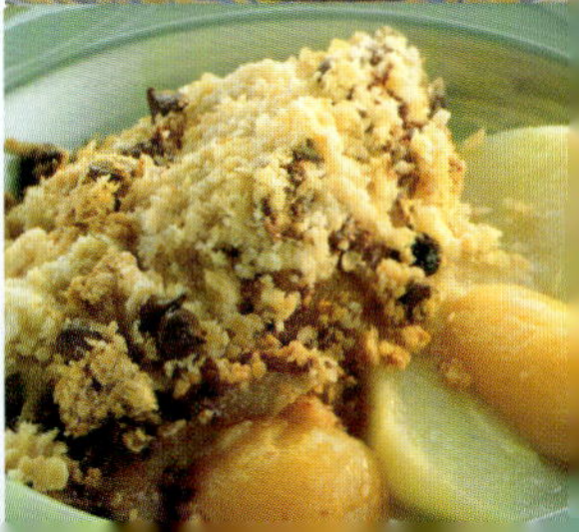

Schokoladenkönigin

Für 4 Personen

ZUTATEN

50 g Zartbitterschokolade
450 ml Trinkschokolade
100 g frische Semmelbrösel
125 g Zucker
2 Eier, getrennt
4 EL Kirschkonfitüre

1 Die Schokolade in kleine Stücke brechen, in einen Topf geben und bei schwacher Hitze in der Trinkschokolade auflösen. Erhitzen und vom Herd nehmen.

2 Die Semmelbrösel mit 25 g Zucker in eine Schüssel geben, die Schokoladenmischung zugießen und verrühren. Das Eigelb zugeben und ebenfalls unterrühren.

3 Den Teig in eine Auflaufform (1 l) geben und im vorgeheizten Backofen bei 180 °C 25–30 Minuten backen, bis der Pudding gar ist und beim Andrücken leicht nachgibt.

4 Das Eiweiß in einer fettfreien Schüssel steif schlagen, dann unter ständigem Rühren den restlichen Zucker zugeben, bis der Eischnee sehr steif und glänzend ist.

5 Die Kirschkonfitüre auf den Pudding streichen und den süßen Eischnee darüber spritzen oder löffeln. Für weitere 15 Minuten in den Backofen schieben, bis die Baiserschicht knusprig und leicht gebräunt ist.

VARIATION

Lassen Sie die Konfitüre weg und mischen Sie stattdessen 40 g Kokosraspel unter die Semmelbrösel.

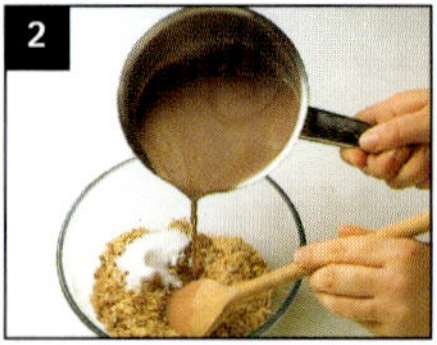

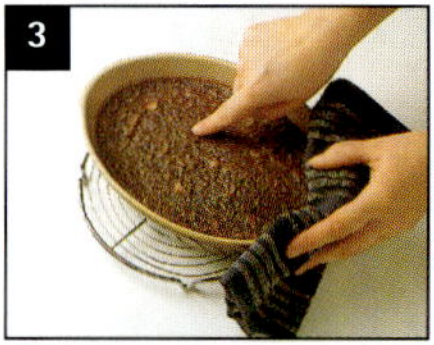

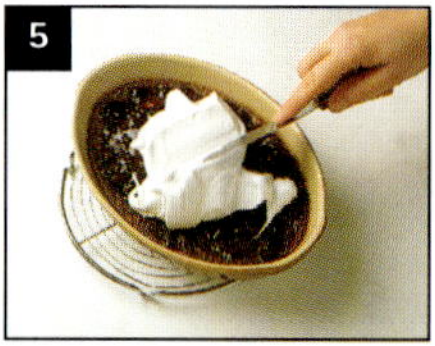

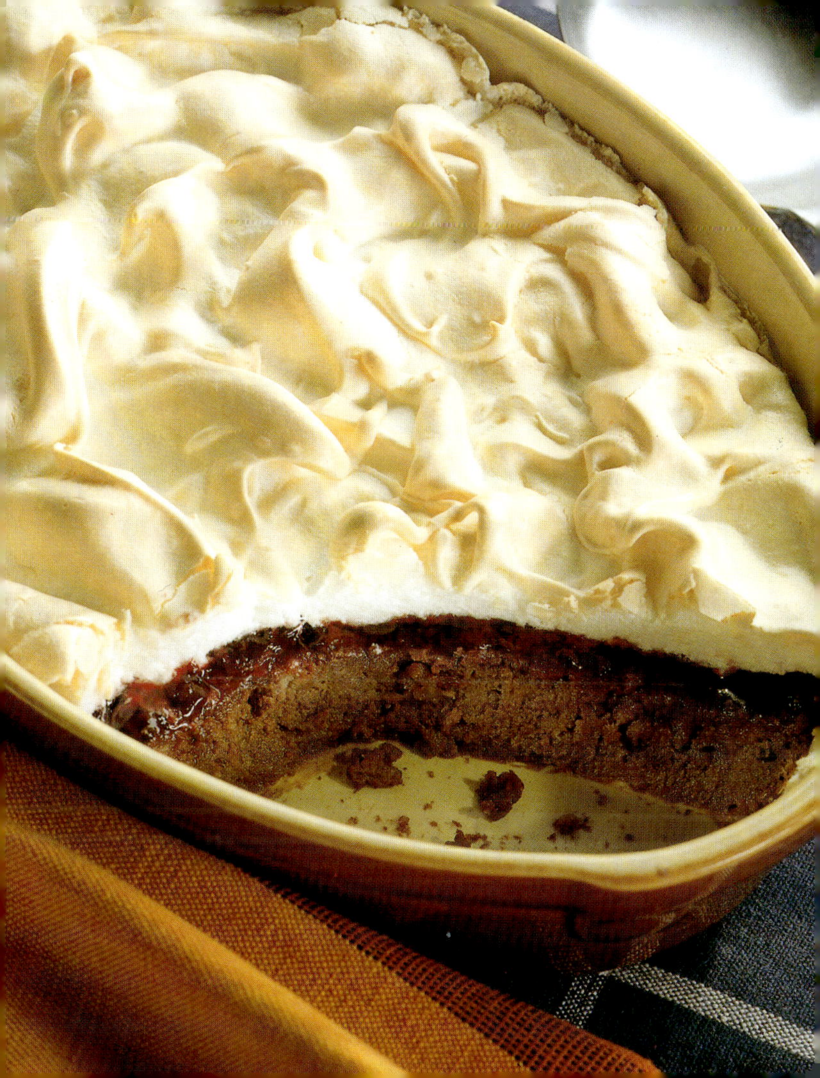

Fruchtauflauf mit dunkler Schokoladensauce

Für 4 Personen

ZUTATEN

225 g frische Himbeeren
2 Äpfel, geschält, entkernt und in dicken Scheiben
4 EL Himbeergelee
2 EL Portwein (nach Geschmack)

TEIG:
50 g weiche Margarine
50 g Zucker
75 g Mehl, gesiebt
1 TL Backpulver
50 g weiße Schokolade, gerieben
1 Ei
2 EL Milch

DUNKLE SCHOKOLADENSAUCE:
90 g Zartbitterschokolade
150 ml süße Sahne

1 Himbeeren und Äpfel in eine flache feuerfeste Form legen.

2 Himbeergelee und eventuell Portwein in einem kleinen Topf vorsichtig erhitzen, bis das Gelee geschmolzen und mit dem Portwein verbunden ist. Die Mischung über die Früchte gießen.

3 Alle Zutaten für den Teig in einer großen Rührschüssel zu einer glatten Masse verrühren.

4 Den Teig über die Früchte löffeln und glatt streichen. Im vorgeheizten Backofen bei 180 °C 40–45 Minuten backen, bis der Teig beim Andrücken leicht nachgibt.

5 Für die Schokoladensauce die Schokolade in kleine Stücke brechen und mit der Sahne in einen Topf geben. Vorsichtig erhitzen, dabei zu einer glatten Sauce verrühren. Die Sauce noch warm zum Auflauf servieren.

VARIATION

Mischen Sie dunkle Schokolade unter den Teig und belegen Sie den Auflauf mit in Marillenwasser eingelegten Aprikosenhälften.

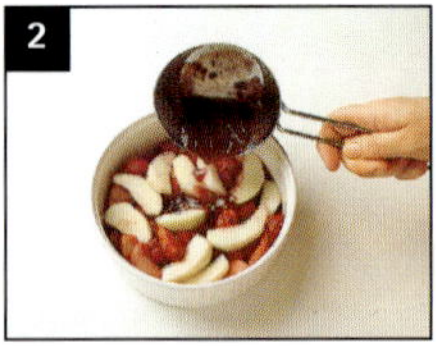

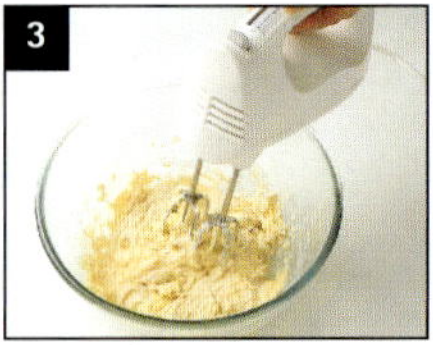

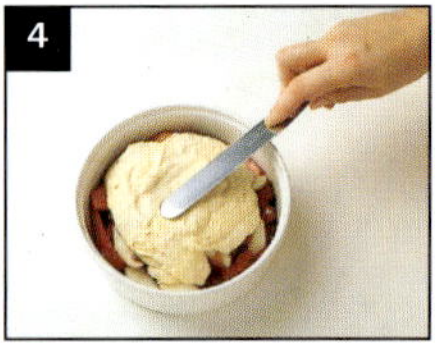

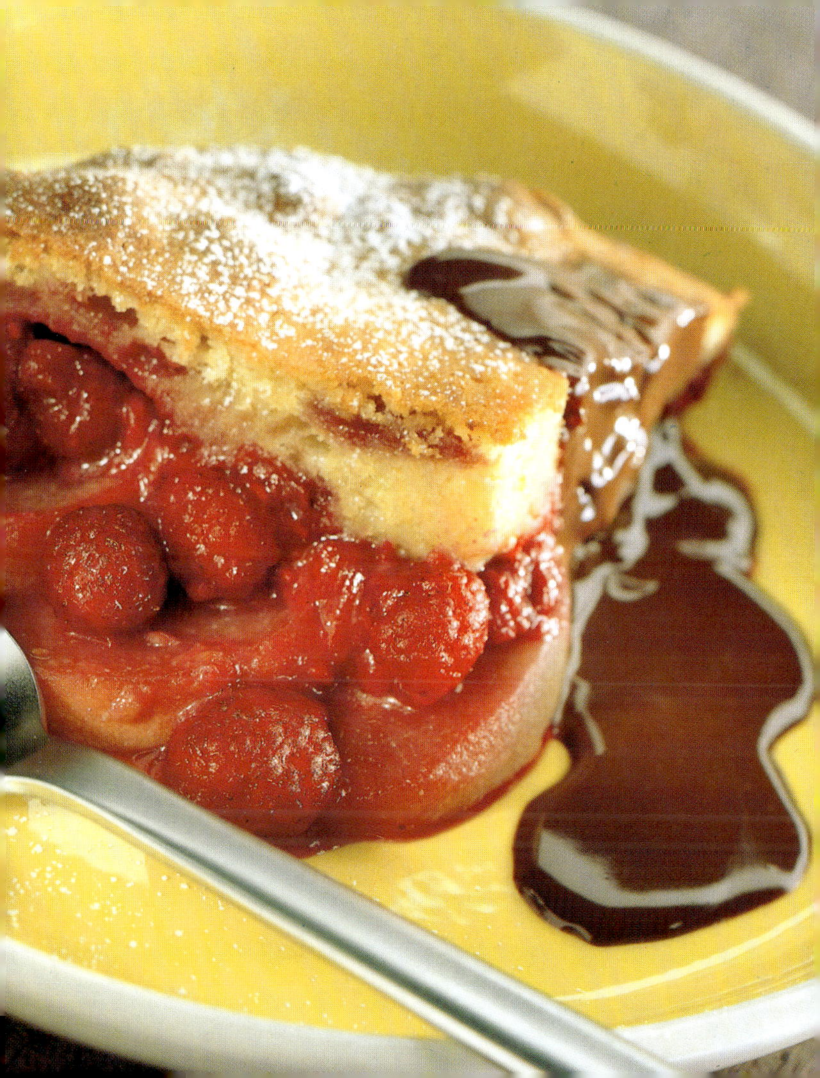

Minipuddings mit Ingwer und Schokoladencreme

Für 4 Personen

ZUTATEN

100 g weiche Margarine
100 g Mehl, gesiebt
1 TL Backpulver
100 g Zucker
2 Eier
25 g Kakaopulver, gesiebt
25 g Zartbitterschokolade
50 g frischer Ingwer

SCHOKOLADENSAUCE:
2 Eigelb
1 EL Zucker
1 TL Speisestärke
300 ml Milch
100 g Zartbitterschokolade, in kleinen Stücken
Puderzucker, zum Bestäuben

1 Vier kleine Puddingförmchen leicht einfetten. Margarine, Mehl, Backpulver, Zucker, Eier und Kakaopulver im Mixer zu einem glatten Teig verarbeiten. Schokolade und Ingwer hacken und einrühren.

2 Den Teig in die Förmchen füllen und glatt streichen. Er sollte die Formen etwa zu drei Vierteln füllen. Die Oberfläche mit passend zugeschnittenen Backpapierscheiben abdecken und die Förmchen mit doppelt gefalteter Alufolie abdecken. 45 Minuten dämpfen, bis die Puddings gar sind und beim Andrücken leicht nachgeben.

3 Unterdessen die Sauce zubereiten. Eigelb, Zucker und Speisestärke zu einer glatten Paste verrühren. Die Milch aufkochen. Dann die Eimischung zugießen. Bei schwacher Hitze so lange rühren, bis die Sauce eingedickt ist. Vom Herd nehmen und die Schokolade einrühren, bis sie sich ganz aufgelöst hat.

4 Die Puddingförmchen aus dem Dampfbad nehmen, den oberen Rand mit einem Messer lösen und die Puddings auf einzelne Teller stürzen. Mit Puderzucker bestäuben, mit etwas Sauce übergießen und servieren.

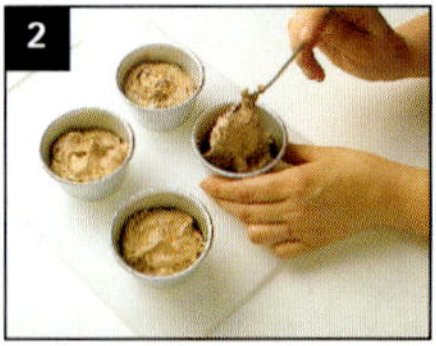
2

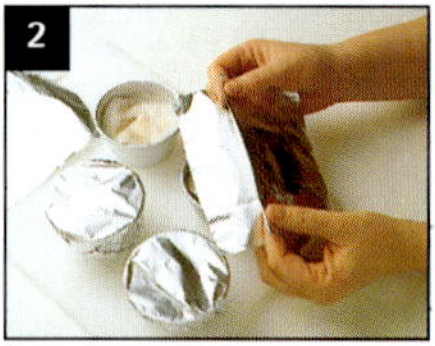
2

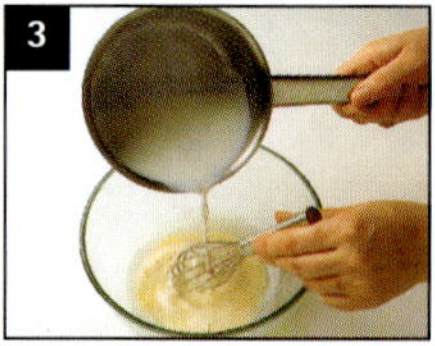
3

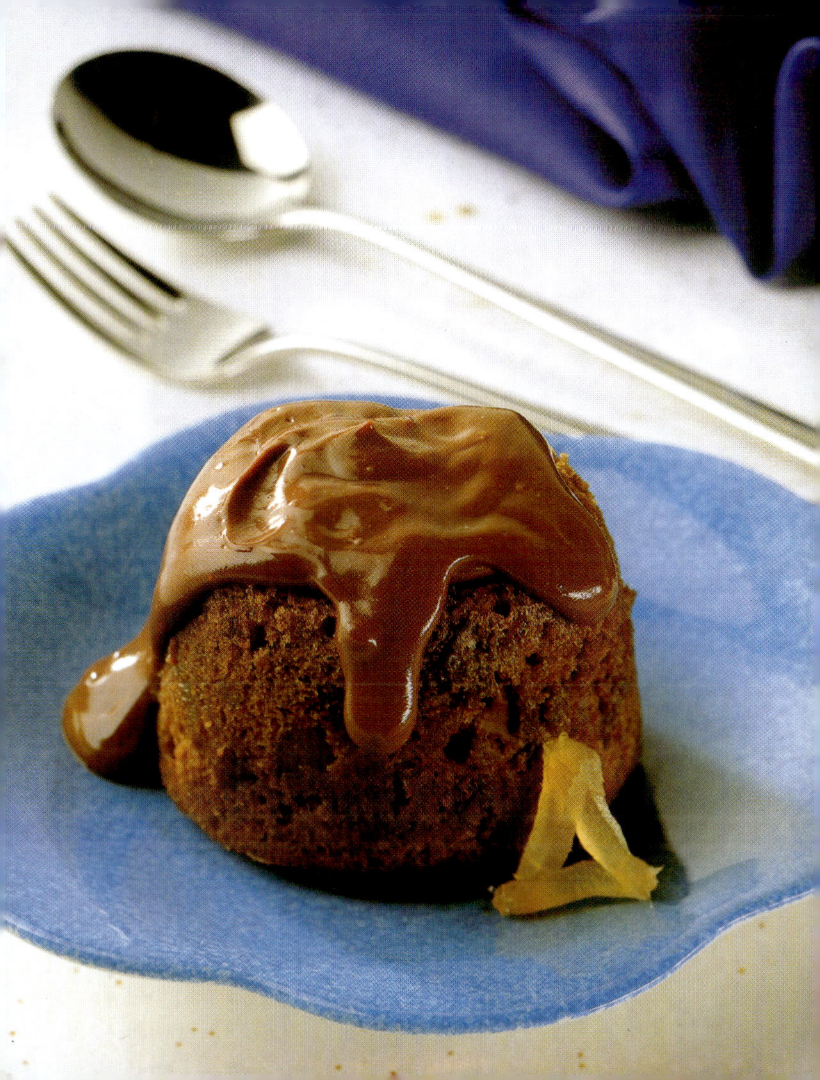

Brotpudding

Für 4 Personen

ZUTATEN

225 g Brioche oder anderes Weißbrot	50 g Zartbitter-Schokoladenraspel	2 Eigelb
15 g Butter	1 Ei	50 g Zucker
		400 ml Kondensmilch

1 Die Brioche in dünne Scheiben schneiden und auf einer Seite dünn mit Butter bestreichen.

2 Den Boden einer flachen Auflaufform mit Brioche-Scheiben auslegen (Butterseite nach unten). Ein paar Schokoladenraspel darüber streuen.

3 Abwechselnd Brioche und Schokoladenraspel aufschichten, mit Brioche abschließen.

4 Ei, Eigelb und Zucker schaumig aufschlagen. Die Milch erhitzen, bis sie gerade zu köcheln beginnt, dann nach und nach die Eimischung zugießen, dabei ständig rühren.

5 Die Sauce über die Brioche gießen und 5 Minuten einziehen lassen. Die Brioche gut andrücken.

6 Die Auflaufform in einen zur Hälfte mit Wasser gefüllten Bräter stellen. Diese Garmethode wird Bain-Marie genannt.

7 Im vorgeheizten Backofen bei 180 °C 30 Minuten garen, bis der Auflauf fest geworden ist. Vor dem Servieren 5 Minuten abkühlen lassen.

VARIATION

Noch schokoladiger wird der Pudding, wenn Sie 1 Esslöffel Kakaopulver in die Kondensmilch rühren, bevor Sie sie erhitzen.

TIPP

Dieses Dessert kann einige Stunden vorher zubereitet und erst bei Bedarf gebacken werden. Sie können es auch kalt servieren.

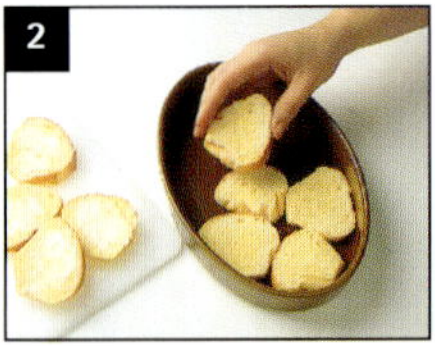

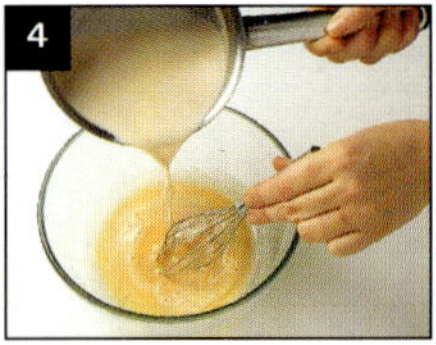

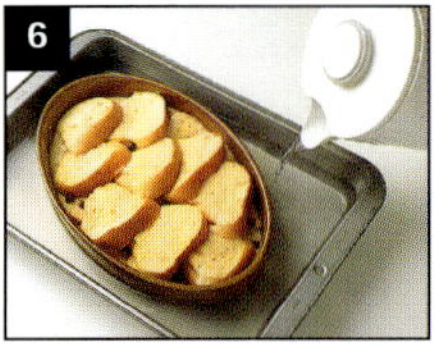

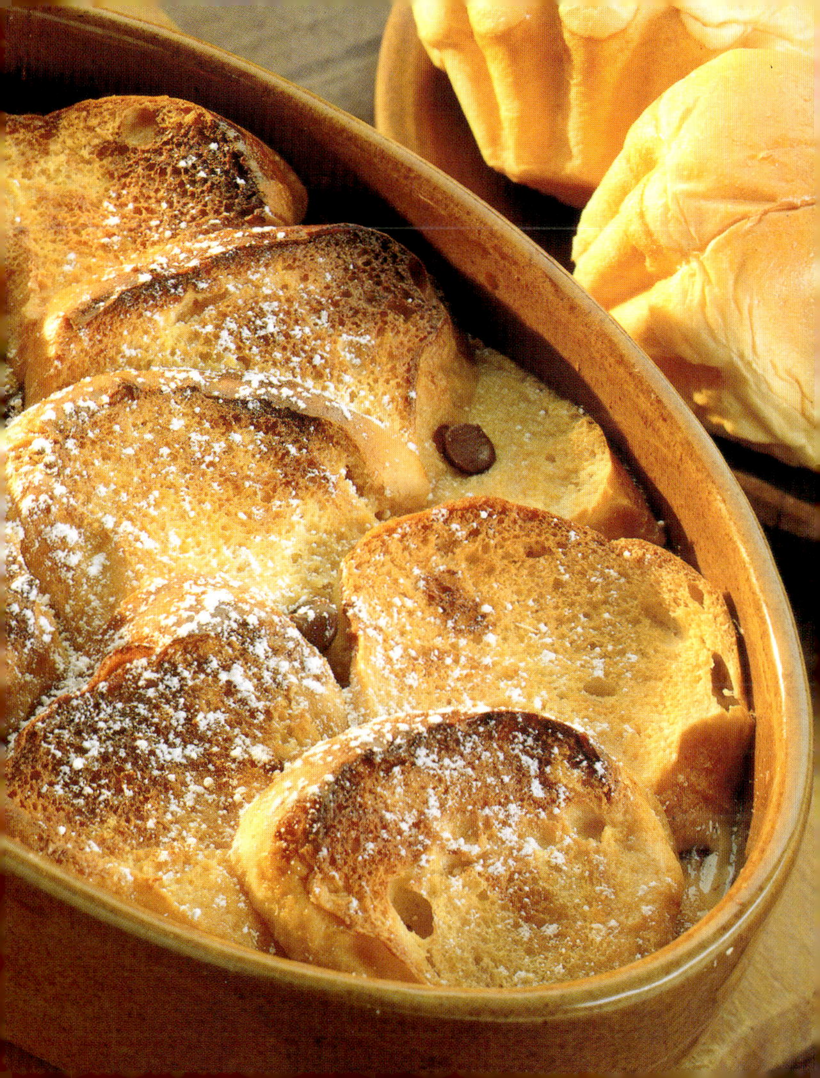

Französischer Schokoladentoast

Für 4–6 Personen

ZUTATEN

50 g Zartbitterschokolade
150 ml Milch
1 Ei
4 EL Himbeergelee
2 EL Rum (nach Geschmack)
8 Scheiben Toastbrot
Butter oder Öl, zum Ausbacken
1/2 TL gemahlener Zimt
40 g Zucker
etwas Schlagsahne, zum Servieren

1 Die Schokolade in kleine Stücke brechen und mit der Milch in einen Topf geben. Unter Rühren die Schokolade vorsichtig schmelzen. Leicht abkühlen lassen.

2 Das Ei in einer großen Schüssel verquirlen und die warme Schokoladenmilch unterrühren.

3 Das Himbeergelee vorsichtig erhitzen und, falls verwendet, den Rum unterrühren. Beiseite stellen und warm halten.

4 Die Rinde vom Toast abschneiden. Das Brot in Dreiecke schneiden und in die Schokoladenmilch tauchen. Butter oder Öl in einer Pfanne erhitzen und die Toastdreiecke 2–3 Minuten knusprig braten, dabei einmal wenden.

5 Zimt und Zucker vermischen und über die Dreiecke streuen. Mit dem warmen Himbeergelee und etwas Schlagsahne servieren.

VARIATION

Nach Geschmack können Sie für dieses Rezept anstatt des Toastbrots auch eine Brioche verwenden.

TIPP

Kinder lieben dieses Dessert. Schneiden Sie das Brot in Streifen, damit sie es leichter essen können.

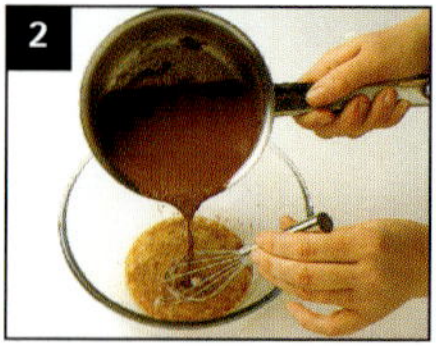
2

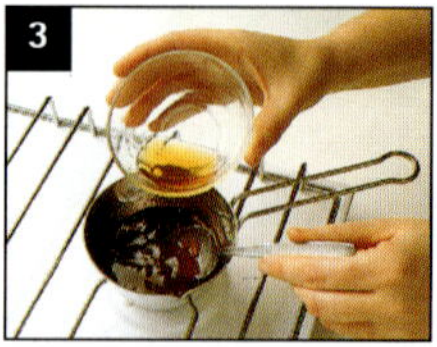
3

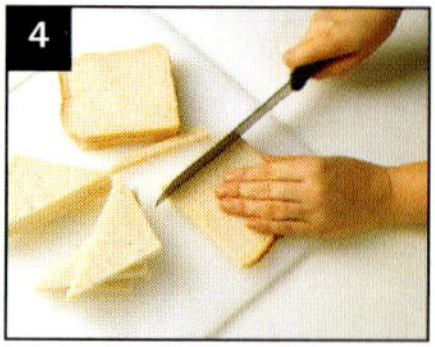
4

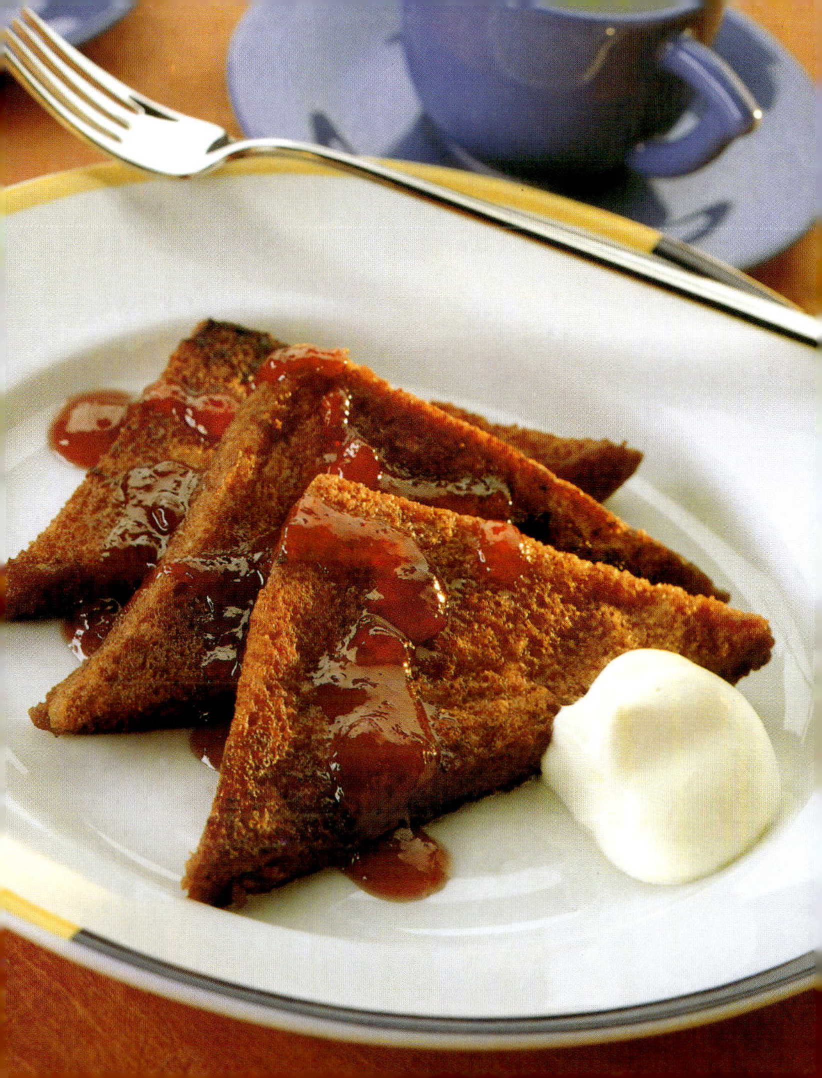

Schokoladen-Creme-Pudding

Für 6 Personen

ZUTATEN

150 g weiche Margarine
150 g Mehl
$1\frac{1}{2}$ TL Backpulver
150 ml heller Sirup
3 Eier
25 g Kakaopulver

SCHOKOLADENSAUCE:
100 g Zartbitterschokolade
125 ml gesüßte Kondensmilch
4 EL Crème double

1 Eine Puddingform (1,2 l) leicht einfetten.

2 Die Zutaten für den Pudding zu einem glatten Teig verarbeiten.

3 Den Teig in die Form geben, glatt streichen und ein passend zugeschnittenes Stück Backpapier darüber legen. Ein Stück gefaltete Alufolie über die Puddingform legen und festbinden. 1½–2 Stunden dämpfen, bis der Pudding fest ist und beim Andrücken nachgibt.

4 Für die Sauce die Schokolade in kleine Stücke brechen, in einen Topf geben und bei schwacher Hitze in der Kondensmilch auflösen.

5 Vom Herd nehmen und die Crème double einrühren.

6 Den Pudding auf einen Servierteller stürzen, mit etwas heißer Sauce übergießen und servieren. Den Rest der Sauce separat dazu reichen.

TIPP

In der Mikrowelle den Pudding 4 Minuten auf höchster Stufe erwärmen, dabei einmal umrühren. Vor dem Stürzen mindestens 5 Minuten stehen lassen, inzwischen die Sauce zubereiten: Die Schokolade in Stücke brechen und mit der Kondensmilch auf höchster Stufe 1 Minute erwärmen, dann umrühren, bis die Schokolade geschmolzen ist. Die Crème double einrühren und servieren.

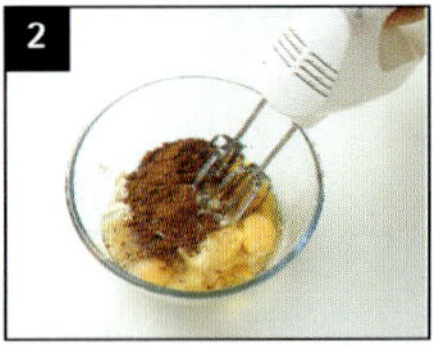

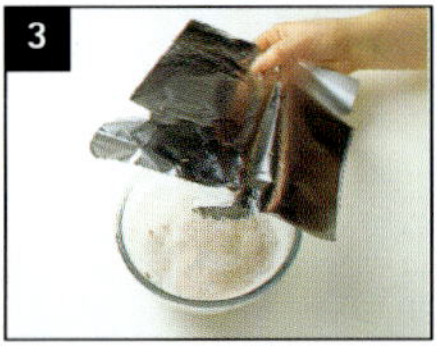

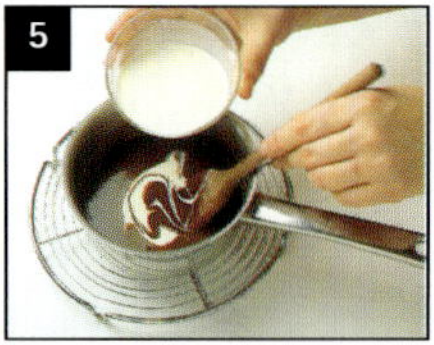

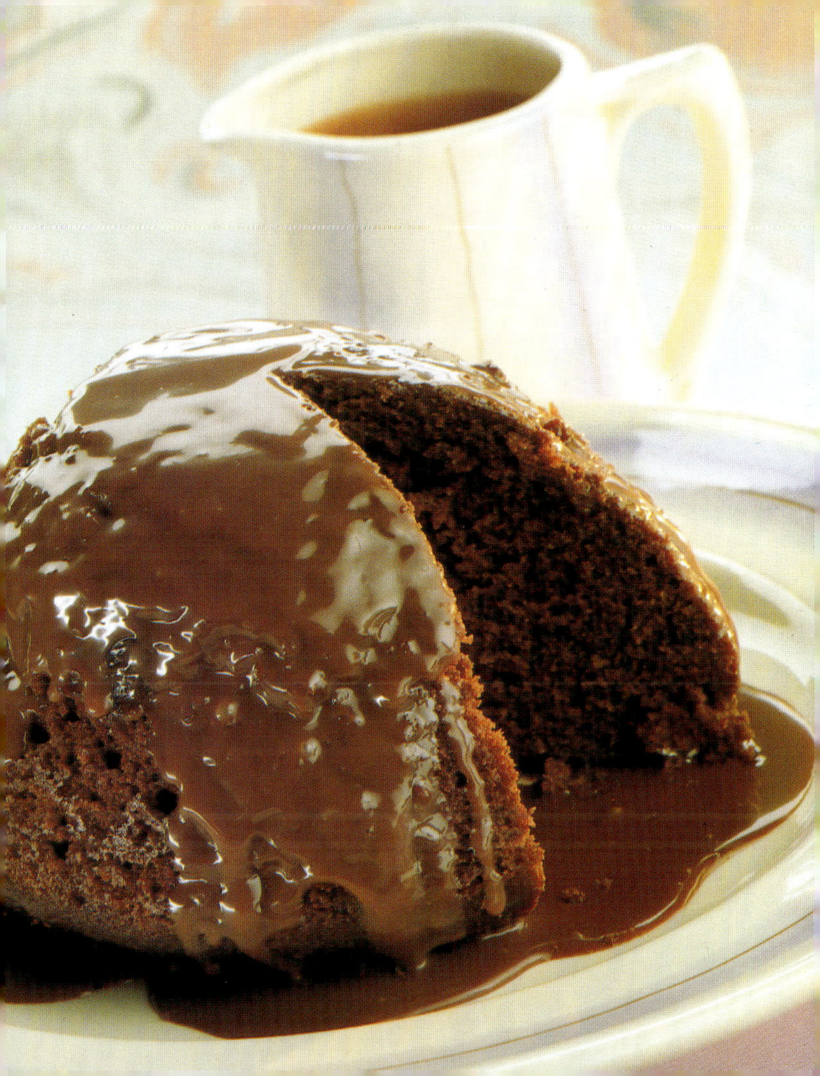

Knusperauflauf mit Früchten

Für 4 Personen

ZUTATEN

400 g Aprikosen im eigenen Saft (Dose)
450 g Kochäpfel, geschält und in dicken Scheiben
100 g Mehl
75 g Butter
50 g Haferflocken
50 g Zucker
100 g Schokoladenraspel

1 Eine feuerfeste Form mit etwas Butter oder Margarine einpinseln.

2 Die Aprikosen abgießen, dabei 4 Esslöffel Saft auffangen. Äpfel, Aprikosen und -saft in die Form füllen und gut vermischen.

3 Das Mehl in eine Schüssel sieben. Die Butter in kleine Würfel schneiden und mit den Fingern einarbeiten, bis die Mischung krümelig ist. Haferflocken, Zucker und Schokoladenraspel unterrühren.

4 Die Mischung über die Früchte geben und etwas glatt streichen, dabei nicht drücken.

5 Im vorgeheizten Backofen bei 180 °C 40–45 Minuten backen, bis die Oberfläche goldbraun ist. Heiß oder kalt servieren.

VARIATION

Für mehr Schokoladengeschmack ersetzen Sie 1–2 Esslöffel Mehl durch Kakaopulver.

TIPP

Sie können weiße, Vollmilch- oder Zartbitter-Schokoladenraspel für dieses Gericht verwenden – oder auch alle drei Sorten.

VARIATION

Auch andere Früchte schmecken hervorragend, z. B. frische Pfirsiche mit Himbeeren. Falls Sie nur frische Früchte verwenden, geben Sie 4 Esslöffel Orangensaft zu.

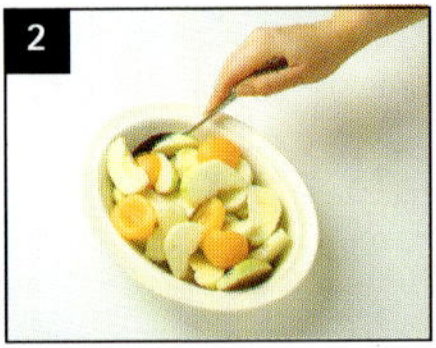
2

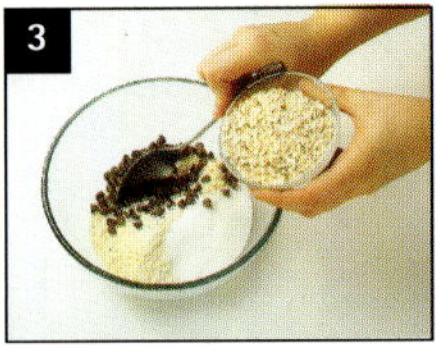
3

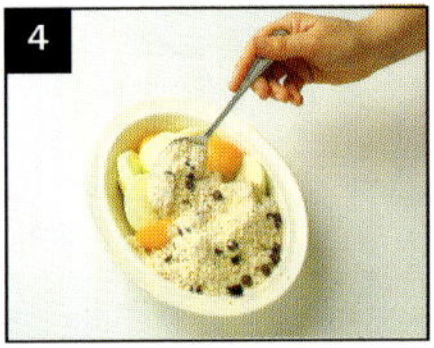
4

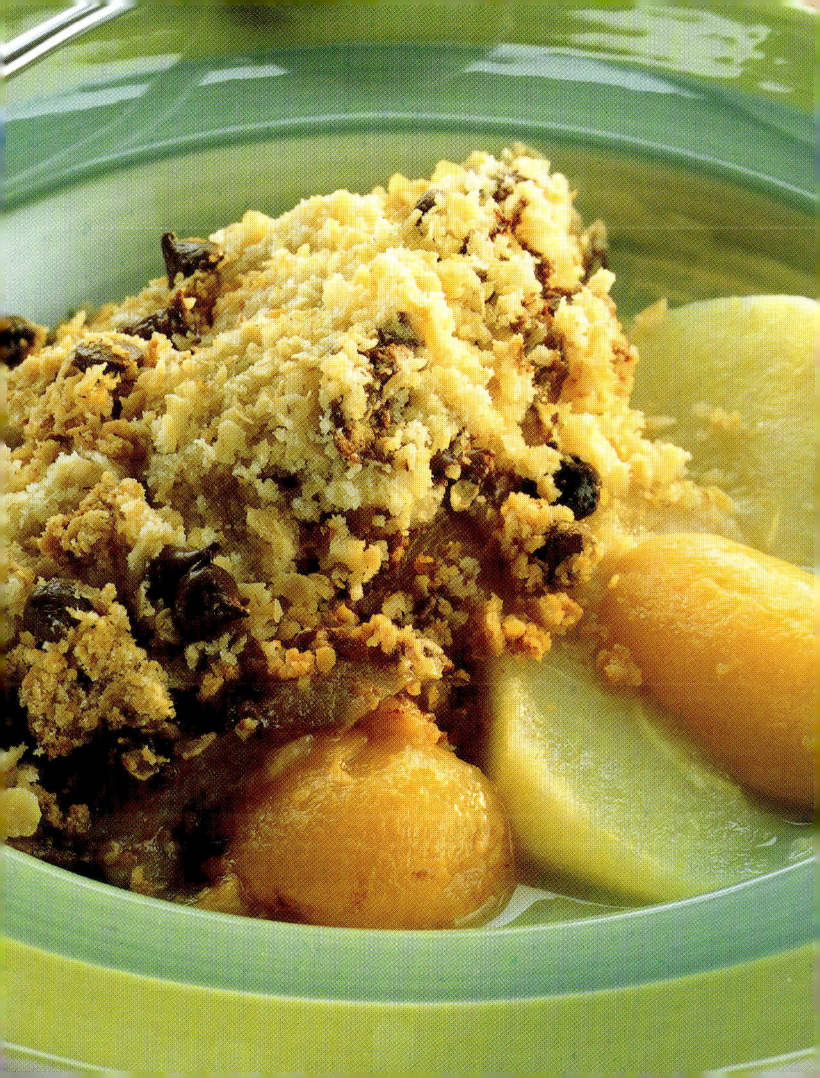

Pochierte Birne mit Mascarpone-Schokoladen-Creme

Für 6 Personen

ZUTATEN

6 feste reife Birnen
100 g Zucker
2 Zimtstangen

Schale von 1 Orange
2 Gewürznelken
1 Flasche Rosé

CREME:
175 g Zartbitterschokolade
250 g Mascarpone
2 EL Orangenlikör

1 Die Birnen schälen, die Stängel aber nicht entfernen.

2 Zucker, Zimtstangen, Orangenschale, Gewürznelken und Wein in einen großen Topf geben.

3 Vorsichtig erhitzen, bis der Zucker aufgelöst ist. Die Birnen in die Flüssigkeit stellen und zum Köcheln bringen. Den Deckel auflegen und 20 Minuten köcheln. Um die Birnen kalt zu servieren, in der Flüssigkeit abkühlen lassen, dann bis zum Verzehr kalt stellen. Um sie warm zu servieren, so lange im Topf lassen, bis die Creme fertig ist.

4 Die Schokolade schmelzen. Mascarpone und Likör verrühren. Die Käsemischung sorgfältig mit der Schokolade vermischen.

5 Die Birnen aus dem Topf nehmen und auf einzelne Teller stellen. Die Creme großzügig an einer Seite anrichten, den Rest separat dazu reichen.

TIPP

Die Kochflüssigkeit können Sie weiter verwenden. In einem sauberen Topf 10 Minuten zu einem Sirup einkochen. Damit können Sie z. B. frischen Obstsalat süßen.

TIPP

Nach Geschmack können Sie die Creme auch in Rosettenform aufspritzen.

1
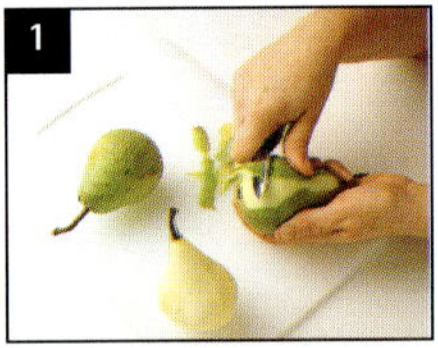

2
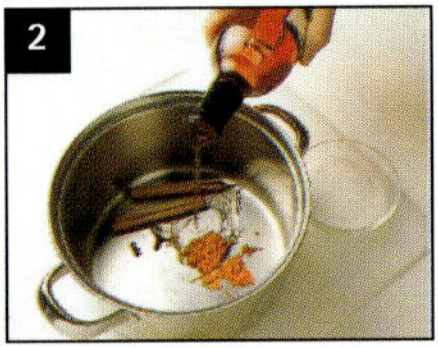

3
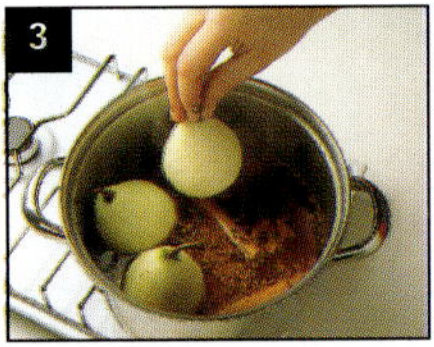

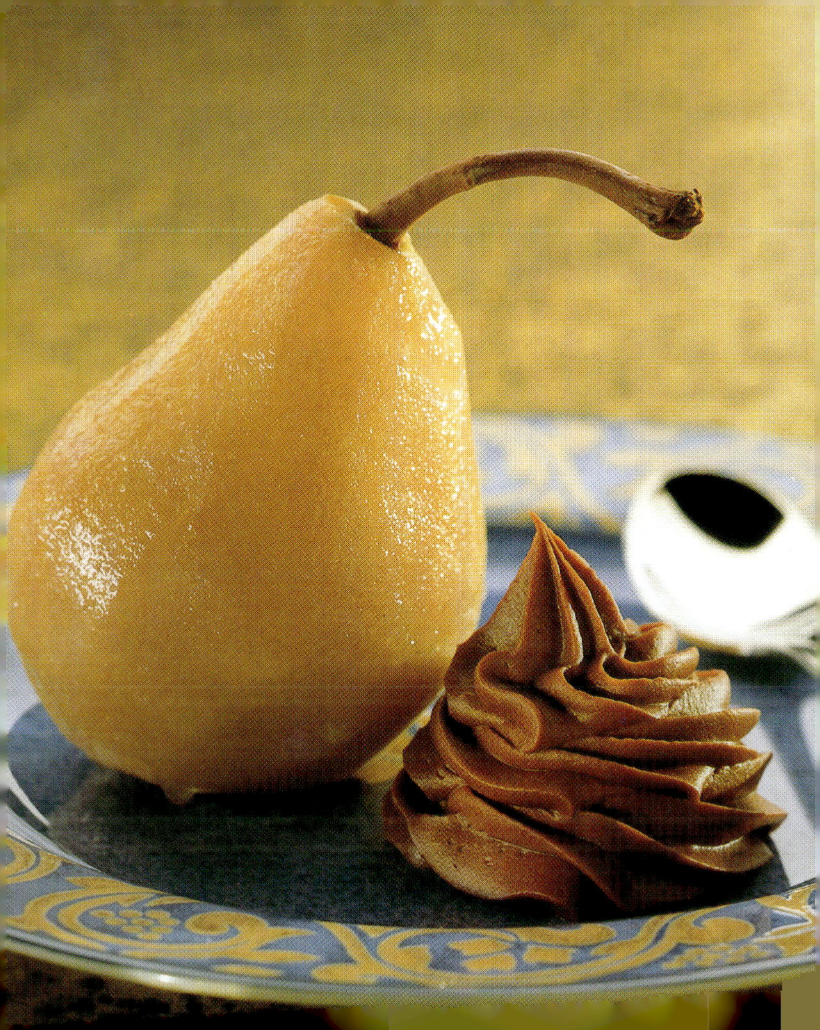

Cremiger Schokoladenauflauf

Für 4 Personen

ZUTATEN

300 ml Milch
75 g Zartbitterschokolade
2–3 Tropfen Vanillearoma
100 g Zucker
100 g Butter
150 g Mehl
$1\frac{1}{2}$ TL Backpulver
2 EL Kakaopulver
Puderzucker, zum Bestäuben

SAUCE:
3 EL Kakaopulver
50 g brauner Zucker
300 ml kochendes Wasser

1 Eine Auflaufform (850 ml) leicht mit Fett einpinseln.

2 Die Milch in einen kleinen Topf gießen. Die Schokolade in Stücke brechen und zugeben. Unter Rühren die Schokolade vorsichtig schmelzen. Leicht abkühlen lassen. Das Vanillearoma zufügen.

3 Zucker und Butter schaumig aufschlagen. Mehl, Backpulver und Kakao sieben, zu der Schokoladenmilch geben und am besten mit einem elektrischen Handmixer zu einem glatten Teig schlagen. Diesen in die Form füllen.

4 Für die Sauce Kakao und Zucker vermischen. Etwas Wasser zufügen und zu einer glatten Paste verrühren, dann das restliche Wasser einrühren. Die Sauce über den Teig gießen, aber nicht verrühren.

5 Den Auflauf im vorgeheizten Backofen bei 180 °C 40 Minuten backen, bis er oben trocken ist und beim Andrücken leicht nachgibt. 5 Minuten in der Form stehen lassen und vor dem Servieren mit Puderzucker bestäuben.

VARIATION

Für eine Mokkasauce 1 Esslöffel Instantkaffee in Schritt 4 mit Kakaopulver und Zucker vermischen.

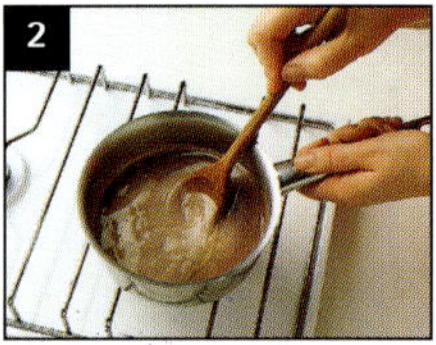
2

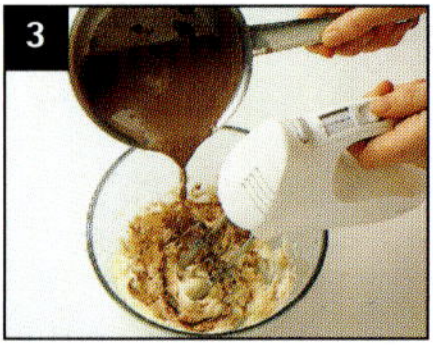
3

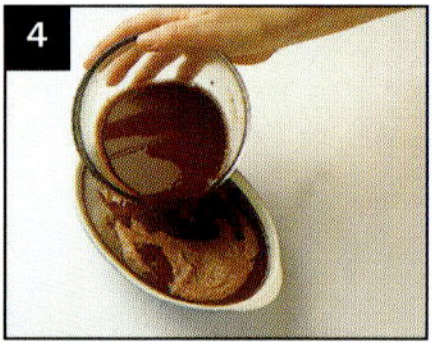
4

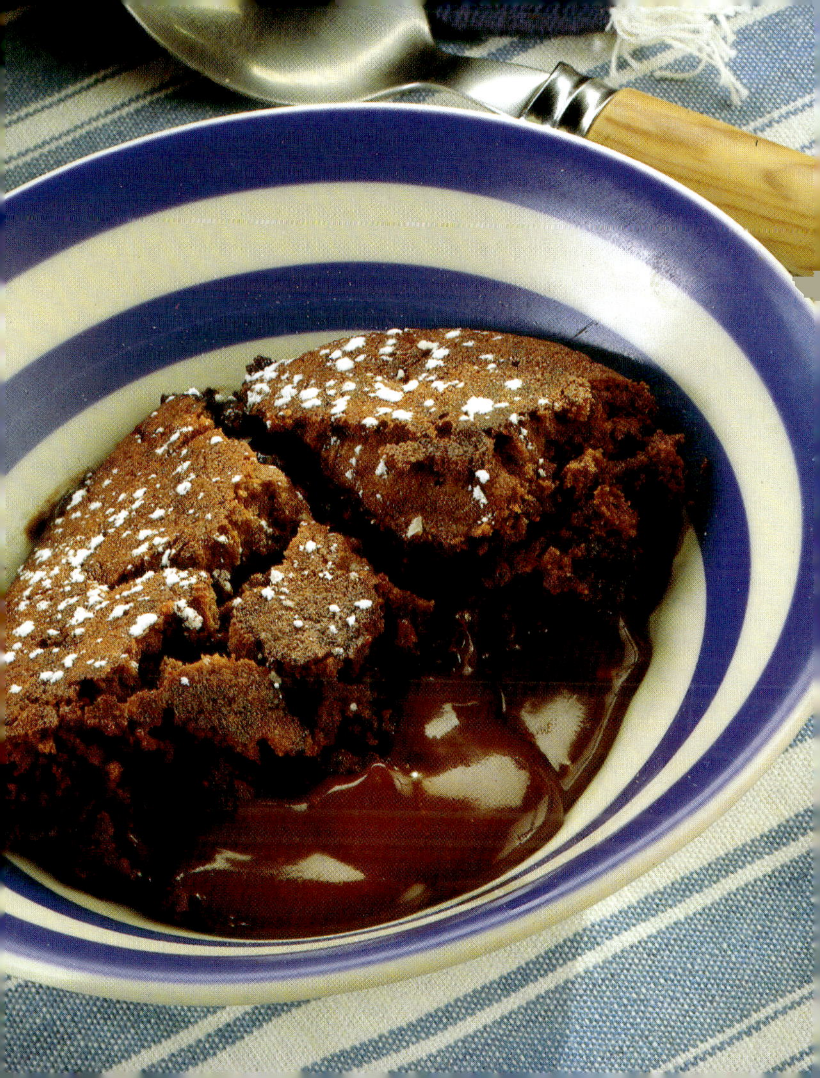

Nusskranz mit Schokoladencreme

Für 6 Personen

ZUTATEN

SCHOKOLADENCREME:
40 g Butter
40 g brauner Zucker
4 EL heller Sirup
2 EL Milch
1 EL Kakaopulver
40 g Zartbitterschokolade
50 g Pecannüsse, fein gehackt

KUCHEN:
100 g weiche Margarine
100 g brauner Zucker
125 g Mehl
1 1/2 TL Backpulver
2 Eier
2 EL Milch
1 EL heller Sirup

1 Eine Kranzform (20 cm Ø) leicht einfetten.

2 Für die Schokoladencreme Butter, Zucker, Sirup, Milch und Kakaopulver unter ständigem Rühren in einem Topf erhitzen, bis alle Zutaten gut vermischt sind.

3 Die Schokolade in Stücke brechen und in der Mischung schmelzen, dann die Nüsse zugeben. Alles in die Form gießen und abkühlen lassen.

4 Für den Kuchen die Zutaten in einer Küchenmaschine zu einem glatten Teig verarbeiten. Den Teig über die Schokoladencreme in die Form geben.

5 Im vorgeheizten Backofen bei 180 °C 35 Minuten backen, bis der Kuchen beim Andrücken leicht nachgibt.

6 Den Kuchen 5 Minuten abkühlen lassen, dann vorsichtig auf eine Servierplatte stürzen.

TIPP

In der Mikrowelle: Butter, Zucker, Sirup, Milch und Kakaopulver in eine Schüssel geben und auf höchster Stufe 2 Minuten erhitzen, insgesamt zweimal umrühren. Schokolade und Nüsse einrühren. In eine mikrowellengeeignete Ringform (1 l) geben und auf höchster Stufe 3–4 Minuten erhitzen, bis der Kuchen oben gerade fest ist; 5 Minuten stehen lassen.

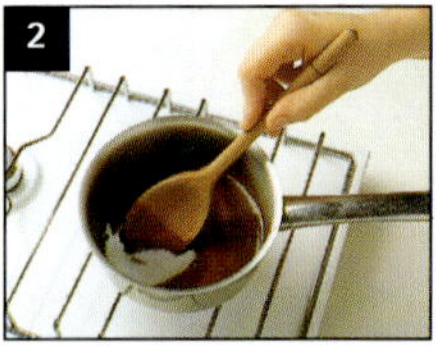
2

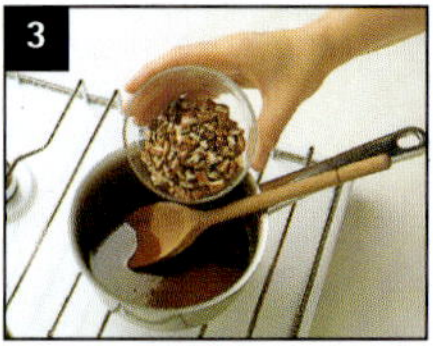
3

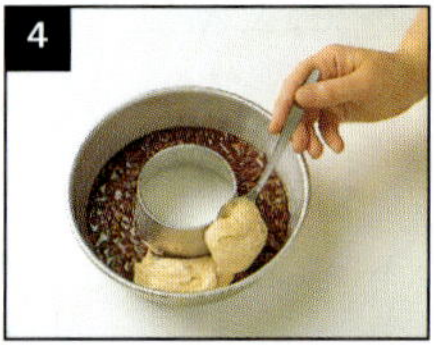
4

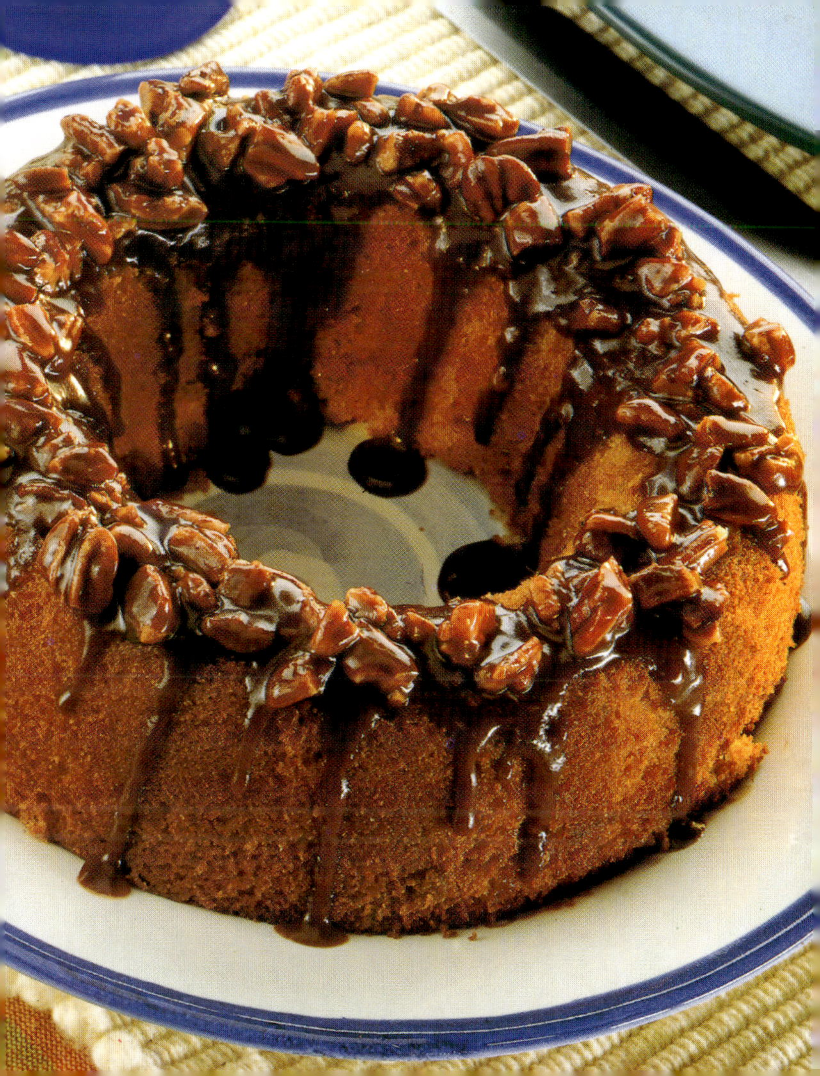

Schokoladen-Baiser-Torte

Für 6 Personen

ZUTATEN

225 g Vollkornkekse
50 g Butter

FÜLLUNG:
3 Eigelb
50 g Zucker
4 EL Speisestärke
600 ml Milch
100 g Zartbitterschokolade, geschmolzen

BAISER:
2 Eiweiß
100 g Zucker
3 Tropfen Vanillearoma

1 Die Kekse in einen Gefrierbeutel füllen und mit einem Nudelholz zerdrücken. Die Butter zerlassen und in einer Schüssel mit den Kekskrümeln vermischen. Boden und Seiten einer Auflaufform (26 cm Ø) mit dem Teig auskleiden und gut andrücken.

2 Für die Füllung Eigelb, Zucker und Speisestärke in einer Küchenmaschine zu einer glatten Masse schlagen, eventuell etwas Milch zufügen. Die Milch bis kurz vor den Siedepunkt erhitzen und zur Eimischung gießen, gut verrühren.

3 Die Mischung wieder in den Topf gießen und unter ständigem Rühren leicht erhitzen, bis die Sauce eingedickt ist. Vom Herd nehmen und die geschmolzene Schokolade einrühren, dann auf dem Keksboden verteilen.

4 Für das Baiser das Eiweiß steif schlagen, bis der Eischnee beim Anheben des Handrührers steife Spitzen bildet. Nach und nach zwei Drittel des Zuckers zugeben, bis der Eischnee sehr steif und glänzend ist, dann den restlichen Zucker und das Vanillearoma unterheben.

5 Die Baisermasse vorsichtig auf der Torte verteilen, dabei mit dem Löffelrücken dekorative Spitzen ziehen. Auf der mittleren Schiene im vorgeheizten Backofen bei 170 °C 30 Minuten backen, bis das Baiser oben goldgelb geworden ist. Noch warm servieren.

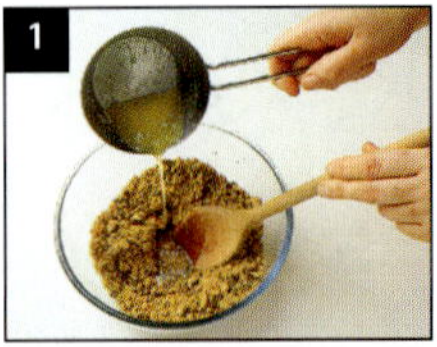

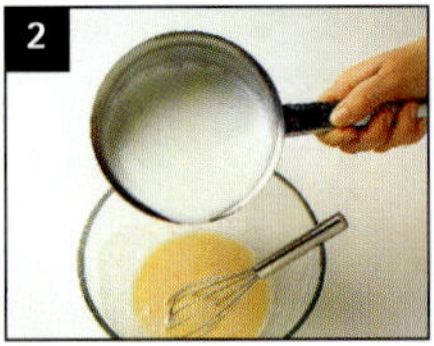

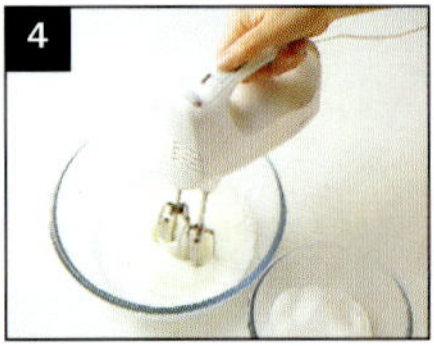

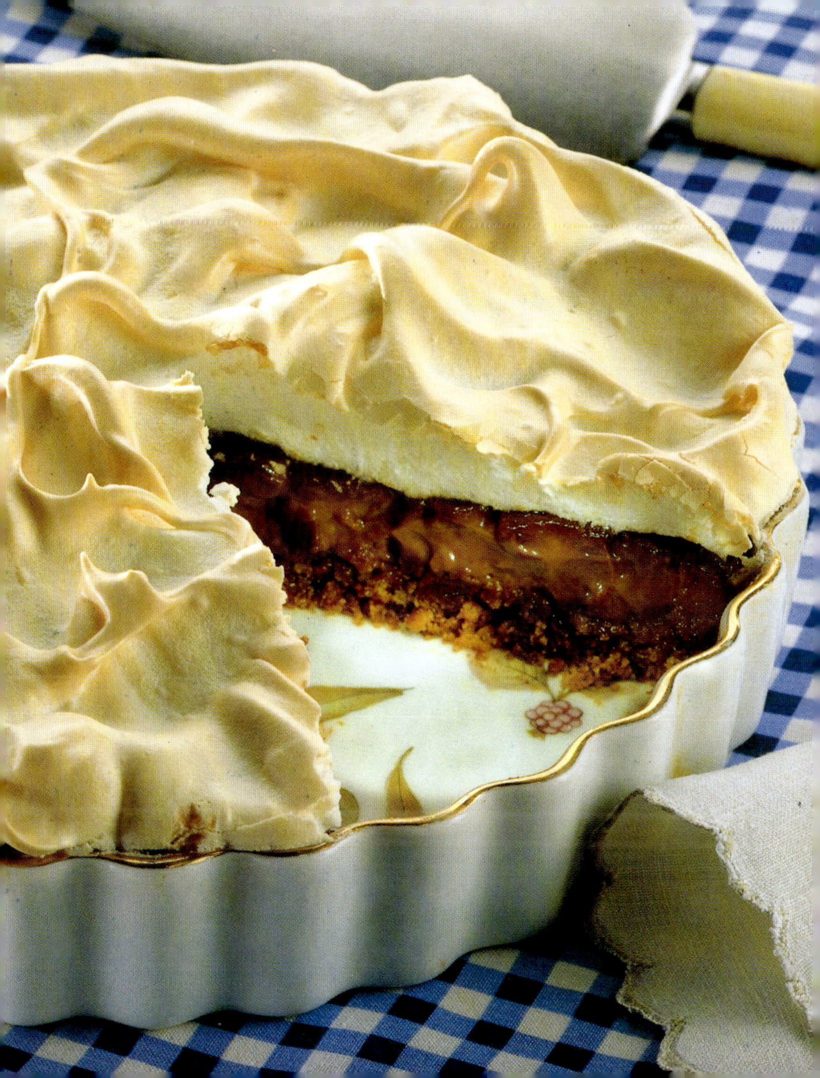

Apfeltorte mit Schokoladenblättern

Für 6 Personen

ZUTATEN

SCHOKOLADEN-MÜRBETEIG:
4 EL Kakaopulver
200 g Mehl
100 g weiche Butter
50 g Zucker
2 Eigelb
5 Tropfen Vanillearoma
kaltes Wasser, nach Bedarf

FÜLLUNG:
750 g Kochäpfel
25 g Butter
1/2 TL gemahlener Zimt
50 g Zartbitter-Schokoladenraspel

Eiweiß, verquirlt
1/2 TL Zucker
Vanilleeis oder Schlagsahne, zum Servieren

1 Für den Teig Kakaopulver und Mehl in eine Schüssel sieben. Die Butter in Flöckchen zugeben und mit den Fingern verreiben, bis die Masse krümelig ist. Den Zucker einrühren. Eigelb, Vanillearoma und genügend Wasser zufügen, um einen glatten Teig zu erhalten.

2 Den Teig auf einer leicht bemehlten Arbeitsfläche ausrollen und eine Springform oder Auflaufform (20 cm Ø) damit auslegen. Für 30 Minuten in den Kühlschrank stellen. Den restlichen Teig ausrollen und Blattverzierungen ausschneiden.

3 Die Äpfel schälen und in dicke Spalten schneiden. Die Hälfte der Äpfel mit Butter und Zimt in einen Topf geben und bei schwacher Hitze weich kochen, dabei gelegentlich umrühren.

4 Die ungekochten Apfelspalten zugeben, die Mischung leicht abkühlen lassen, dann die Schokoladenraspel einrühren. Den Teigboden mit der Gabel mehrmals einstechen, dann die Apfelmischung darüber geben. Die Teigverzierungen obenauf arrangieren, mit etwas verquirltem Eiweiß bestreichen und mit Zucker bestreuen.

5 Im vorgeheizten Backofen bei 180 °C 35 Minuten backen, bis der Kuchen knusprig ist. Warm oder kalt und mit Vanilleeis oder auch Schlagsahne servieren.

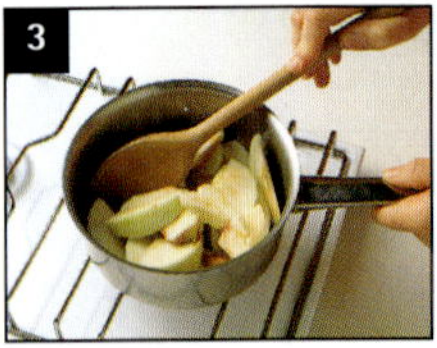

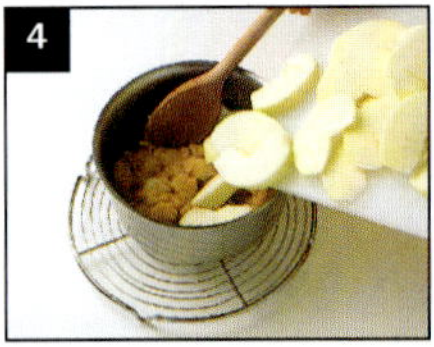

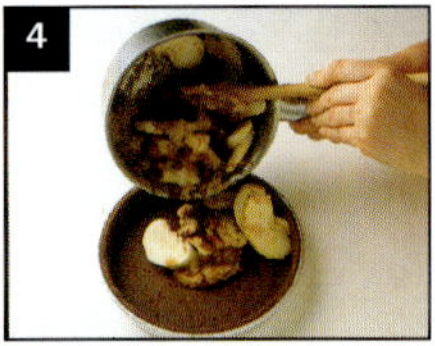

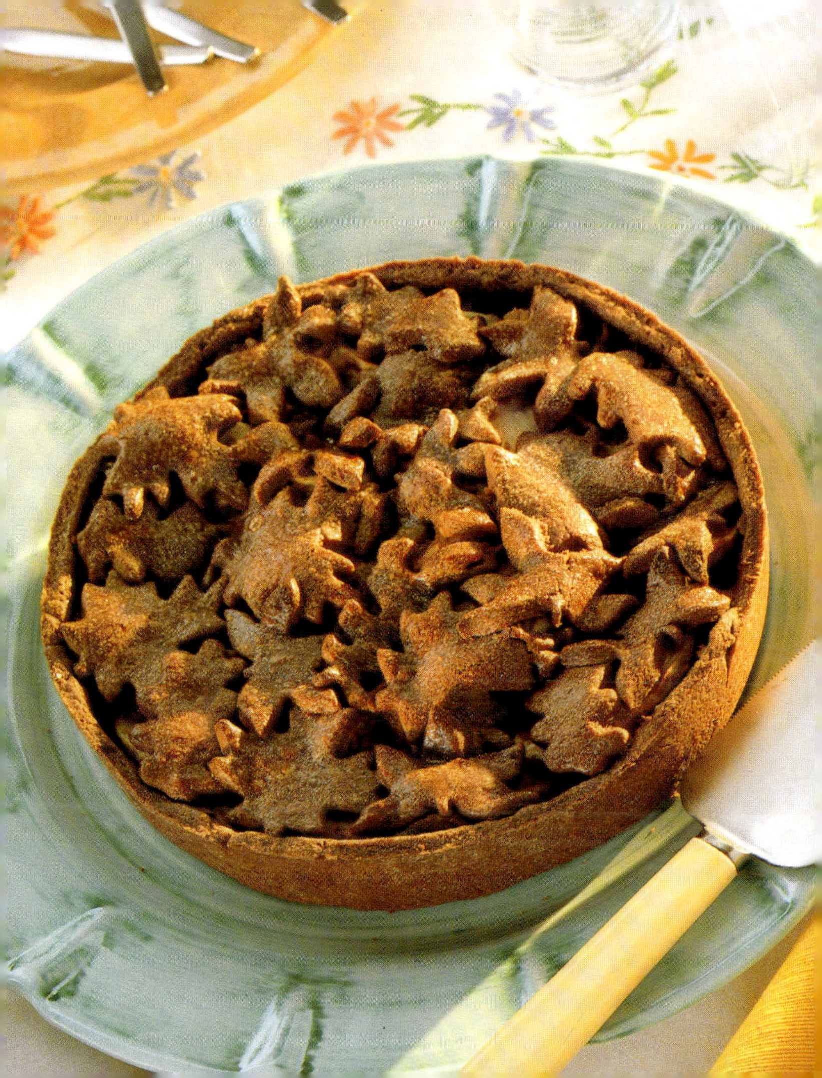

Schokoladen-Birnen-Tarte

Für 6 Personen

ZUTATEN

100 g Mehl
25 g gemahlene Mandeln
60 g Margarine
3 EL Wasser

FÜLLUNG:
400 g Birnenhälften im eigenen Saft (Dose)
50 g Butter
50 g Zucker
2 Eier, verquirlt
100 g gemahlene Mandeln
2 EL Kakaopulver
3 Tropfen Bittermandelaroma
Puderzucker, zum Bestäuben

SCHOKOLADENSAUCE:
50 g Zucker
3 EL heller Sirup
100 ml Wasser
175 g Zartbitterschokolade, in Stücke gebrochen
25 g Butter

1 Eine Tarte-Form leicht mit Fett einpinseln. Das Mehl in eine Schüssel sieben und die Mandeln unterrühren. Die Margarine mit den Fingern einarbeiten, bis die Mischung krümelig ist. So viel Wasser unterrühren, bis ein weicher Teig entsteht. Abdecken und für 10 Minuten ins Tiefkühlfach stellen. Den Teig flach ausrollen und die Form mit ihm auskleiden. Den Boden einstechen und kalt stellen.

2 Die Birnen abgießen. Butter und Zucker schaumig aufschlagen. Die Eier unterrühren. Mandeln, Kakao und Bittermandelaroma zufügen. Die Mischung auf dem Tarteboden verteilen. Die Birnen darauf legen und leicht eindrücken. Im vorgeheizten Backofen bei 200 °C 30 Minuten backen, bis die Füllung aufgegangen ist. Abkühlen lassen, dann mit Puderzucker bestäuben.

3 Zucker, Sirup und Wasser vorsichtig erhitzen, dabei rühren, bis der Zucker aufgelöst ist. 1 Minute köcheln. Vom Herd nehmen, Schokolade und Butter zufügen und unter Rühren schmelzen. Zur Tarte servieren.

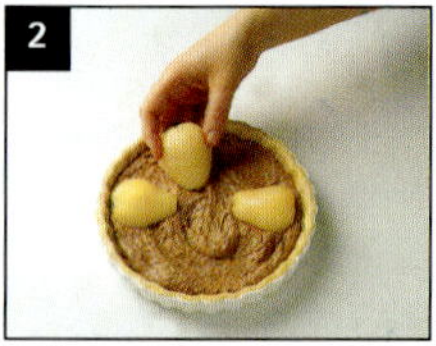

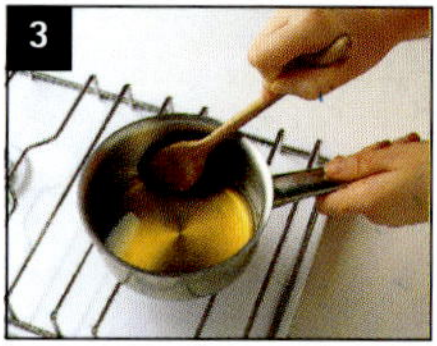

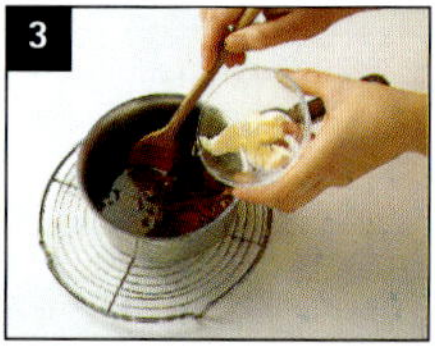

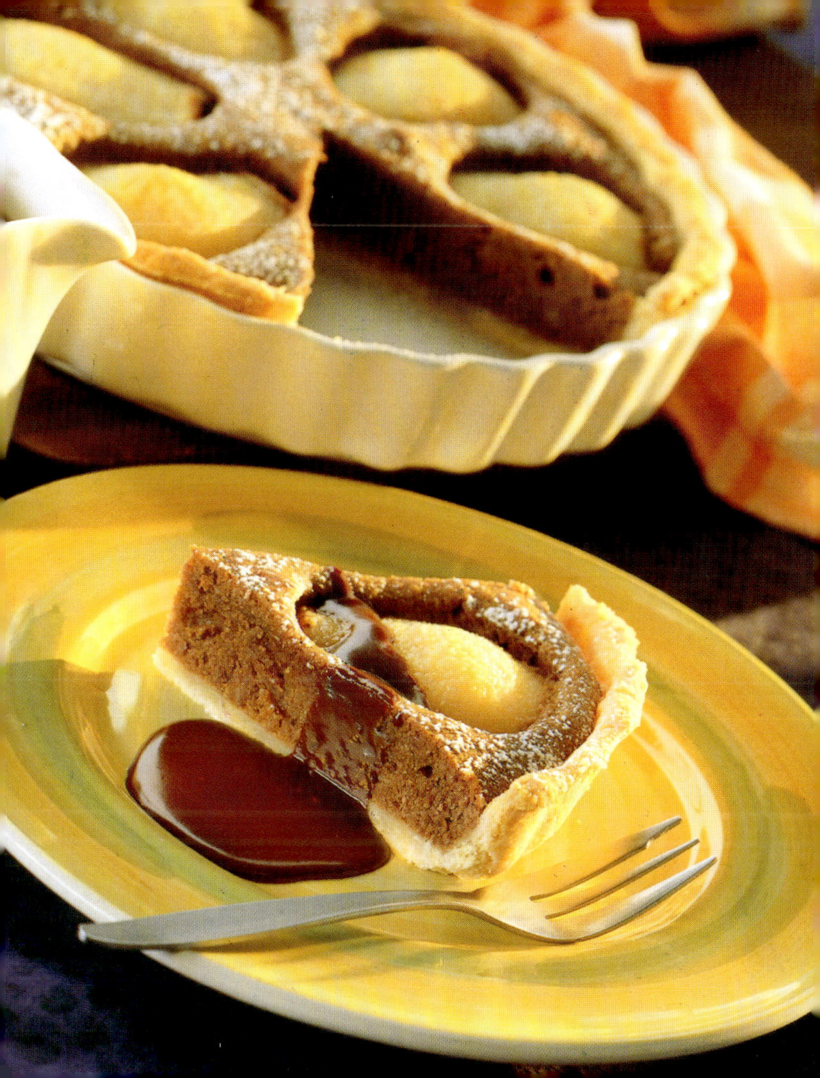

Schokoladen-Bananen-Crêpes

Für 4 Personen

ZUTATEN

3 große Bananen
6 EL Orangensaft
abgeriebene Schale von 1 Orange
2 EL Orangen- oder Bananenlikör

HEISSE SCHOKOLADENSAUCE:
1 EL Kakaopulver
2 TL Speisestärke
3 EL Milch
40 g Zartbitterschokolade
15 g Butter
175 ml heller Sirup
2 Tropfen Vanillearoma

CRÊPES:
100 g Mehl
1 TL Kakaopulver
1 Ei
1 TL Sonnenblumenöl
300 ml Milch
Öl, zum Ausbacken

1 Die Bananen schälen und in Scheiben schneiden, mit Orangensaft, Orangenschale und Likör in eine Schüssel geben und beiseite stellen.

2 Kakaopulver und Speisestärke mischen, die Milch zugießen und einrühren. Die Schokolade in kleine Stücke brechen und mit Butter und Sirup in einem kleinen Topf zum Schmelzen bringen, gut verrühren. Die Kakaomischung zugießen und unter Rühren bei schwacher Hitze aufkochen und 1 Minute köcheln. Vom Herd nehmen und das Vanillearoma zugeben.

3 Für die Crêpes Mehl und Kakaopulver in eine Schüssel sieben und in die Mitte eine Vertiefung drücken. Ei und Sonnenblumenöl in die Mulde gießen. Nach und nach die Milch einrühren, bis ein glatter Teig entsteht. Das Öl in einer Pfanne erhitzen, etwas Teig zugeben und die Pfanne schwenken, bis der Teig den Boden ganz bedeckt. Bei mittlerer Hitze backen, bis die Unterseite leicht gebräunt ist, dann wenden und auf der anderen Seite goldbraun backen. Warm stellen, bis alle Crêpes gebacken sind.

4 Zum Servieren die Schokoladensauce erwärmen, die Pfannkuchen mit den Bananenscheiben füllen und zu Dreiecken falten. Mit etwas Sauce übergießen und servieren.

2
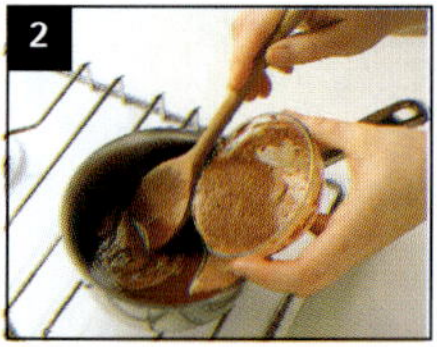

3
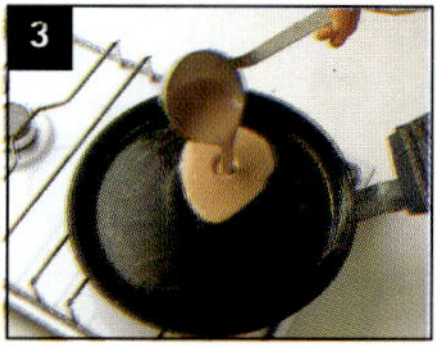

3
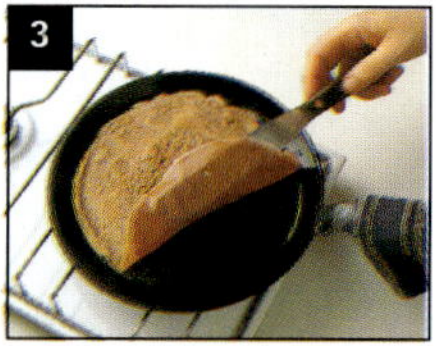

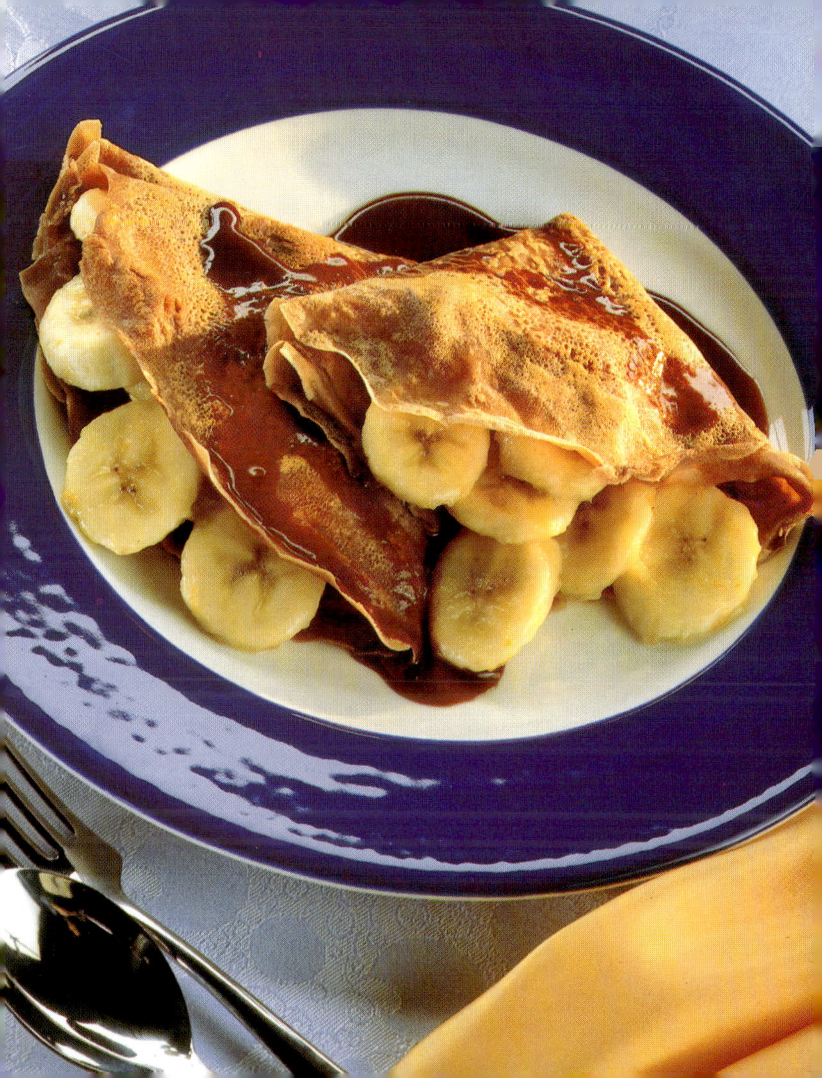

Apfelpfannkuchen mit Schokolade

Für 4–6 Personen

ZUTATEN

225 g Mehl
1 1/2 TL Backpulver
50 g Zucker
1 Ei
1 EL Butter, zerlassen
300 ml Milch
1 Apfel
50 g Zartbitter-Schokoladenraspel
heiße Schokoladensauce (s. S. 160) oder Ahornsirup, zum Servieren

1 Mehl und Backpulver in eine Schüssel sieben. Den Zucker unterrühren. Eine Mulde in die Mitte drücken. Ei und Butter hineingießen. Nach und nach die Milch einrühren, bis ein glatter Teig entsteht.

2 Den Apfel schälen, entkernen, reiben und mit den Schokoladenraspeln unter den Teig mischen.

3 Eine Pfanne bei mittlerer Hitze erwärmen und leicht einfetten. Für jeden Pfannkuchen 2 Esslöffel Teig in die Pfanne geben und zu einem Kreis formen.

4 Die Pfannkuchen einige Minuten backen, bis sich auf der Oberfläche Blasen bilden. Wenden und 1 weitere Minute backen. Aus der Pfanne nehmen und warm halten. Den Vorgang mit dem restlichen Teig wiederholen. Es sollten etwa 12 Pfannkuchen werden.

5 Jeweils 2 oder 3 Pfannkuchen auf einem Teller stapeln und mit heißer Schokoladensauce oder Ahornsirup servieren.

TIPP

Die Pfannkuchen bleiben besser warm, wenn Sie sie aufeinander stapeln. Legen Sie jeweils etwas Backpapier dazwischen, damit sie nicht verkleben.

VARIATION

Natürlich können Sie auch Vollmilch-Schokoladenraspel verwenden.

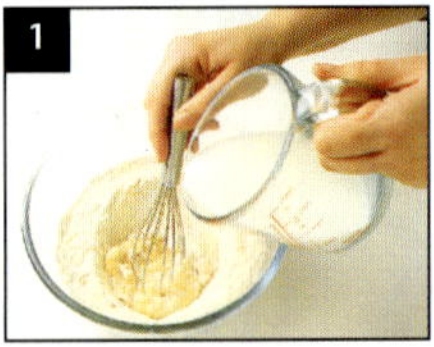

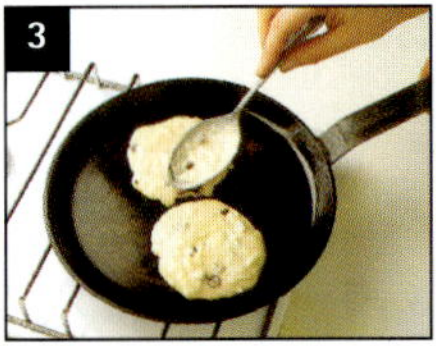

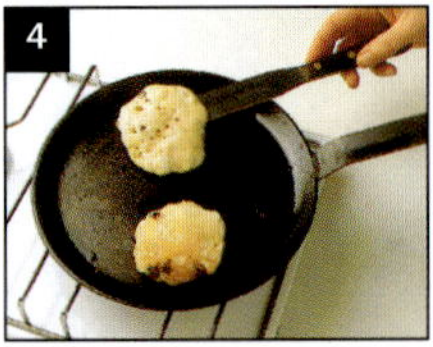

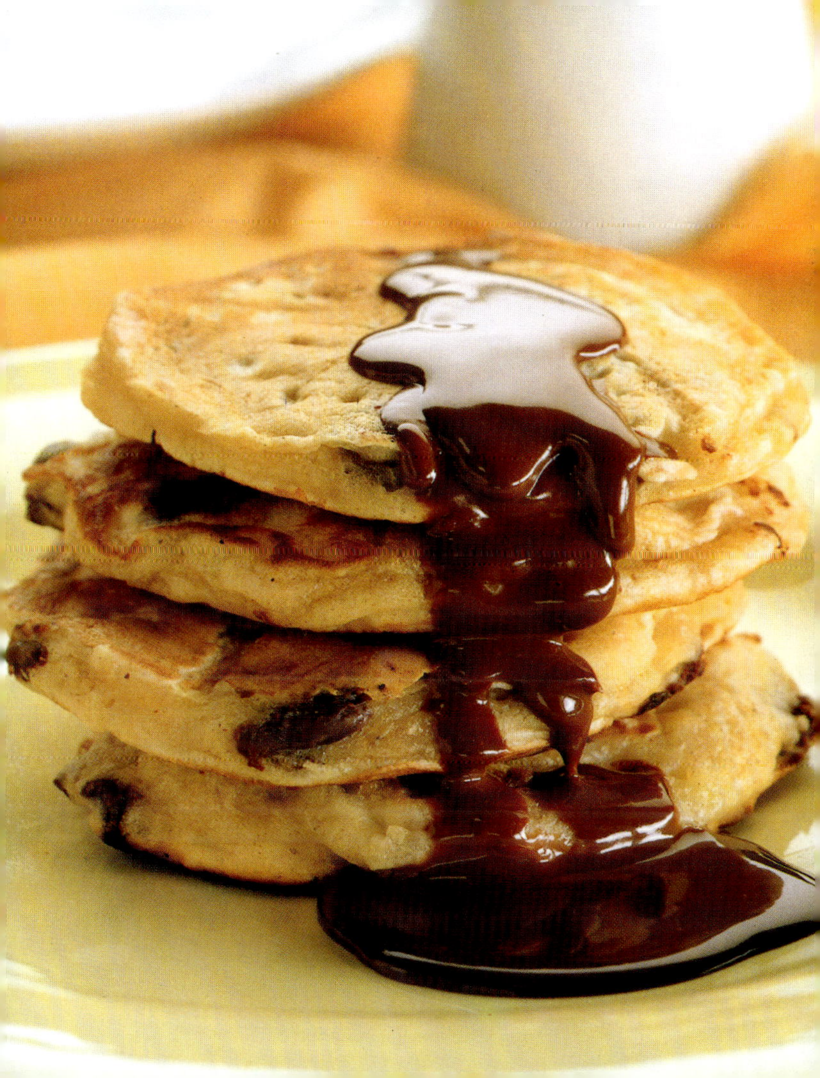

Schokoladenfondue

Für 6–8 Personen

ZUTATEN

SCHOKOLADENFONDUE:
225 g Zartbitterschokolade
200 g Crème double
2 EL Weinbrand

ZUM SERVIEREN:
Auswahl von Früchten
weiße und rosafarbene Marshmallows
Auswahl von süßen Keksen und Plätzchen

1 Die Schokolade in kleine Stücke brechen und mit der Crème double in einen Topf geben.

2 Die Mischung vorsichtig erhitzen, dabei ständig rühren, bis die Schokolade geschmolzen und mit der Crème double verbunden ist.

3 Vom Herd nehmen und den Weinbrand einrühren.

4 Die Sauce in einen Topf gießen und warm halten, am besten über einem kleinen Brenner.

5 Mit Früchten, Marshmallows und Keksen zum Dippen servieren. Zum Dippen eignen sich Fonduegabeln, Holzspieße oder auch normale Gabeln.

TIPP

Größere Früchte in mundgerechte Stücke schneiden. Obst, das sich verfärbt, wie Bananen, Äpfel oder Birnen, nach dem Schneiden sofort in Zitronensaft tauchen.

TIPP

Sie brauchen nicht unbedingt ein Fondue-Set. Tischwärmer mit Teelicht eignen sich ebenfalls zum Warmhalten. Alternativ können Sie den Topf mit dem Fondue auch in ein heißes Wasserbad stellen. Wie auch immer Sie Ihr Fondue warm halten, stellen Sie es auf ein hitzefestes Brett, um Ihren Tisch zu schützen.

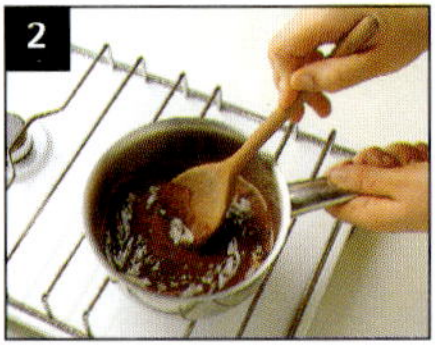

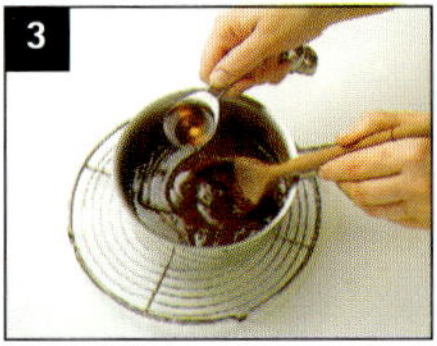

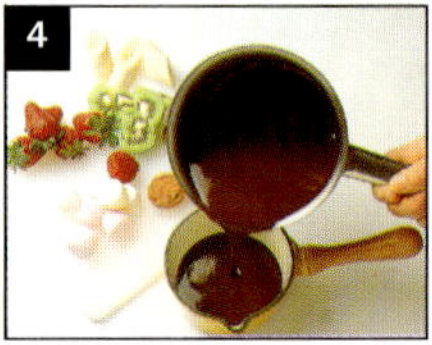

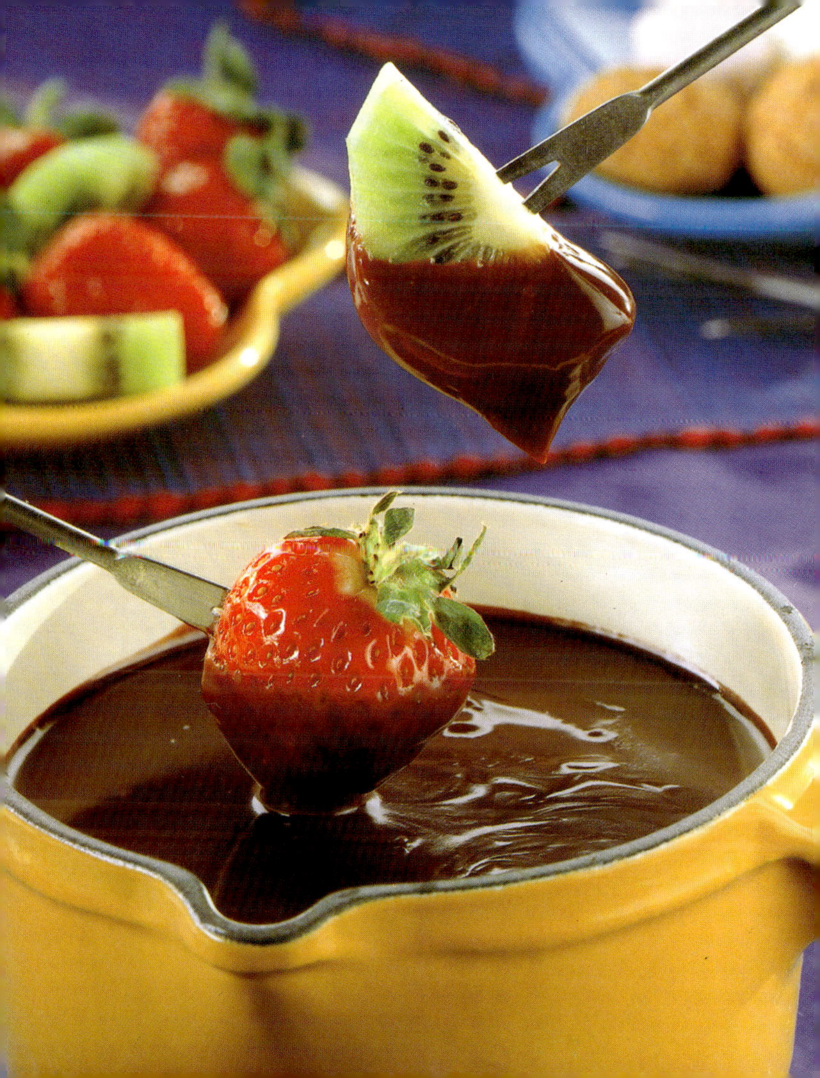

Heißes Schokoladen-Soufflé

Für 4 Personen

ZUTATEN

100 g Zartbitterschokolade
300 ml Milch
25 g Butter
4 große Eier, getrennt
1 EL Speisestärke
50 g Zucker
2–3 Tropfen Vanillearoma
100 g Zartbitter-Schokoladenraspel
Puderzucker, zum Bestäuben

SCHOKOLADENCREME:
2 EL Speisestärke
1 EL Zucker
450 ml Milch
50 g Zartbitterschokolade

1 Eine Soufflé-Form einfetten und mit Zucker bestreuen. Die Schokolade in Stücke brechen.

2 Milch und Butter in einem Topf zum Köcheln bringen. Eigelb, Speisestärke und Zucker vermischen und etwas heiße Milch zugießen. Kräftig schlagen. Die Mischung in den Topf gießen und köcheln, dabei rühren, bis alles eingedickt ist. Die Schokolade zufügen und schmelzen. Vom Herd nehmen und das Vanillearoma unterrühren.

3 Das Eiweiß steif schlagen. Die Hälfte des Eischnees unter die Schokoladenmischung heben. Die zweite Hälfte mit den Schokoladenraspeln vermischen und ebenfalls unterheben. In die Form füllen und im vorgeheizten Backofen bei 180 °C 40–45 Minuten backen, bis das Soufflé aufgegangen ist.

4 Unterdessen für die Creme Speisestärke und Zucker in eine kleine Schüssel geben und mit etwas Milch zu einer glatten Paste verrühren. Die restliche Milch zum Köcheln bringen. Etwas heiße Milch mit der Paste verrühren und wieder in den Topf gießen. Unter Rühren köcheln, bis die Mischung eingedickt ist. Die Schokolade in Stücke brechen, zugeben und rühren, bis sie geschmolzen ist.

5 Das Soufflé mit Puderzucker bestäuben und sofort servieren. Die Schokoladencreme dazu reichen.

1
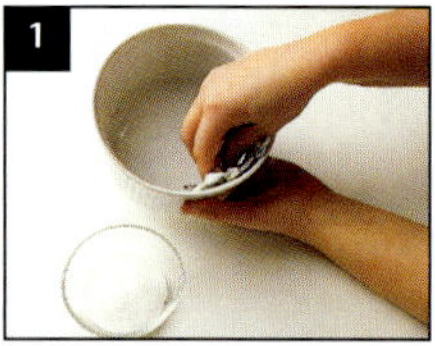

2
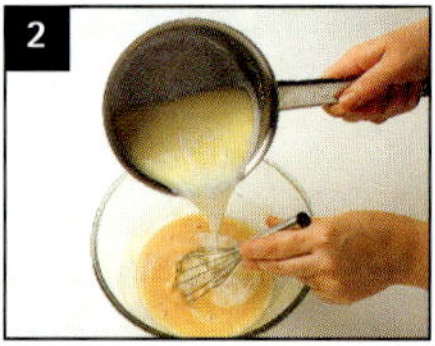

3
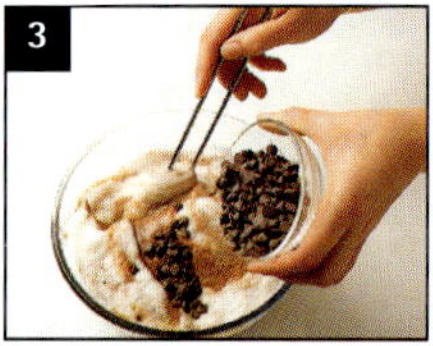

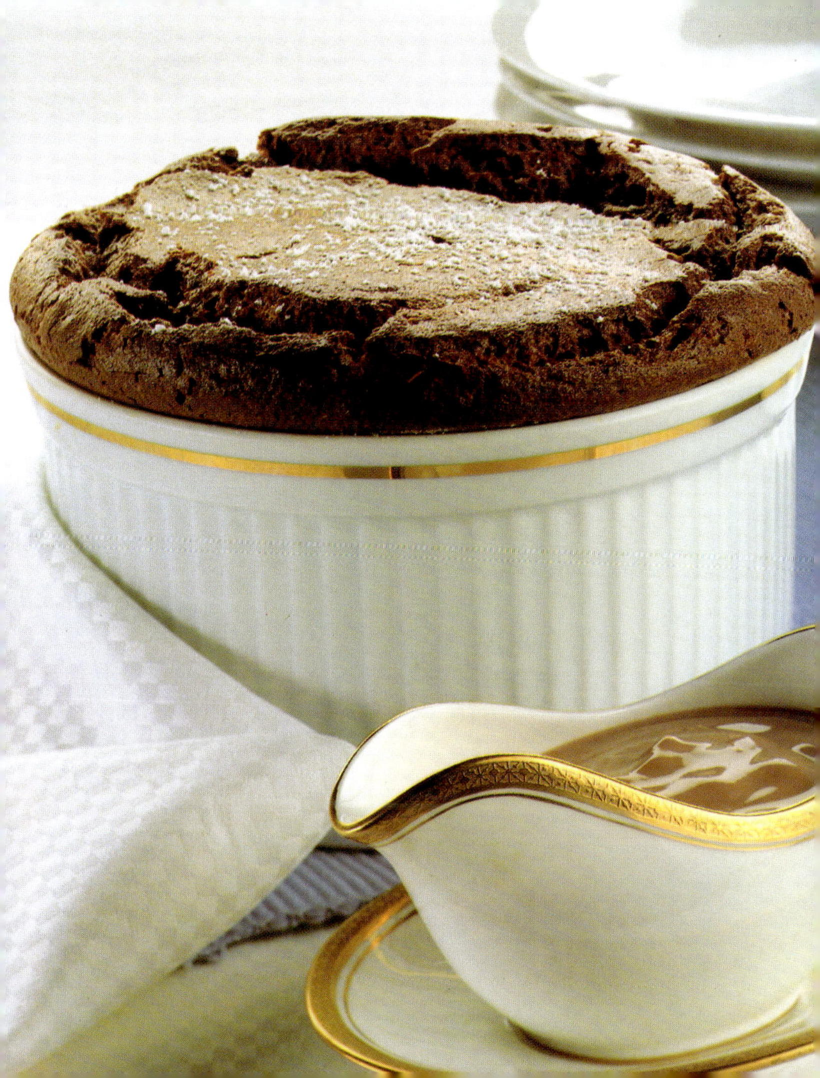

Schokoladen-Zabaglione

Für 2 Personen

ZUTATEN

4 Eigelb	50 g Zartbitterschokolade	Kakaopulver, zum Bestäuben
50 g Zucker	125 ml Marsala	

1 In einer großen Schüssel Eigelb und Zucker mit dem elektrischen Handrührer zu einer sehr schaumigen Masse aufschlagen.

2 Die Schokolade reiben und unter den Eischaum heben. Den Marsala unterrühren.

3 Die Schüssel über einen Topf mit leicht kochendem Wasser stellen, die Mischung dabei auf niedrigster Stufe oder mit einem Schneebesen schlagen, bis sie eingedickt ist. Sie darf jedoch nicht kochen, da sie sonst gerinnt.

4 Die heiße Zabaglione in vorgewärmte Dessertschalen füllen und mit etwas Kakao bestäuben. Sofort servieren.

TIPP

Sie können die Zabaglione auch in Kaffeetassen füllen und Amarettini dazu reichen – eine köstliche Zwischenmahlzeit.

TIPP

Wenn die Creme zu heiß wird und zu gerinnen beginnt, können Sie sie eventuell retten, wenn Sie sie sofort aus dem Wasserbad nehmen und die Schüssel in kaltes Wasser stellen. Schlagen Sie kräftig, bis die Zabaglione wieder cremig geworden ist.

1

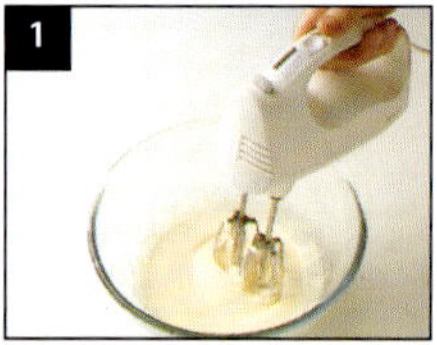

2

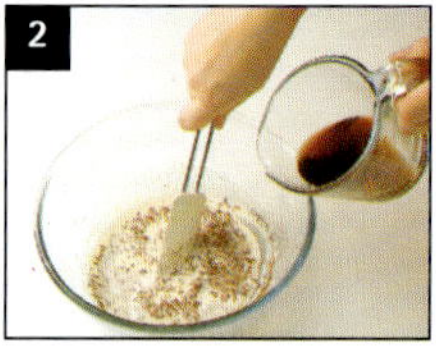

3

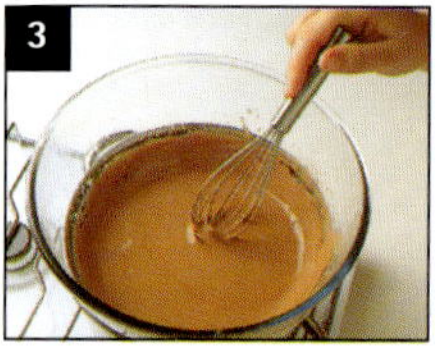

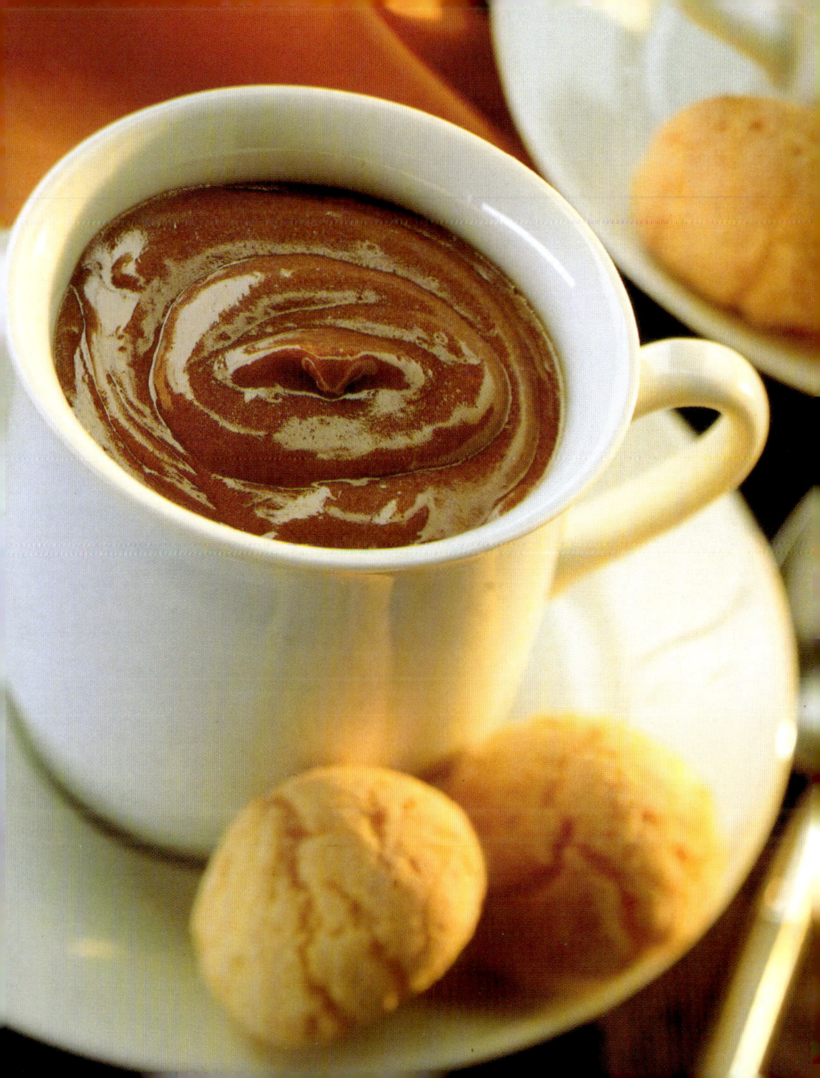

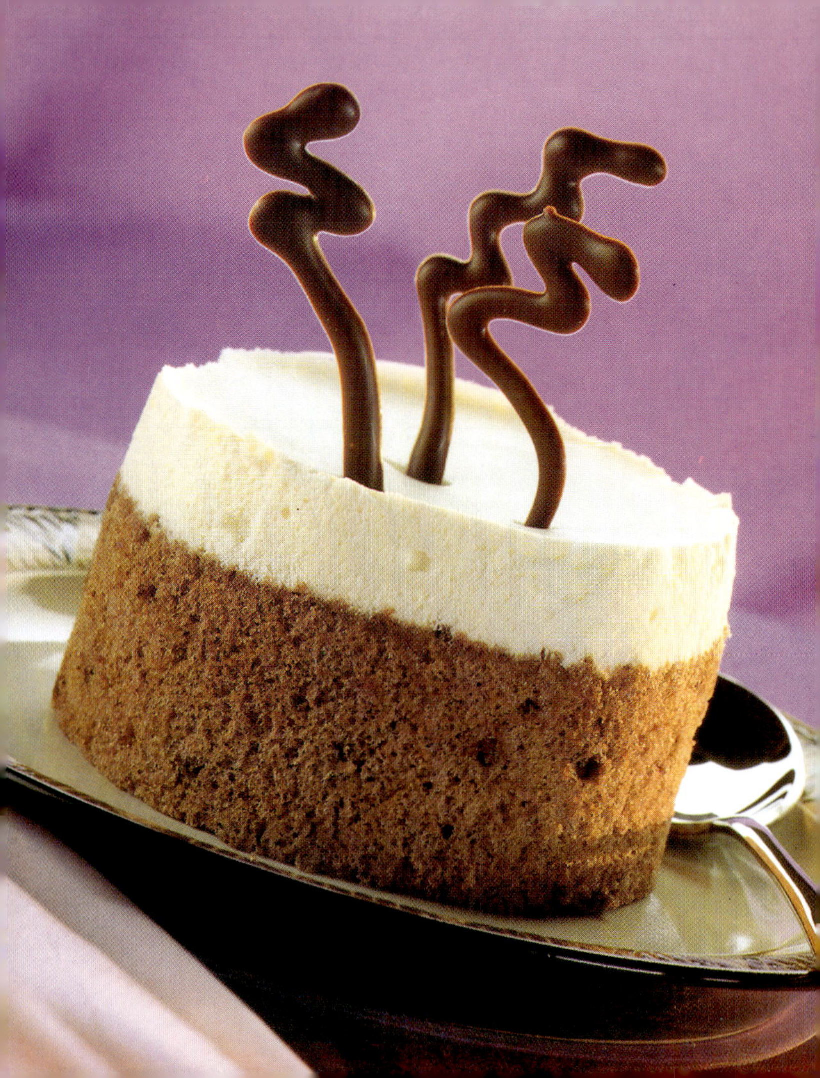

Kalte Desserts

Kühl, cremig, verführerisch, mild – das sind nur einige Wörter, die einem in den Sinn kommen, wenn man an kalte Schokoladendesserts denkt. Die Desserts in diesem Kapitel vereinen all diese Attribute auf vollendete Weise.

Einige Desserts sind überraschend schnell und einfach zuzubereiten, während andere mehr Aufwand erfordern. Doch das Beste an diesen Desserts: Die meisten können schon vorher zubereitet werden, manche sogar Tage zuvor. Nur noch eine rasche Garnierung fehlt kurz vor dem Servieren. Selbst die gebackene Eistorte kann im Vorfeld zubereitet werden und muss vor dem Servieren nur noch rasch in den Backofen.

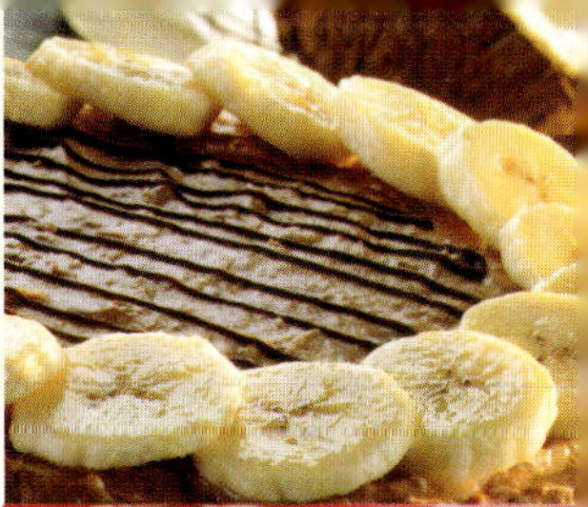
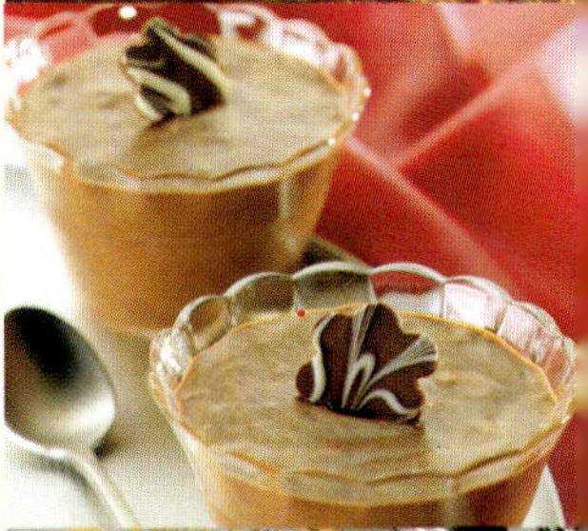
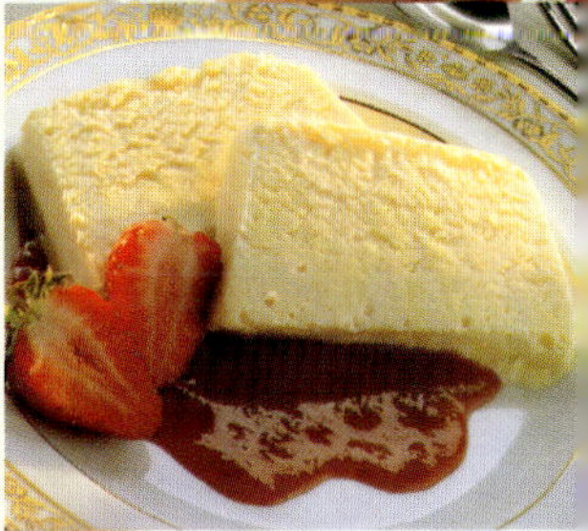
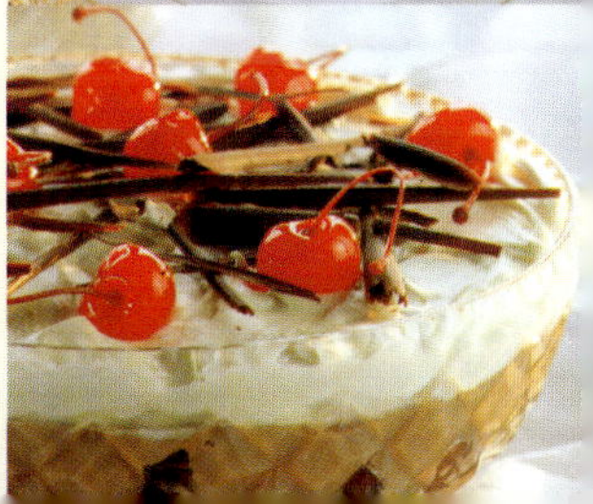

Schokoladen-Minz-Dessert

Für 6 Personen

ZUTATEN

300 ml süße Sahne
150 g Sahnequark
25 g Puderzucker
1 EL Crème de Menthe
175 g Zartbitterschokolade
Schokolade, zum Garnieren

1 Die Sahne in eine Schüssel gießen und mit dem elektrischen Handrührer steif schlagen.

2 Sahnequark und Puderzucker unterheben. Ein Drittel der Mischung in eine kleine Schüssel geben und mit der Crème de Menthe verrühren. Die Zartbitterschokolade schmelzen und unter die restliche Mischung heben.

3 Die Quarkmischungen abwechselnd in Serviergläser schichten und ganz leicht verrühren, um einen Marmoreffekt zu erzielen. Bis zum Servieren in den Kühlschrank stellen.

4 Für die Garnierung die Schokolade im Wasserbad schmelzen, eine Tüte aus Backpapier drehen und die Spitze abschneiden, dann mit der Schokolade füllen.

5 Sterne, Blumen oder andere dekorative Muster auf einen Bogen Backpapier spritzen. Für leicht gebogene Verzierungen ein Nudelholz mit Backpapier bedecken (mit Tesafilm festkleben) und die Muster darauf spritzen. Fest werden lassen und vorsichtig vom Papier abziehen.

6 Die Desserts entweder unmittelbar vor dem Servieren mit der Schokolade dekorieren oder fertig dekoriert bis zum Servieren im Kühlschrank aufbewahren.

TIPP

Sie können die Muster auch zunächst mit einem Stift auf das Backpapier zeichnen, dann das Papier umdrehen und mit der Schokolade die Linien nachziehen.

2

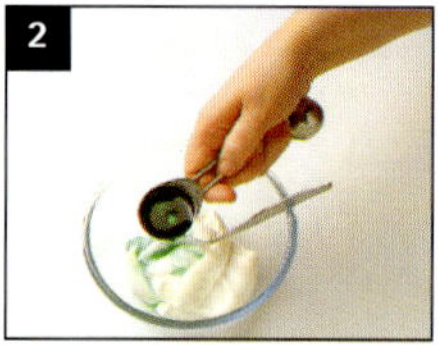

5

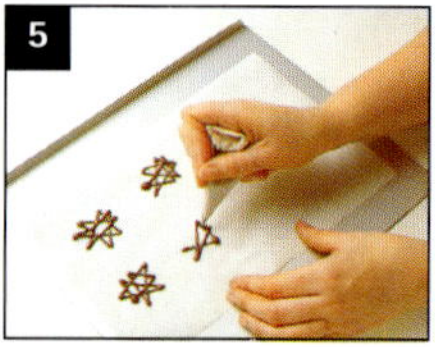

5

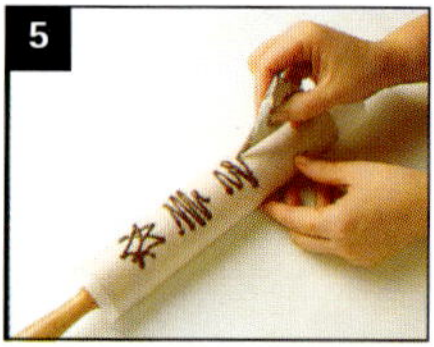

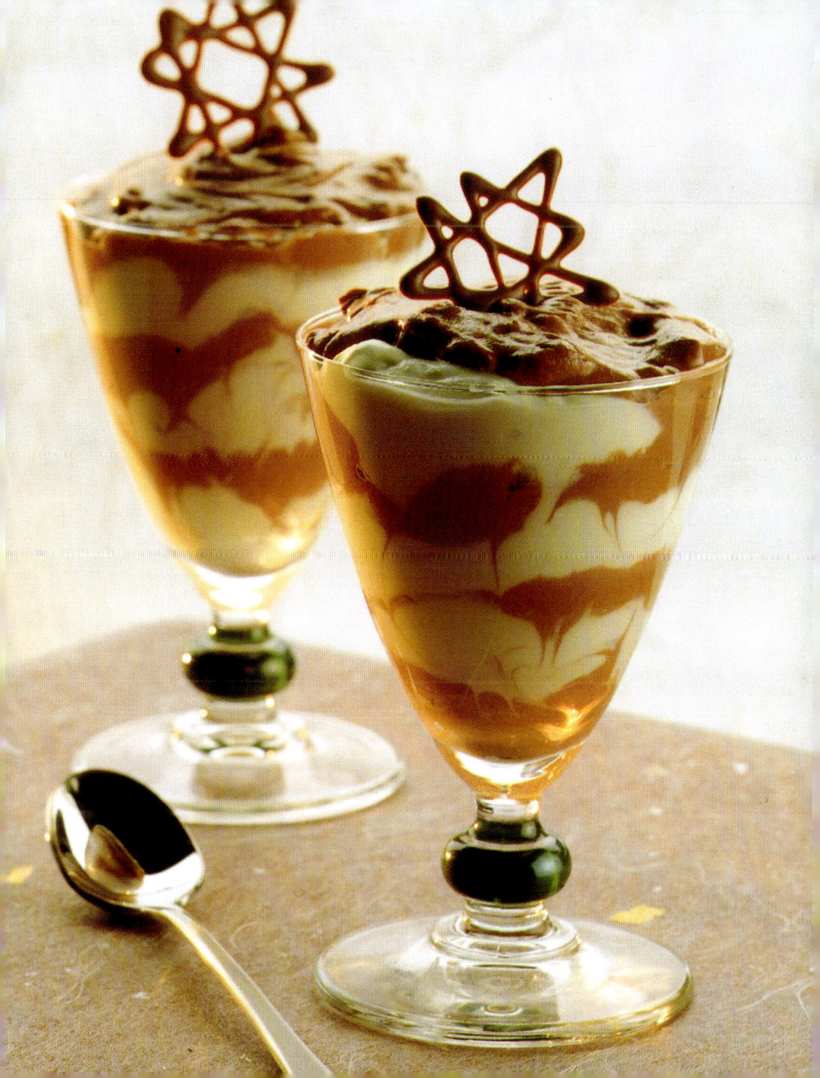

Schokoladen-Rum-Töpfchen

Für 6 Personen

ZUTATEN

225 g Zartbitterschokolade
4 Eier, getrennt
75 g Zucker

4 EL brauner Rum
4 EL Crème double

GARNIERUNG:
etwas Schlagsahne
Schokoladengarnierungen (s. S. 176)

1 Die Schokolade schmelzen und leicht abkühlen lassen.

2 Eigelb und Zucker zu einer hellen und schaumigen Masse schlagen (5 Minuten mit dem elektrischen Handrührer, etwas länger per Hand).

3 Schokolade, Rum und Crème double sorgfältig unter die Mischung heben.

4 Das Eiweiß steif schlagen, bis der Eischnee beim Anheben des Handrührers steife Spitzen bildet. In 2 Portionen vorsichtig unter die Schokoladenmischung heben. Auf 6 Servierschalen verteilen und für mindestens 2 Stunden in den Kühlschrank stellen.

5 Mit Schokoladengarnierungen verzieren und mit Schlagsahne servieren.

VARIATION

Wenn Sie mögen, können Sie anstelle des Rums auch Weinbrand verwenden.

TIPP

Achten Sie unbedingt darauf, dass Sie das Eiweiß in einer vollständig sauberen und vor allem fettfreien Schüssel schlagen, da schon die kleinste Fettspur das Steifwerden verhindert.

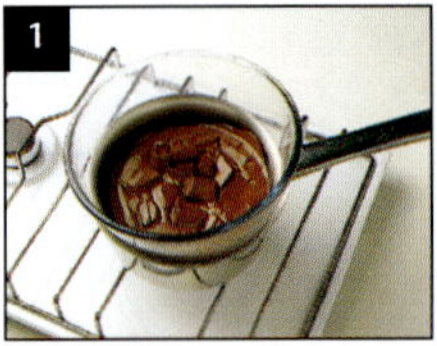
1

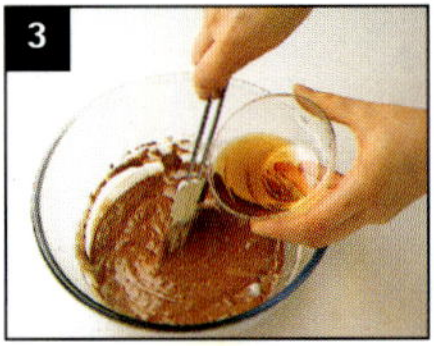
3

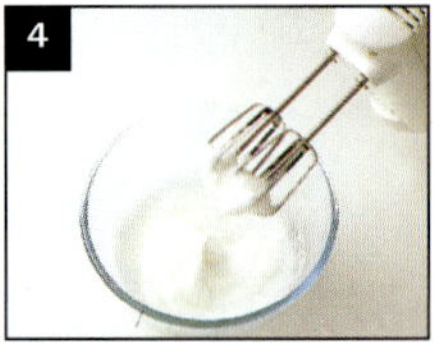
4

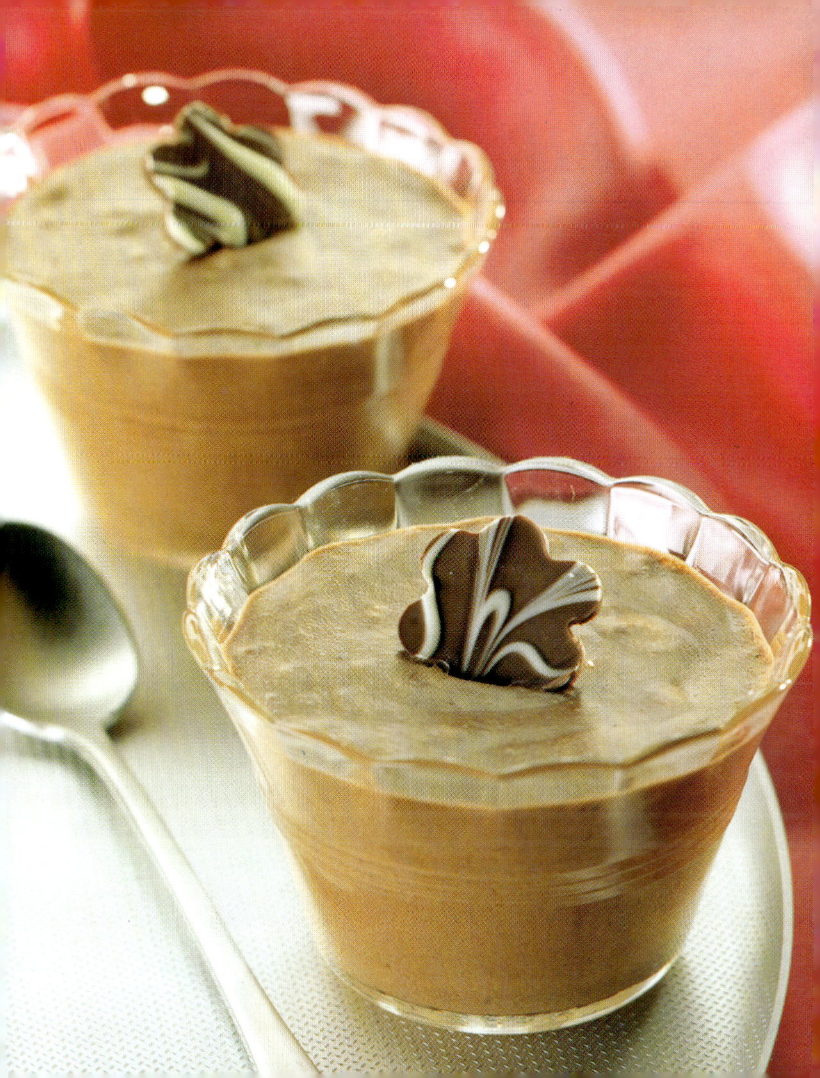

Schokoladen-Vanille-Creme

Für 4 Personen

ZUTATEN

450 g Crème double
75 g Zucker
1 Vanilleschote

200 g Crème fraîche
2 TL Gelatine
3 EL Wasser
50 g Zartbitterschokolade

SCHOKO-GARNIERUNGEN:
weiße Schokolade, geschmolzen
Zartbitterschokolade, geschmolzen

1 Crème double und Zucker in einem Topf verrühren und erhitzen. Die Vanilleschote längs aufschlitzen und zugeben. Den Zucker zugeben, unter Rühren auflösen und alles aufkochen. Die Hitze reduzieren und 2–3 Minuten leise köcheln.

2 Den Topf vom Herd nehmen, die Vanilleschote entfernen und die Crème fraîche einrühren.

3 Die Gelatine in das Wasser einstreuen und quellen lassen, im Wasserbad auflösen und unter die Sahnemischung rühren. Die Hälfte der Mischung in eine andere Rührschüssel geben und beiseite stellen.

4 Die Zartbitterschokolade schmelzen und unter eine Hälfte der Sahnemischung rühren. Diese auf 4 Serviergläser verteilen und 10–15 Minuten in den Kühlschrank stellen, bis sie eben fest geworden ist. Die Vanillemischung derweil auf Zimmertemperatur halten.

5 Die Vanillemischung auf die Schokoladenschicht gießen und wieder in den Kühlschrank stellen.

6 Unterdessen für die Garnierung Backpapier zu einer Tüte drehen und die Spitze abschneiden, die weiße Schokolade hineinfüllen. Die Zartbitterschokolade dünn auf einem Bogen Backpapier auftragen und mit der weißen Schokolade Linien darüber spritzen. Mit einem Holzspieß marmorieren. Mit einem Plätzchenausstecher Herzen oder andere Formen ausstechen. In den Kühlschrank stellen, bis sie fest geworden sind, und die Desserts vor dem Servieren damit dekorieren.

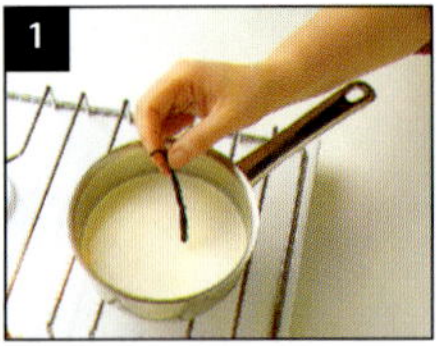
1

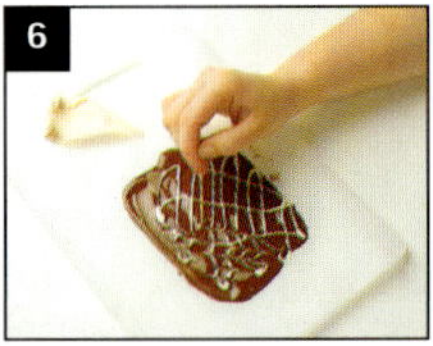
6

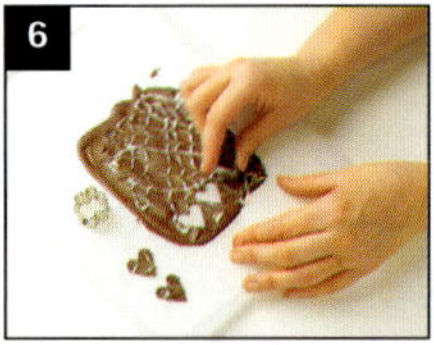
6

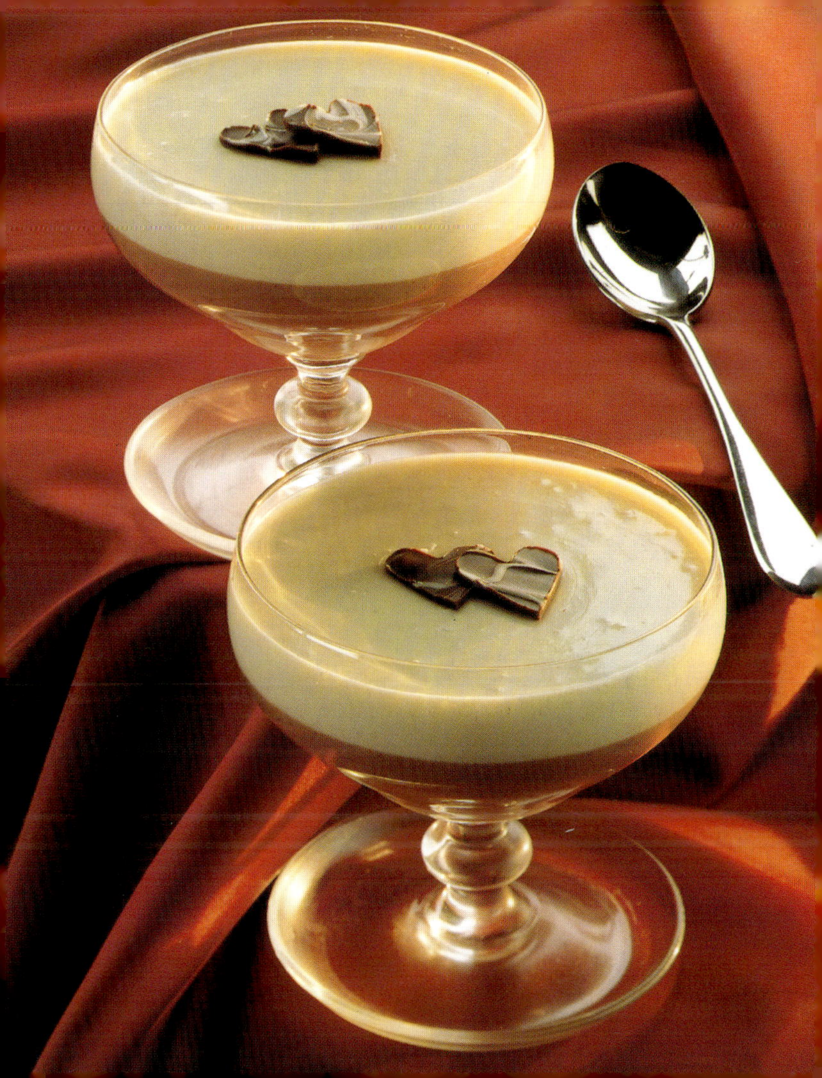

Schokoladen-Haselnuss-Töpfchen

Für 6 Personen

ZUTATEN

2 Eier
2 Eigelb
15 g Zucker
1 TL Speisestärke

600 ml Milch
75 g Zartbitterschokolade
4 EL Nuss-Nougat-Creme

GARNIERUNG:
geriebene Schokolade oder große Schokoladenspäne (s. S. 66)

1 Eier, Eigelb, Zucker und Speisestärke sorgfältig mischen. Die Milch fast bis zum Siedepunkt erhitzen.

2 Die Milch unter die Eimischung gießen, dabei kräftig schlagen. Die Nuss-Nougat-Creme in einem heißen Wasserbad schmelzen und unter die Masse rühren.

3 Die Mischung in 6 kleine hitzebeständige Förmchen gießen und mit Alufolie abdecken. Die Förmchen in eine Backform stellen. Kochendes Wasser in die Form gießen, bis die Förmchen zur Hälfte im Wasser stehen.

4 Im vorgeheizten Backofen bei 170 °C 35–40 Minuten backen, bis die Masse fest wird. Aus der Form nehmen und abkühlen lassen. Bis zum Verzehr in den Kühlschrank stellen. Mit geriebener Schokolade oder Schokoladenspänen garnieren und servieren.

TIPP

Traditionell wird dieses Gericht in kleinen Cremeförmchen zubereitet. Ramequin-Förmchen sind besonders geeignet. Sie können aber auch eine große Form verwenden, dann aber 1 Stunde backen.

TIPP

Die Alufolie verhindert, dass sich eine Haut auf der Creme bildet.

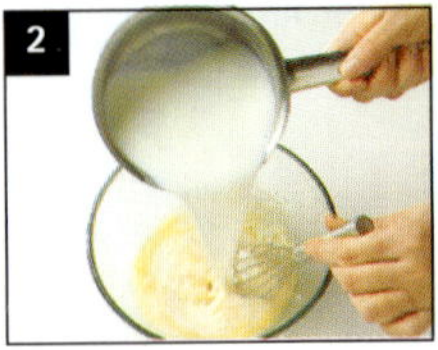

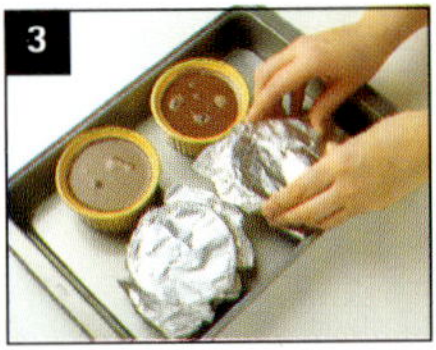

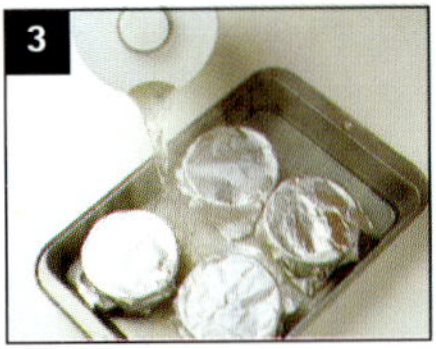

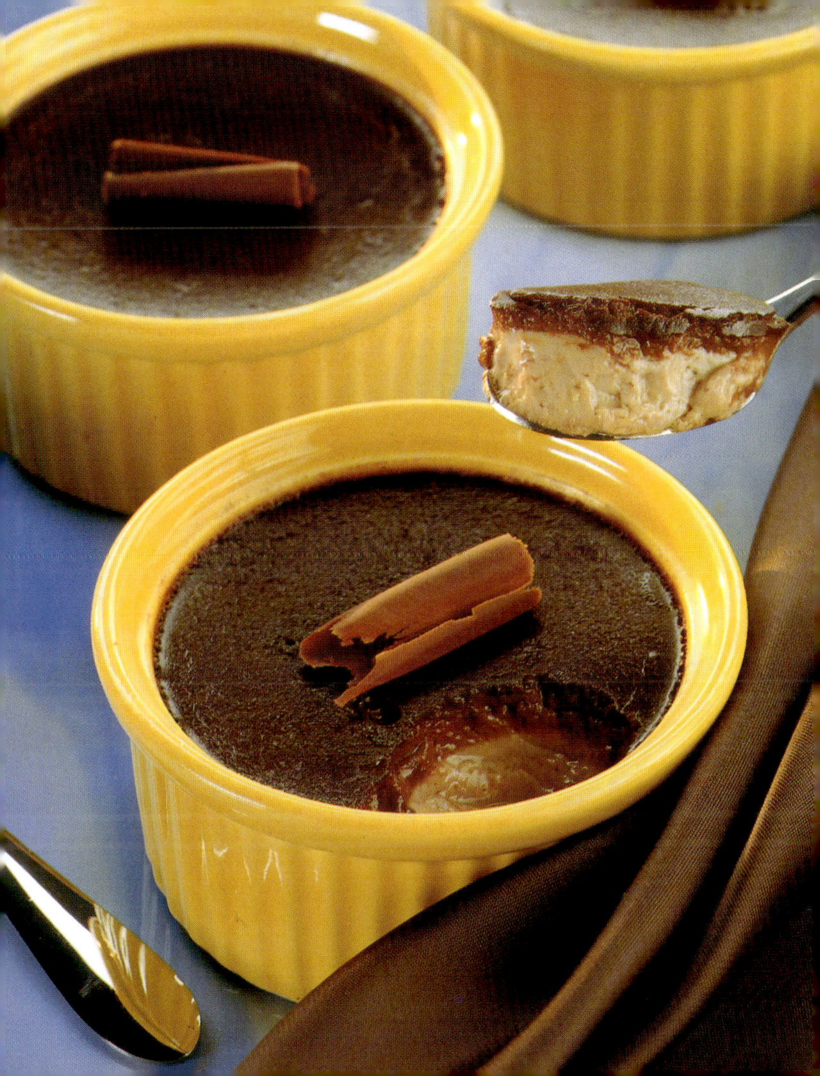

Mokkacreme

Für 4 Personen

ZUTATEN

225 g Zartbitterschokolade
1 EL Instantkaffee
300 ml kochendes Wasser
1 Päckchen Gelatine
3 EL kaltes Wasser
5 Tropfen Vanillearoma
1 EL Kaffeelikör (nach Geschmack)
300 ml süße Sahne
4 Schokoladen-Kaffeebohnen
8 Amarettini

1 Die Schokolade in kleine Stücke brechen und mit dem Kaffee in einen Topf geben. Das Wasser zugießen und bei schwacher Hitze rühren, bis die Schokolade geschmolzen ist.

2 Die Gelatine in das kalte Wasser streuen und quellen lassen, dann unter die heiße Schokoladenmischung rühren, bis sie sich aufgelöst hat.

3 Vanillearoma und eventuell Kaffeelikör zugießen. An einem kühlen Ort stehen lassen, bis die Masse einzudicken beginnt, dabei von Zeit zu Zeit aufschlagen.

4 Die Sahne steif schlagen, ein wenig für die Garnierung zurückbehalten und den Rest unter die Mischung heben. In Dessertschalen füllen und fest werden lassen.

5 Mit der restlichen Sahne und den Kaffeebohnen garnieren und servieren. Die Amarettini dazu reichen.

TIPP

Sie können dieses Dessert auch in einer großen Schale anrichten.

VARIATION

Für ein delikates Mandelaroma ersetzen Sie den Kaffeelikör durch Mandellikör, wie z. B. Amaretto.

1
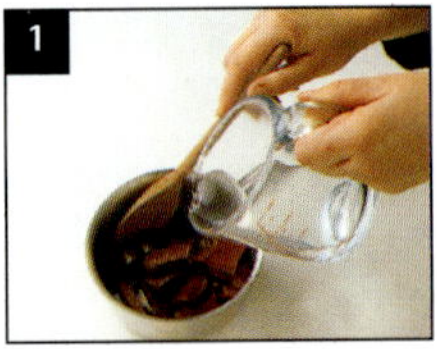

2
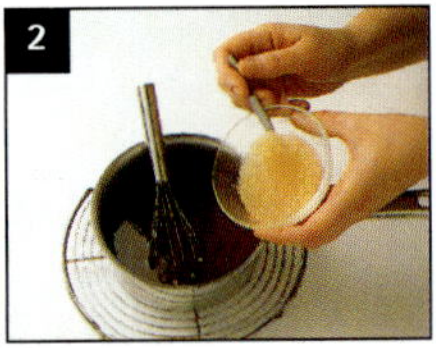

4
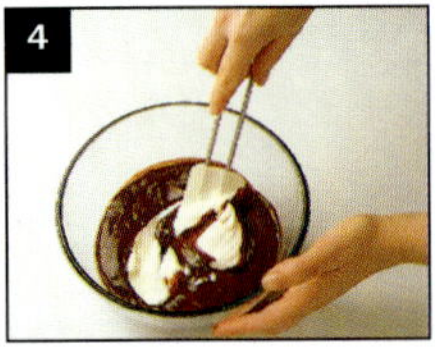

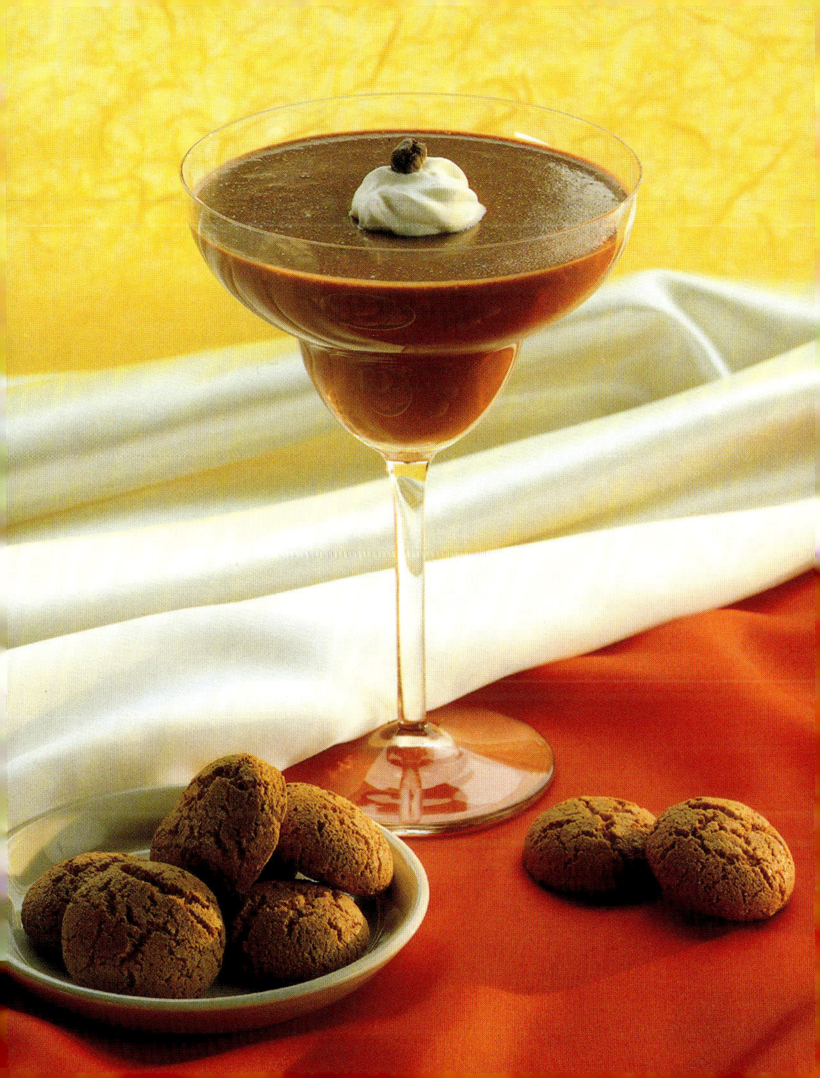

Dreierlei Schokoladenmousse

Für 8 Personen

ZUTATEN

3 Eier
1 TL Speisestärke
50 g Zucker
300 ml Milch

1 Päckchen Gelatine
3 EL Wasser
300 ml süße Sahne
75 g Zartbitterschokolade

75 g weiße Schokolade
75 g Vollmilchschokolade
Schokoladenspäne, zum Garnieren (s. S. 208)

1 Eine Kastenform (850 ml) mit Backpapier auslegen. Die Eier trennen und jedes Eiweiß in ein separates Schüsselchen geben. Eigelb und Zucker in einer großen Schüssel sorgfältig mixen. Die Milch unter Rühren vorsichtig aufkochen. Die Milch allmählich zum Eigelb gießen, dabei immer kräftig schlagen.

2 Die Schüssel in ein heißes Wasserbad stellen und rühren, bis die Mischung eingedickt ist.

3 Gelatine und Wasser in eine Schüssel geben und quellen lassen. Im heißen Wasserbad unter Rühren auflösen. Unter die Eimischung rühren und abkühlen lassen.

4 Die Sahne schlagen und vorsichtig unter die Mischung heben. Die Mischung in 3 Portionen teilen. Die 3 Schokoladensorten getrennt schmelzen. Die Zartbitterschokolade mit einer Portion der Eimischung verrühren. Ein Eiweiß steif schlagen und unter die Zartbitter-Ei-Creme heben. In die Backform füllen und glatt streichen. In den Kühlschrank stellen (an die kälteste Stelle) und fest werden lassen.

5 Die weiße Schokolade mit der zweiten Portion der Eimischung verrühren. Das zweite Eiweiß steif schlagen und unterheben. Auf die erste Mousseschicht gießen und rasch kalt stellen. Den Vorgang mit der Vollmilchschokolade wiederholen und fest werden lassen. Zum Servieren vorsichtig auf einen Servierteller stürzen und mit Schokoladenspänen garnieren.

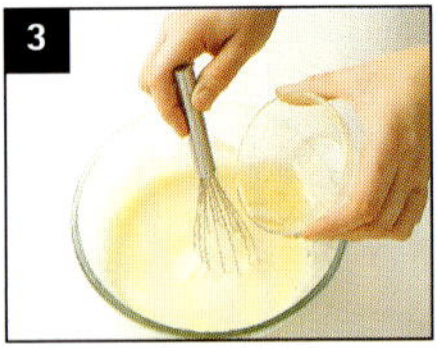

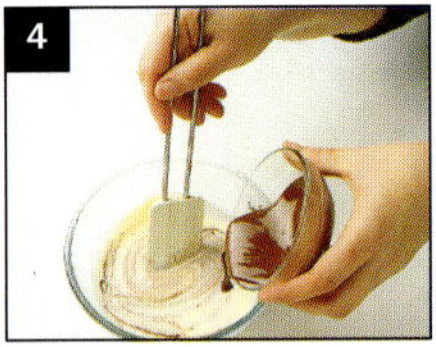

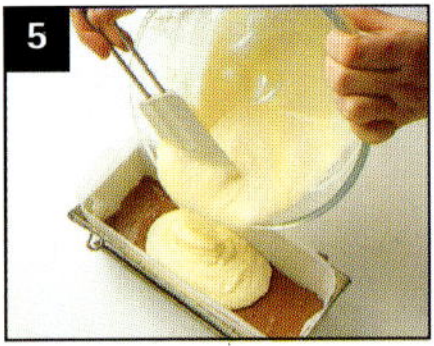

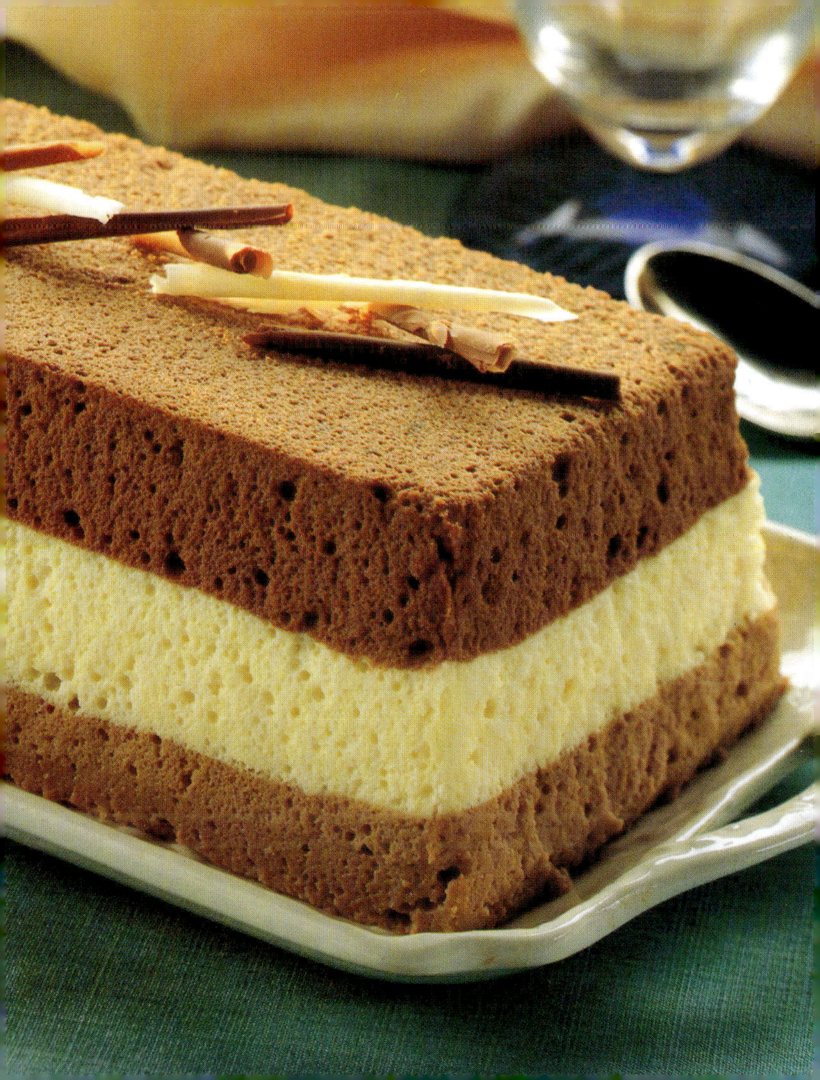

Schokoladen-Marquise

Für 6 Personen

ZUTATEN

200 g Zartbitterschokolade
100 g Butter
3 Eigelb
75 g Zucker
1 TL Schokoladenlikör
300 ml süße Sahne

ZUM SERVIEREN:
Kakaopulver, zum Bestäuben
Früchte, in Schokolade getaucht (s. S. 64)
Crème fraîche

1 Die Schokolade in kleine Stücke brechen und mit der Butter im Wasserbad bei schwacher Hitze schmelzen, vom Herd nehmen und abkühlen lassen.

2 Eigelb und Zucker zu einer hellen, schaumigen Masse schlagen, dann unter ständigem Rühren die abgekühlte Schokoladenmischung und den Schokoladenlikör zugeben.

3 Die Sahne gerade steif schlagen und die Schokoladenmischung unterheben. Auf 6 Keramik- oder Metallförmchen verteilen und für mindestens 2 Stunden in den Kühlschrank stellen.

4 Die Desserts zum Servieren auf Teller stürzen – wenn Sie damit Schwierigkeiten haben, die Förmchen zuvor ein paar Sekunden in heißes Wasser tauchen. Zum Servieren mit Kakaopulver bestäuben, dazu in Schokolade getauchte Früchte und Crème fraîche reichen.

TIPP

Die Crème fraîche bildet einen ausgezeichneten Kontrast zu diesem Dessert. Für einen Kontrapunkt sorgen in weiße Schokolade getauchte Früchte.

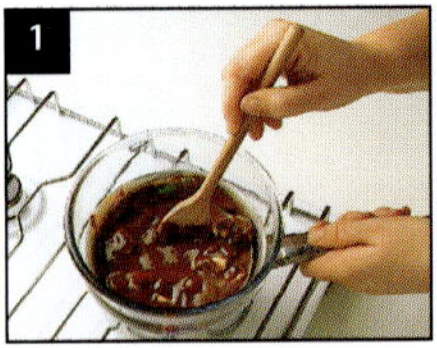

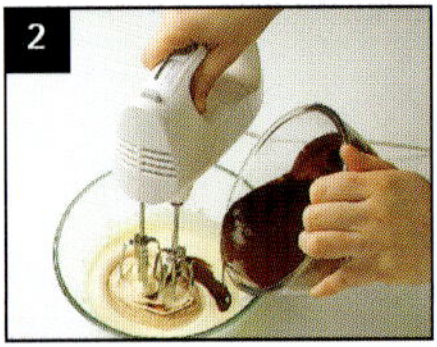

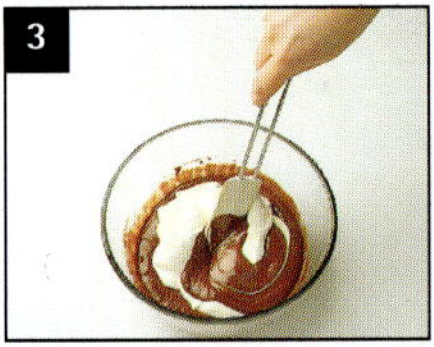

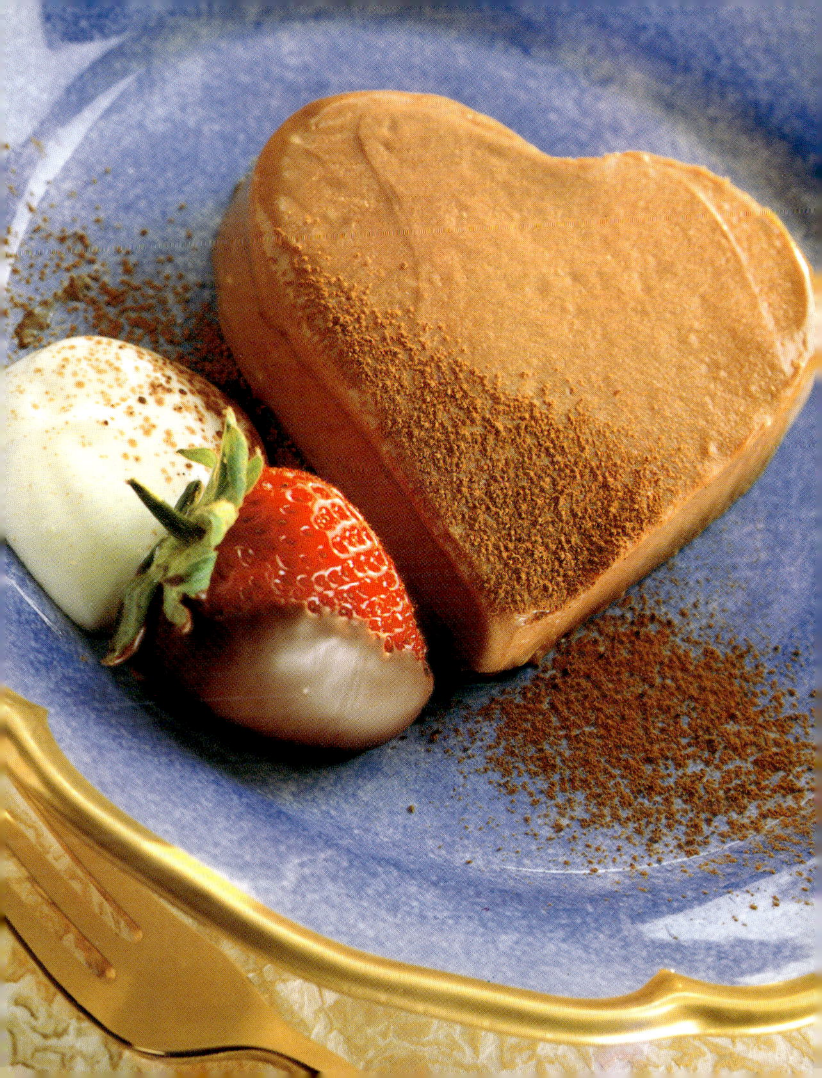

Eis aus weißer Schokolade

Für 8–10 Personen

ZUTATEN

2 EL Hagelzucker
5 EL Wasser
300 g weiße Schokolade
3 Eier, getrennt
300 ml süße Sahne

1 Eine Kastenform (850 ml) so glatt wie möglich mit Alufolie oder Frischhaltefolie auslegen.

2 Den Hagelzucker unter Rühren bei schwacher Hitze in dem Wasser auflösen. Zum Kochen bringen und 1–2 Minuten sprudelnd zu Sirup einkochen, dann den Topf vom Herd nehmen.

3 Die weiße Schokolade in kleine Stücke brechen und unter Rühren in dem Sirup auflösen. Leicht abkühlen lassen.

4 Das Eigelb kräftig in die Schokoladenmischung einrühren und diese völlig abkühlen lassen.

5 Die Sahne schlagen und unter die Schokoladenmischung heben.

6 Das Eiweiß steif schlagen, bis der Eischnee beim Anheben des Handrührers Spitzen bildet, dann unter die Schokoladenmischung heben. In die Form geben und über Nacht in die Gefriertruhe stellen.

7 Zum Servieren 10–15 Minuten vorher aus der Gefriertruhe nehmen, auf einen Servierteller stürzen und in dünne Scheiben schneiden.

TIPP

Für eine Coulis 225 g weiches Obst Ihrer Wahl – Erdbeeren, Johannisbeeren, Himbeeren oder Mangos sind ideal – mit 1–2 Esslöffeln Puderzucker im Mixer pürieren. Eventuell durch ein Sieb streichen, um Kerne oder Samen zu entfernen. Bis zum Servieren in den Kühlschrank stellen.

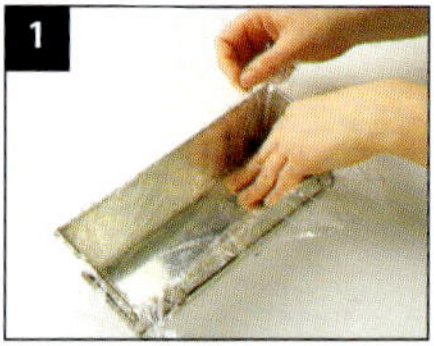

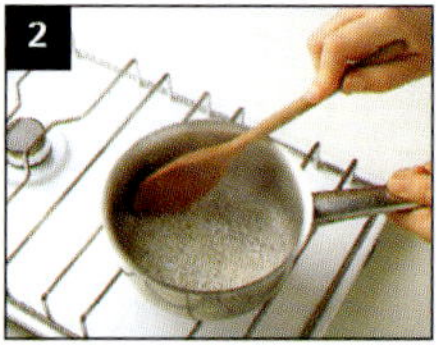

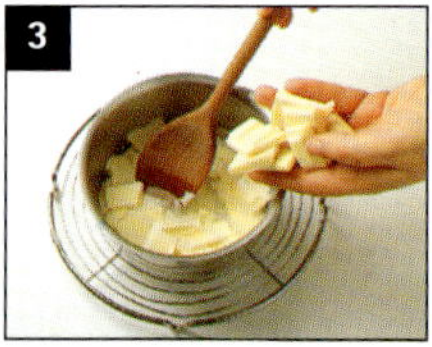

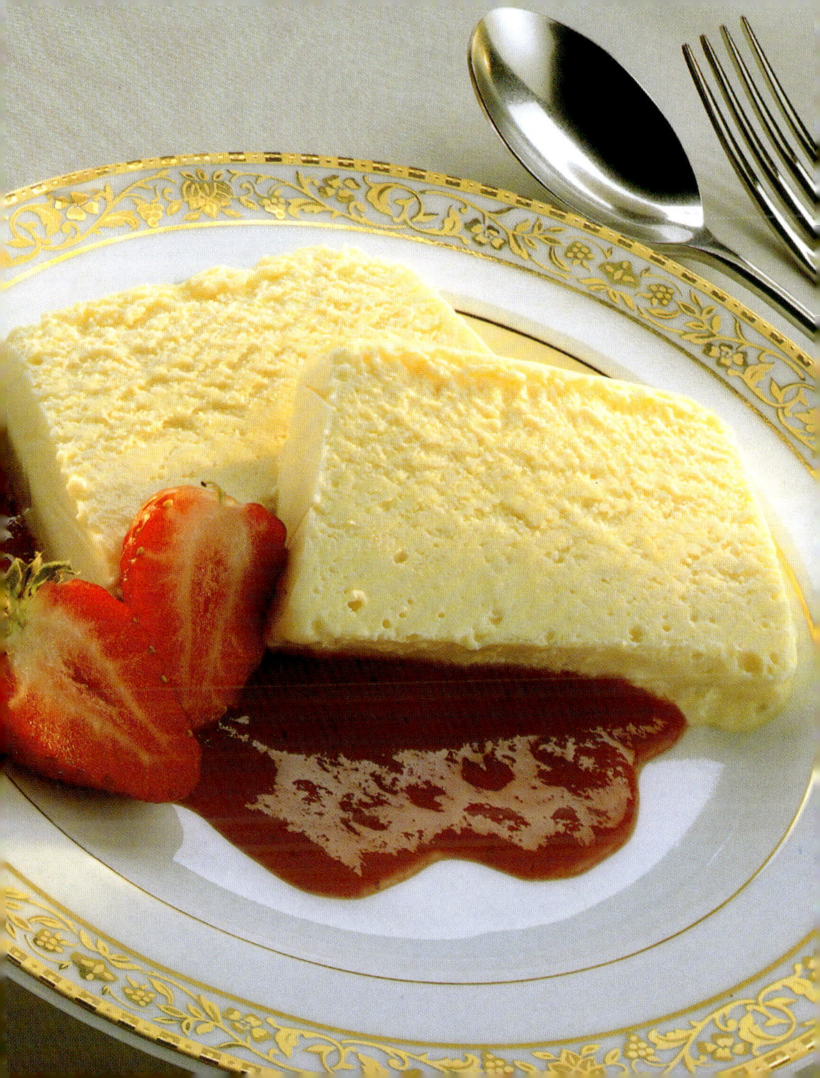

Schokoladen-Bananen-Eisbecher

Für 4 Personen

ZUTATEN

SCHOKOLADENSAUCE:
60 g Zartbitterschokolade
4 EL heller Sirup
15 g Butter
1 EL Weinbrand oder Rum
(nach Geschmack)

EISBECHER:
4 Bananen
150 ml süße Sahne
8–12 Kugeln gutes Vanilleeis
75 g gehackte Mandeln, geröstet
geriebene Schokolade,
zum Bestreuen
4 Eiswaffeln

1 Für die Schokoladensauce die Schokolade in kleine Stücke brechen und mit Sirup und Butter in eine hitzebeständige Schüssel geben. Im heißen Wasserbad rühren, bis die Schokolade geschmolzen und alles gut vermischt ist. Vom Herd nehmen und eventuell Weinbrand oder Rum unterrühren.

2 Die Bananen in Scheiben schneiden und die Sahne steif schlagen. Je 1 Kugel Vanilleeis in 4 große Eisbecher geben. Bananenscheiben, etwas Schokoladensauce, 1 Esslöffel Sahne und einige Mandeln darauf geben.

3 In dieser Reihenfolge weiter schichten, dabei mit Sahne abschließen. Mit Mandeln und etwas geriebener Schokolade bestreuen. Mit den Eiswaffeln servieren.

VARIATION

Sie können auch je eine Kugel Vanille- und Schokoladeneis verwenden.

VARIATION

Für das traditionelle Banana-Split die Banane längs halbieren und mit 2 Eiskugeln in der Mitte in eine Schale legen. Sahne und Mandeln darüber geben. Mit der Schokoladensauce übergießen.

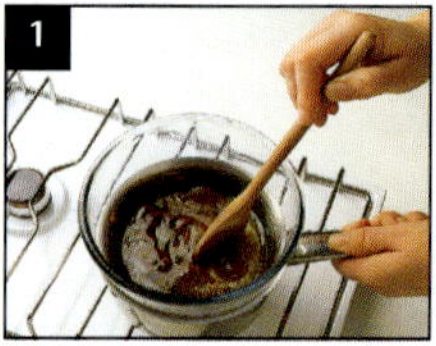

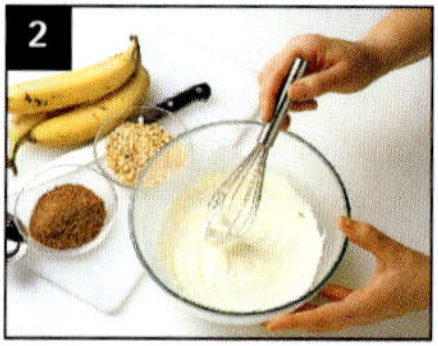

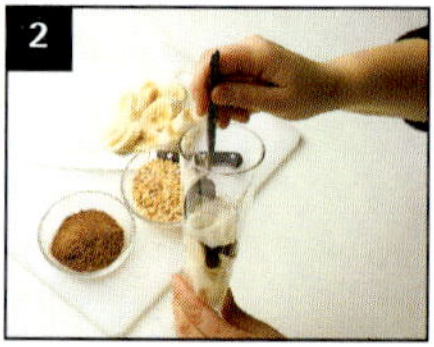

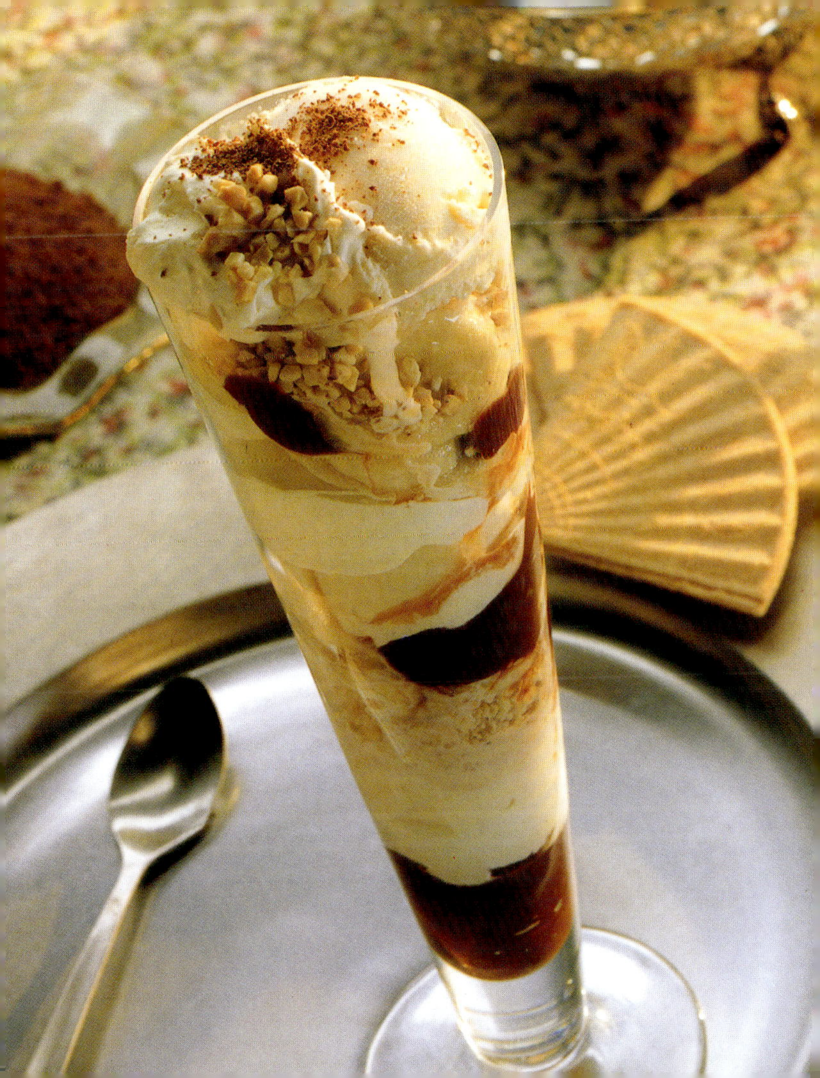

Schokoladeneis im Körbchen

Für 6–8 Personen

ZUTATEN

EISCREME:
1 Ei
3 Eigelb
90 g Zucker
300 ml Milch
250 g Zartbitterschokolade
300 ml süße Sahne

SCHOKOLADENKÖRBCHEN:
100 g Zartbitterschokolade

1 Ei, Eigelb und Zucker zu einer hellen, schaumigen Masse aufschlagen. Die Milch fast aufkochen.

2 Unter ständigem Rühren die Milch zur Eimischung gießen. Die Masse im Wasserbad rühren und eindicken lassen, bis sie am Rücken eines Holzlöffels haften bleibt.

3 Die Schokolade in Stücke brechen und unter Rühren in der Masse auflösen. Mit angefeuchtetem Backpapier abdecken und abkühlen lassen.

4 Die Sahne schlagen und unter die abgekühlte Mischung heben. In eine Gefrierdose füllen und für 1–2 Stunden in die Gefriertruhe stellen, bis die Mischung etwa 2,5 cm um den Rand gefroren ist.

5 Die Eiscreme in eine Rührschüssel löffeln und im Mixer glatt rühren, dann erneut einfrieren.

6 Für die Schokoladenkörbchen eine Muffin-Form umdrehen und 6 Förmchen von hinten mit Frischhaltefolie überziehen. Die Schokolade schmelzen. Ein Stück Backpapier zu einer Tüte drehen und die Spitze abschneiden, die Schokolade hineingeben.

7 Einen Kreis Schokolade rund um jede Form spritzen, dann kreuz und quer Linien darüber ziehen, bis sich eine körbchenartige Struktur ergibt. Vorsichtig eine zweite Schicht darüber spritzen und noch eine Linie um die Basis herum ziehen. Zum Festwerden in den Kühlschrank stellen, dann von der Form heben und die Folie abziehen. Mit Eis füllen und servieren.

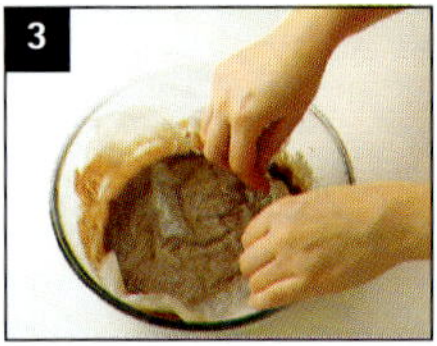
3

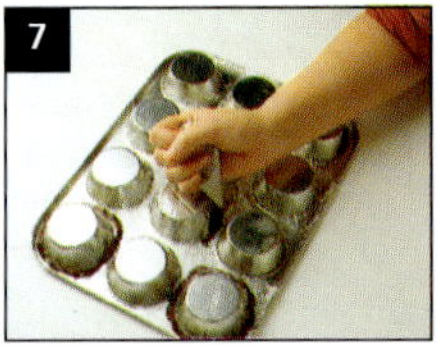
7

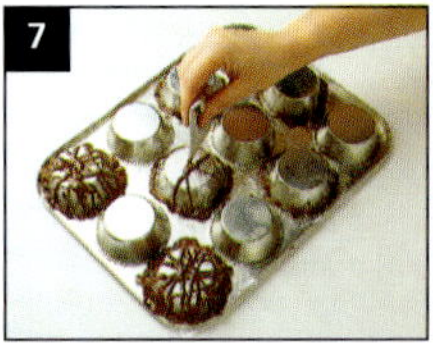
7

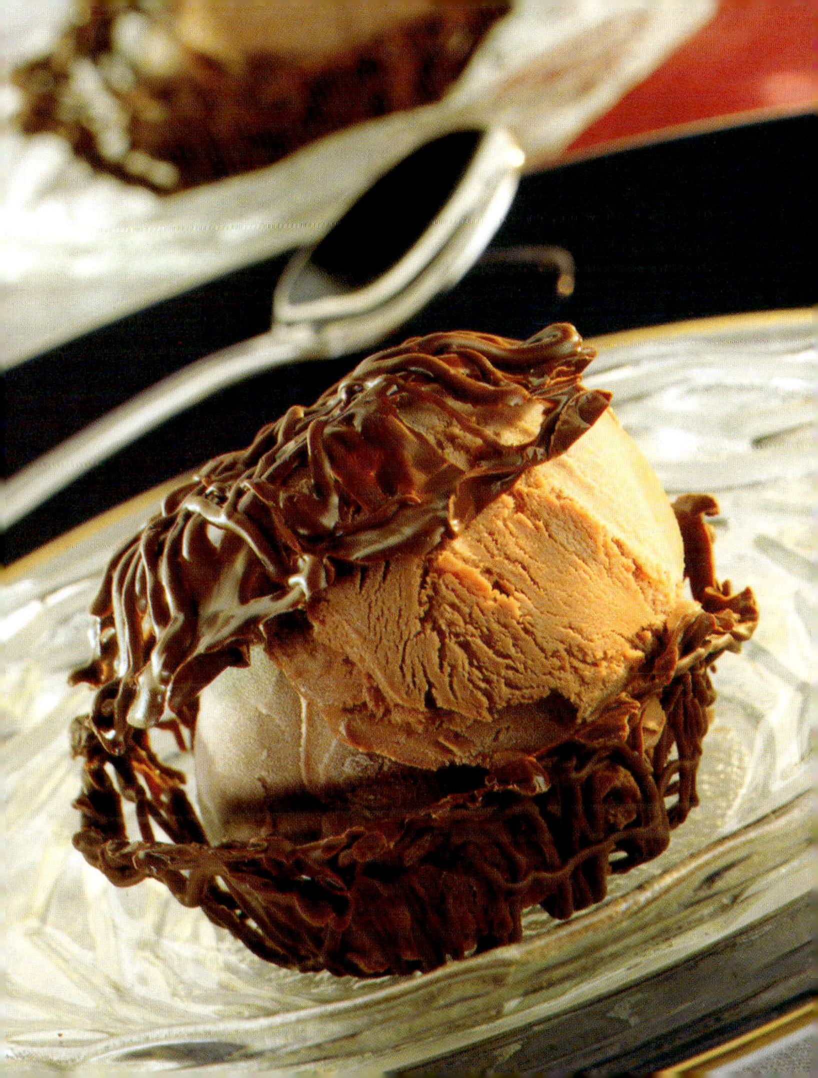

Gebackene Eistorte

Für 6 Personen

ZUTATEN

2 Eier
50 g Zucker

40 g Mehl
15 g Kakaopulver

3 Eiweiß
150 g Zucker
1 l gutes Schokoladeneis

1 Eine Springform (20 cm Ø) leicht einfetten und den Boden mit Backpapier auslegen.

2 Eier und 4 Esslöffel Zucker schaumig aufschlagen. Mehl und Kakaopulver sieben und vorsichtig einrühren.

3 Den Teig in die Form füllen und im vorgeheizten Backofen bei 220 °C 7 Minuten backen, bis der Kuchen beim Andrücken leicht nachgibt. Auf ein Kuchengitter heben und abkühlen lassen.

4 Das Eiweiß steif schlagen. Unter Rühren allmählich den restlichen Zucker zugeben, bis der Eischnee fest und glänzend ist.

5 Den Biskuitboden auf ein Backblech legen. Das Schokoladeneis in der Mitte des Kuchenbodens aufhäufen.

6 Den Eischnee über das Eis spritzen oder streichen, das Eis muss vollständig bedeckt sein. (Jetzt kann die Torte tiefgefroren werden.)

7 Wieder in den Ofen stellen und 5 Minuten backen, bis das Baiser oben goldbraun ist. Sofort servieren.

TIPP

Eine Coulis aus schwarzen Johannisbeeren schmeckt köstlich dazu. Einige Johannisbeeren in etwas Orangensaft aufkochen, pürieren, durch ein Sieb streichen und etwas süßen.

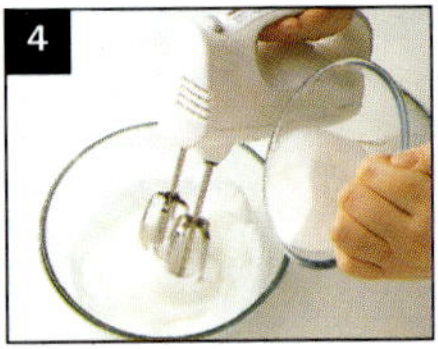

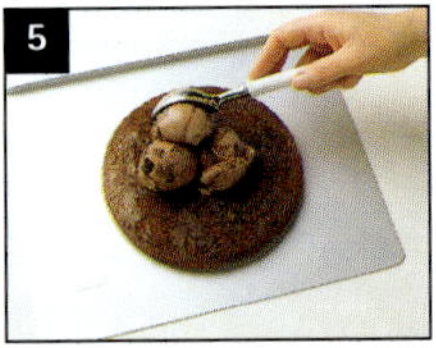

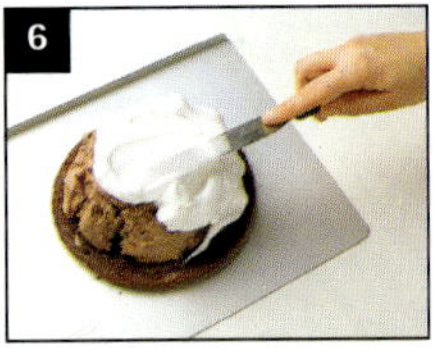

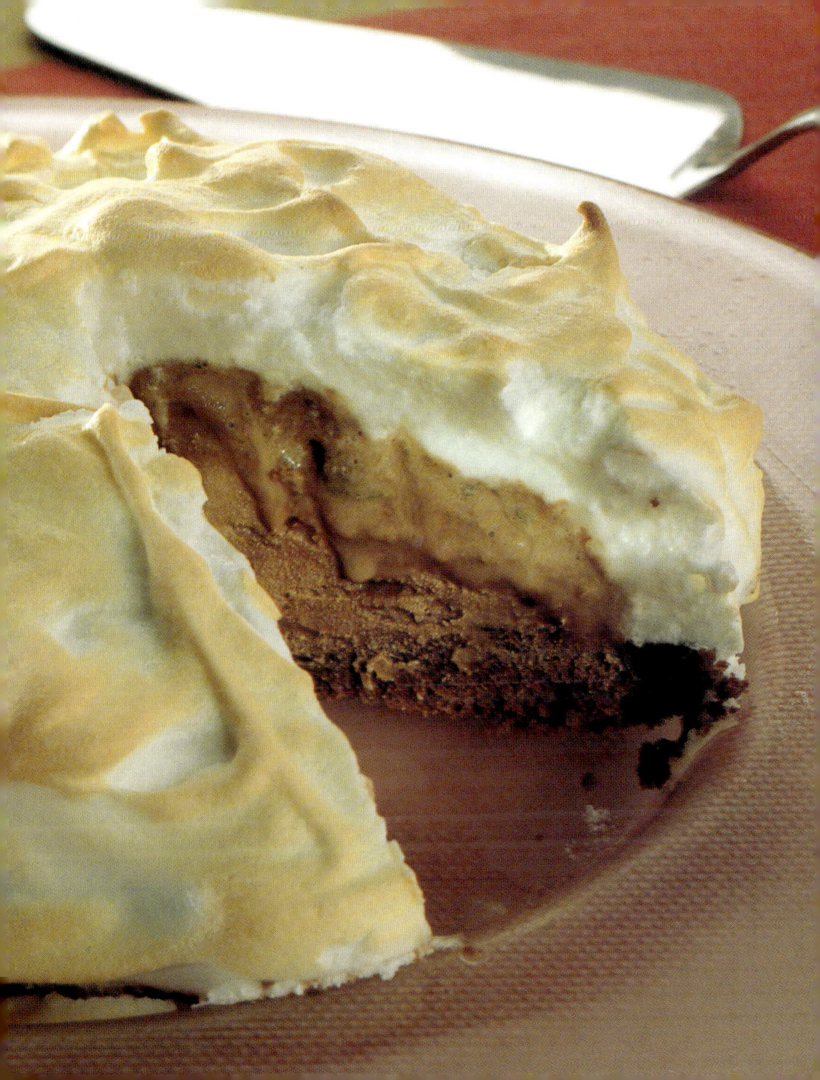

Weißes Schokoladeneis in Biskuitschalen

Für 6 Personen

ZUTATEN

EISCREME:
1 Ei
1 Eigelb
40 g Zucker
150 g weiße Schokolade
300 ml Milch
150 ml süße Sahne

BISKUITSCHALEN:
1 Eiweiß
50 g Zucker
15 g Mehl, gesiebt
15 g Kakaopulver, gesiebt
25 g Butter, zerlassen

1 Zwei Backbleche mit Backpapier auslegen. Für das Eis Ei, Eigelb und Zucker vermischen. Die Schokolade in Stücke brechen und mit 3 Esslöffeln Milch in eine Schüssel geben. Im Wasserbad schmelzen. Die Milch fast aufkochen und die Eimischung unterrühren. Im heißen Wasserbad rühren, bis die Mischung eingedickt ist und am Rücken eines Holzlöffels haften bleibt. Die Schokolade unterrühren. Mit feuchtem Backpapier abdecken und fest werden lassen.

2 Die Sahne schlagen und unter die Mischung heben. In eine Tiefkühldose füllen und für 1–2 Stunden ins Tiefkühlfach stellen. In eine Schüssel füllen und weich rühren. Fest frieren lassen.

3 Eiweiß und Zucker vermischen. Mehl und Kakao unterrühren, dann die Butter. Je 1 Esslöffel Teig auf ein Backblech geben und zu 12 cm großen Kreisen ausbreiten. Im vorgeheizten Backofen bei 200 °C 4–5 Minuten backen. Vom Blech nehmen und auf umgekehrte Tassen stülpen. Nach dem Festwerden auf einem Kuchengitter abkühlen lassen. Das Eis in den Schalen servieren.

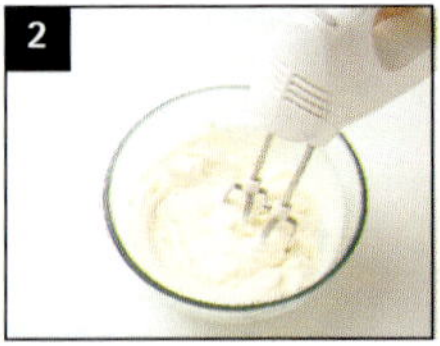
2

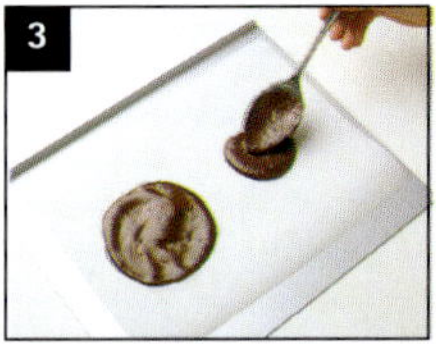
3

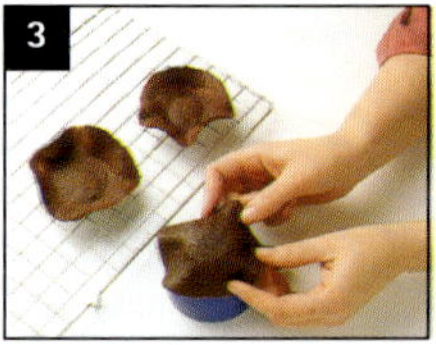
3

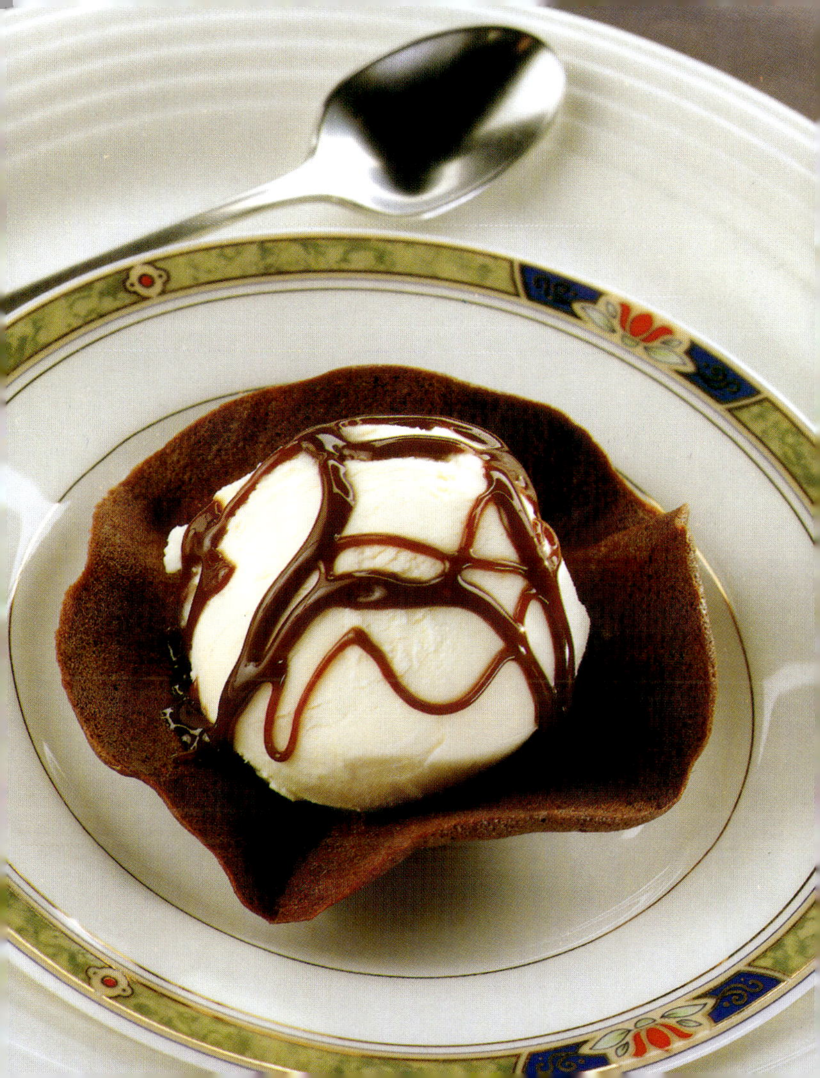

Schokoladenhörnchen mit Ingwer-Kardamom-Creme

Für 6 Personen

ZUTATEN

1 Eiweiß
50 g Zucker
15 g Mehl
15 g Kakaopulver

25 g Butter, zerlassen
50 g Zartbitterschokolade

CREME:
150 ml süße Sahne
1 EL Puderzucker
1/4 TL gemahlener Kardamom
1 Prise geriebener Ingwer
25 g frischer Ingwer, fein gehackt

1 Zwei Backbleche mit Backpapier auslegen. 2 Hörnchenformen leicht einfetten. Für die Hörnchen Eiweiß und Zucker gut vermischen. Mehl und Kakao sieben und unter die Ei-Zucker-Mischung rühren. Die Butter sorgfältig untermischen.

2 1 Esslöffel Teig auf ein Backblech setzen und zu einem 12 cm großen Kreis ausbreiten. Im vorgeheizten Backofen bei 200 °C 5 Minuten backen.

3 Den Biskuitkreis mit einem Palettenmesser rasch vom Blech nehmen und um eine Hörnchenform wickeln. Fest werden lassen und abziehen. Diesen Vorgang für 6 Hörnchen wiederholen.

4 Die Schokolade schmelzen und die Hörnchen mit dem offenen Ende eintauchen. Auf Backpapier legen und fest werden lassen.

5 Für die Creme die Sahne in eine Schüssel gießen, Puderzucker und Gewürze darüber sieben. Die Sahne steif schlagen. Den gehackten Ingwer unterheben und die Hörnchen füllen.

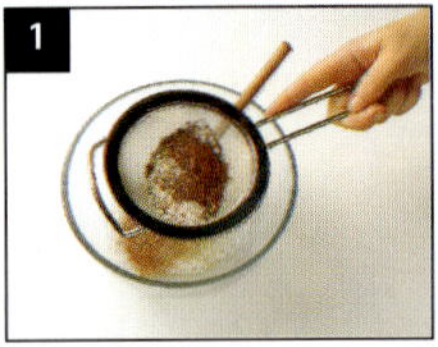

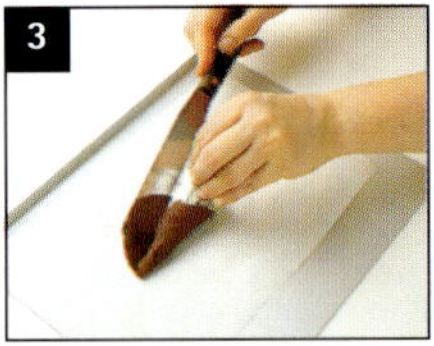

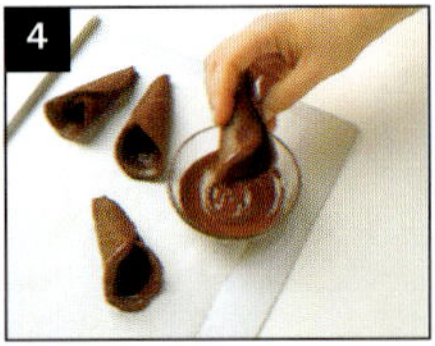

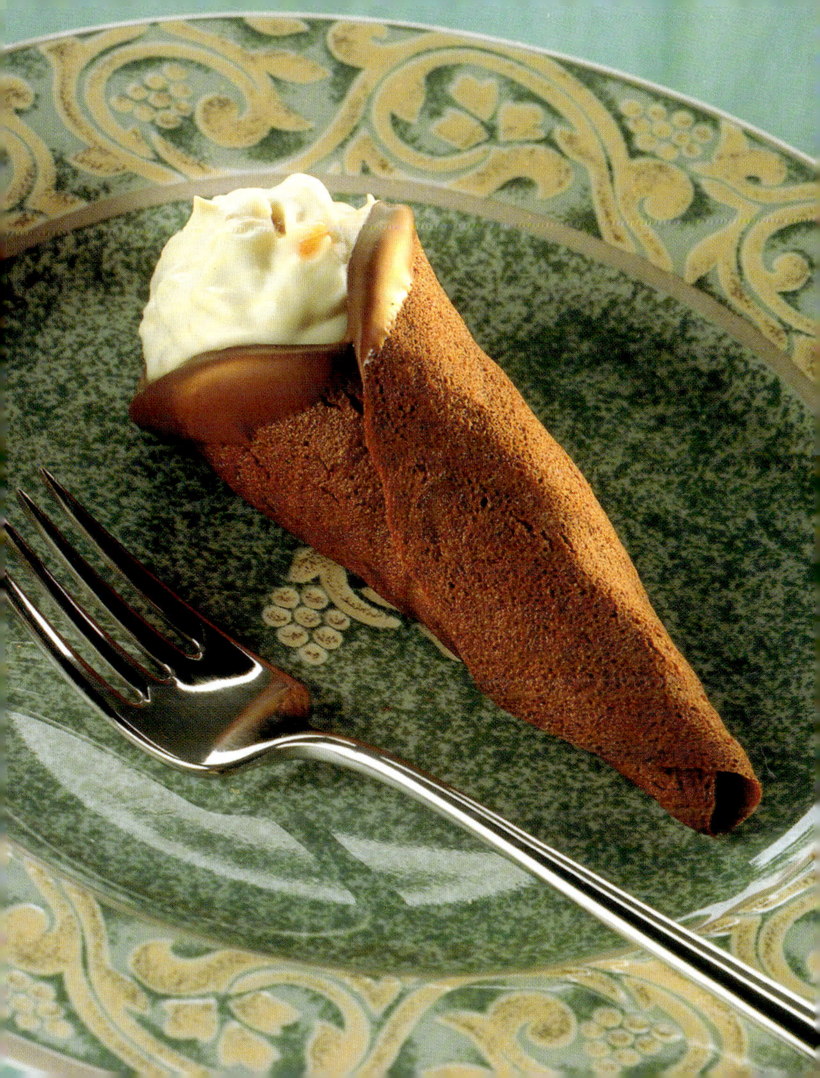

Schokoladen-Charlotte

Für 8 Personen

ZUTATEN

ca. 22 Löffelbiskuits
4 EL Orangenlikör
250 g Zartbitterschokolade
150 g Crème double
4 Eier
150 g Zucker

GARNIERUNG:
150 ml süße Sahne
2 EL Zucker
2–3 Tropfen Vanillearoma
große Schokoladenspäne, (s. S. 66)
Schokoladenblätter (s. S. 44) oder andere Schokoladenformen (s. S. 176)

1 Den Boden einer Charlotten-Form oder einer tiefen Springform mit Backpapier auslegen.

2 Die Löffelbiskuits auf ein Backblech legen und mit der Hälfte des Orangenlikörs tränken. Die Löffelbiskuits an den Wänden der Springform aufstellen. Sie müssen ganz dicht aneinander stehen, das letzte gegebenenfalls passend zuschneiden.

3 Die Schokolade in kleine Stücke brechen und im Wasserbad schmelzen. Vom Herd nehmen und die Crème double sorgfältig einrühren.

4 Die Eier trennen und das Eiweiß in eine große fettfreie Schüssel geben. Das Eigelb unter die Schokoladenmischung schlagen.

5 Das Eiweiß steif schlagen, dann allmählich den Zucker zufügen, bis der Schnee fest und glänzend ist. Das Eiweiß vorsichtig in 2 Portionen unter die Schokoladenmischung heben. Alles in die Mitte der Springform füllen. Die Löffelbiskuits bis zur Höhe der Schokoladenmischung abschneiden. Für mindestens 5 Stunden kalt stellen.

6 Für die Garnierung die Sahne mit Zucker und Vanillearoma schlagen. Die Charlotte auf einen Kuchenteller heben. Sahnerosetten rund um die Charlotte spritzen und mit Schokoladenspänen und Blättern oder anderen Formen garnieren.

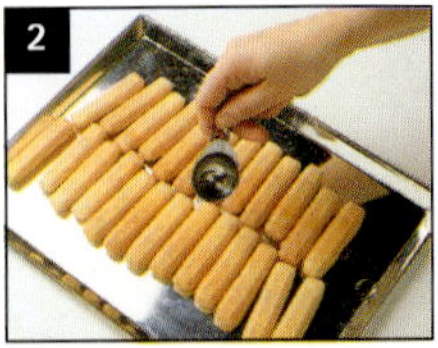
2

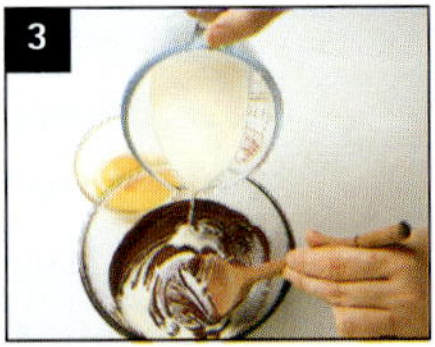
3

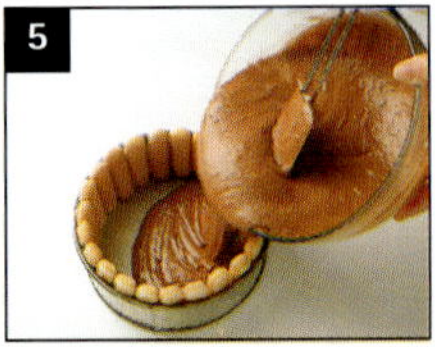
5

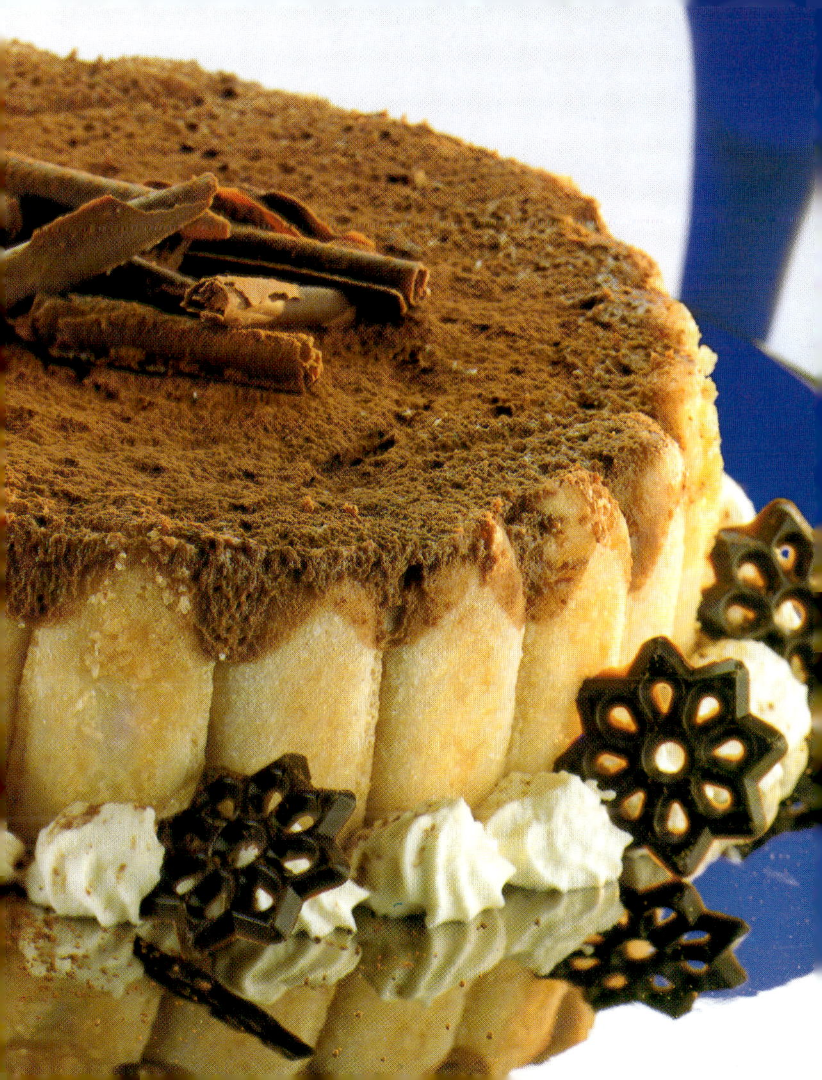

Marmor-Käse-Kuchen

Für 10–12 Personen

ZUTATEN

225 g Knusper-Müsli
50 g geröstete Haselnüsse, gehackt
50 g Butter
25 g Zartbitterschokolade

FÜLLUNG:
350 g Frischkäse
100 g Zucker
200 g Naturjoghurt
300 ml süße Sahne
3 EL Wasser
1 Päckchen Gelatine
175 g Zartbitterschokolade, geschmolzen
175 g weiße Schokolade, geschmolzen

1 Das Knusper-Müsli in einen Gefrierbeutel geben und mit einem Nudelholz zerdrücken. Mit den Haselnüssen in eine Schüssel geben und vermischen.

2 Butter und Schokolade im Wasserbad schmelzen, die Müsli-Nuss-Mischung zugeben und gut verrühren.

3 Eine Auflaufform (20 cm Ø) mit der Masse auskleiden, dabei mit dem Boden eines Trinkglases gut andrücken.

4 Frischkäse und Zucker mit einem Holzlöffel glatt rühren, dann den Joghurt zugeben. Die Sahne gerade eben steif schlagen und unter die Käsemischung heben. Das Wasser in eine hitzebeständige Schüssel gießen, die Gelatine einstreuen und quellen lassen, dann im Wasserbad auflösen und unter die Käsemischung heben.

5 Die Mischung halbieren und die Hälften mit je einer Schokoladensorte verrühren.

6 Abwechselnd beide Käsemischungen auf den Kuchenboden löffeln und mit einem Messer verrühren, um einen Marmoreffekt zu erzielen. Mit einem Kuchenspachtel oder Palettenmesser glatt streichen. Im Kühlschrank fest werden lassen.

TIPP

Die Füllung wird etwas lockerer, wenn Sie noch Eischnee (2 Eiweiß) in Schritt 4 unterheben.

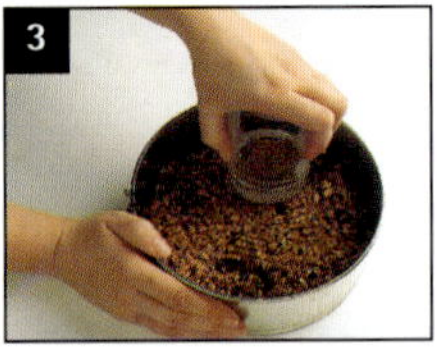

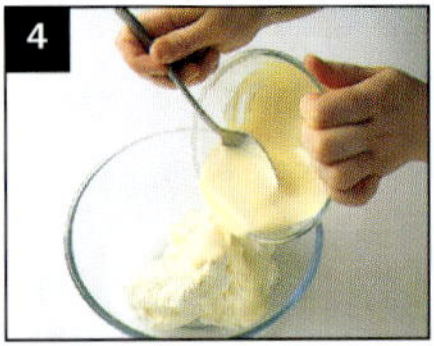

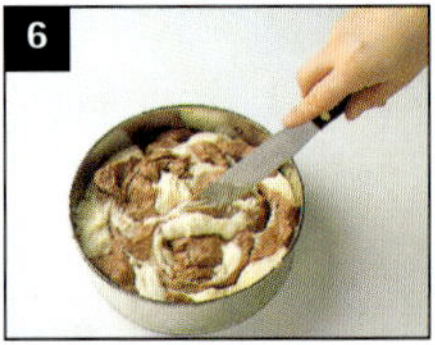

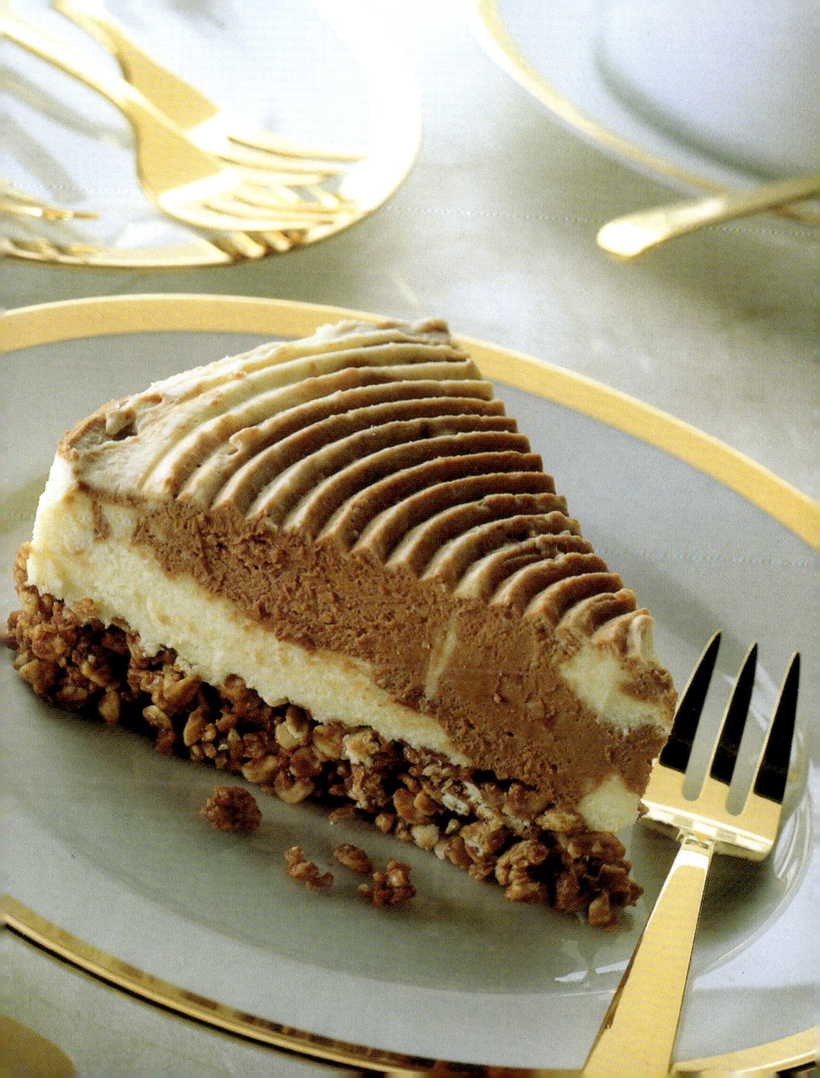

Bananen-Kokos-Käse-Torte

Für 10 Personen

ZUTATEN

225 g Schokoladenkekse
50 g Butter
350 g Frischkäse
75 g Zucker
50 g Kokosnuss, frisch geraspelt
2 EL Kokoslikör
2 reife Bananen
125 g Zartbitterschokolade
1 Päckchen Gelatine
3 EL Wasser
150 ml süße Sahne

GARNIERUNG:
1 Banane
Zitronensaft
Schokolade, geschmolzen

1 Die Kekse in einen Gefrierbeutel geben und mit einem Nudelholz zerdrücken. In eine Schüssel geben, die Butter zerlassen und gut mit den Kekskrümeln vermischen. Den Boden einer Springform (20 cm Ø) mit der Mischung belegen und gut andrücken.

2 Frischkäse und Zucker glatt rühren, dann Kokosnuss und Kokoslikör unterrühren. Die Bananen zerdrücken und zugeben. Die Schokolade schmelzen und sorgfältig einrühren.

3 Die Gelatine in das Wasser einstreuen und quellen lassen. Im Wasserbad auflösen und unter die Schokoladenmischung rühren. Die Sahne steif schlagen und unterheben. Die Masse auf den Keksboden geben, glatt streichen und in den Kühlschrank stellen, bis sie fest geworden ist.

4 Zum Servieren auf eine Kuchenplatte heben. Die Banane in Scheiben schneiden, im Zitronensaft wenden und den Kuchen mit den Scheiben garnieren. Mit etwas geschmolzener Schokolade beträufeln und fest werden lassen.

TIPP

Zum Öffnen der Kokosnuss zwei der „Augen" aufstechen. Wasser ablaufen lassen. In der Mitte mit einem Hammer aufschlagen.

1

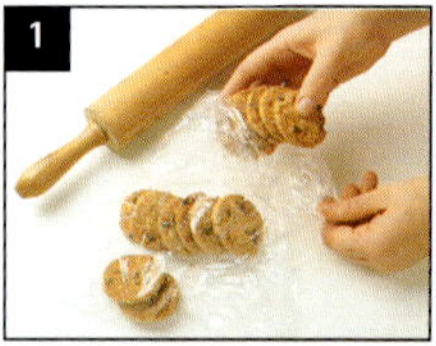

2

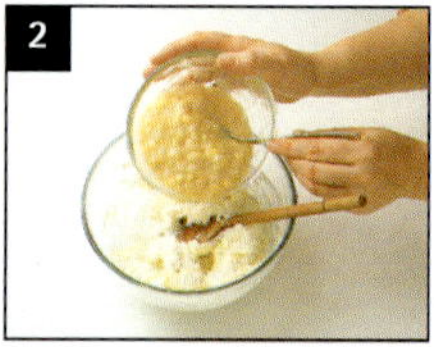

4

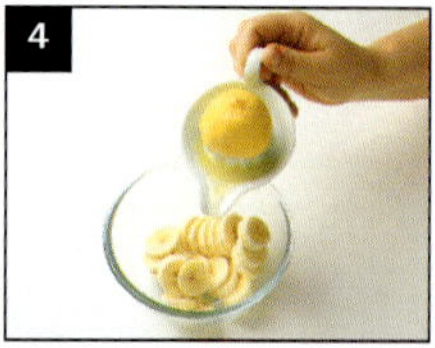

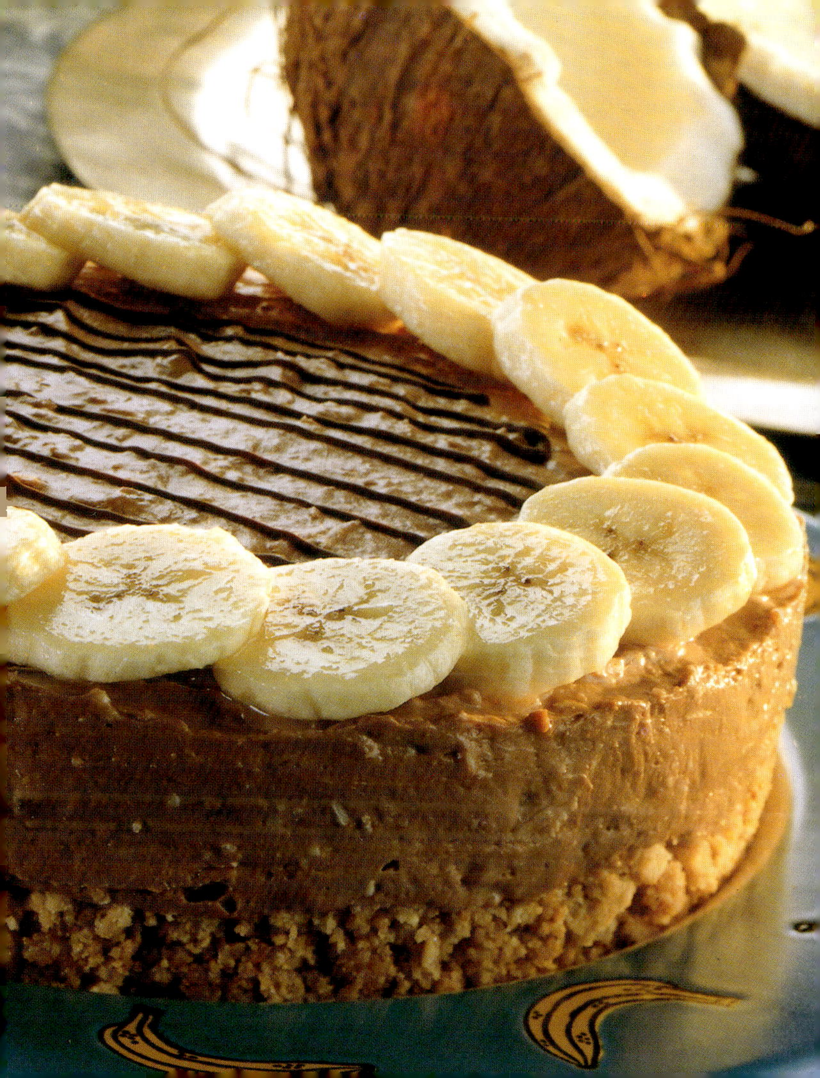

Schokoladen-Weinbrand-Torte

Für 12 Personen

ZUTATEN

BODEN:
250 g Ingwerkekse
75 g Zartbitterschokolade
100 g Butter

FÜLLUNG:
225 g Zartbitterschokolade
250 g Mascarpone
2 Eier, getrennt
3 EL Weinbrand
300 ml süße Sahne
50 g Zucker

GARNIERUNG:
100 ml süße Sahne
Schokoladen-Kaffeebohnen

1 Die Kekse in einem Gefrierbeutel mit einem Nudelholz oder in einer Küchenmaschine zerkrümeln. Schokolade und Butter zusammen schmelzen und über die Krümel gießen. Gut vermischen. Wände und Boden einer Springform (26 cm Ø) mit der Masse auskleiden. Kalt stellen und unterdessen die Füllung zubereiten.

2 Die Zartbitterschokolade schmelzen, vom Herd nehmen und Mascarpone, Eigelb und Weinbrand unterrühren.

3 Die Sahne schlagen und unter die Schokoladenmischung heben.

4 Das Eiweiß in einer fettfreien Schüssel steif schlagen. Nach und nach Zucker zufügen und schlagen, bis der Eischnee fest und glänzend ist. In 2 Portionen sorgfältig unter die Schokoladenmischung heben.

5 Die Mischung in die Form füllen und für mindestens 2 Stunden kalt stellen. Vorsichtig auf eine Kuchenplatte heben. Für die Garnierung die Sahne schlagen und Rosetten auf den Kuchen spritzen. Die Kaffeebohnen auf die Spitzen setzen.

VARIATION

Anstatt der Kaffeebohnen können Sie auch Rosinen verwenden.

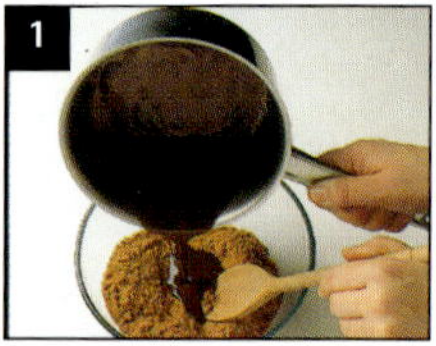

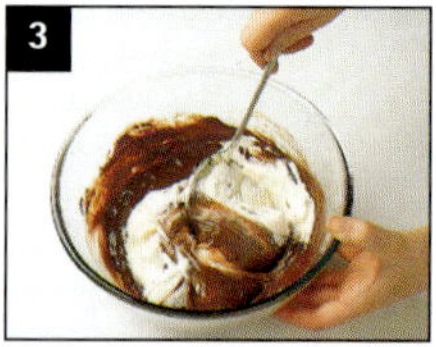

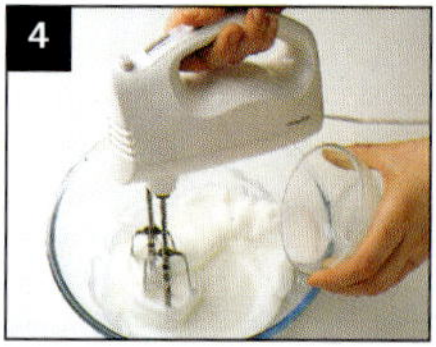

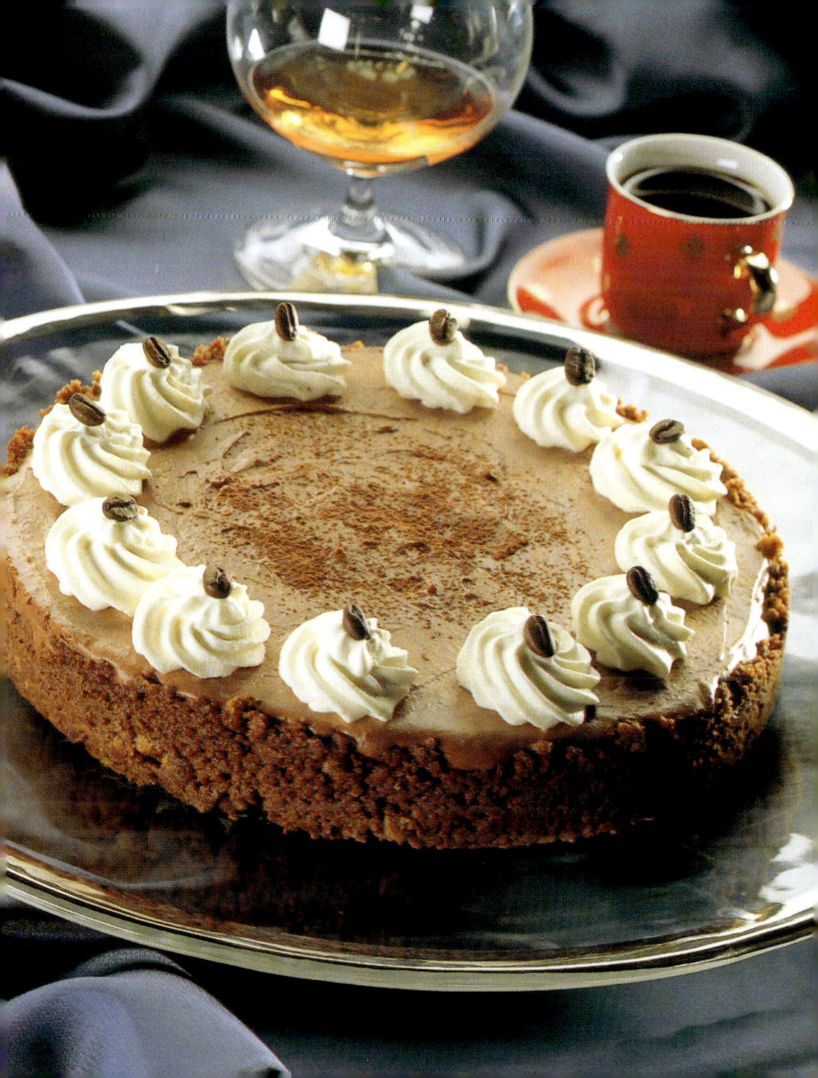

Himbeer-Creme-Türmchen

Für 6 Personen

ZUTATEN

MÜRBETEIG:
225 g Butter
75 g brauner Zucker
50 g Zartbitterschokolade, gerieben
275 g Mehl

FÜLLUNG:
350 g frische Himbeeren
25 g Puderzucker
300 ml süße Sahne
3 EL Milch
100 g weiße Schokolade, geschmolzen
Puderzucker, zum Bestäuben

1 Ein Backblech einfetten. Für den Mürbeteig Butter und Zucker schaumig aufschlagen. Die Zartbitterschokolade unterrühren. Das Mehl zugeben und zu einem glatten Teig verarbeiten.

2 Den Teig auf einer leicht bemehlten Arbeitsfläche ausrollen und 18 etwa 8 cm große Kreise ausstechen. Auf das Backblech setzen und im vorgeheizten Backofen bei 200 °C 10 Minuten backen. Auf dem Backblech abkühlen lassen.

3 100 g Himbeeren beiseite stellen. Die restlichen Himbeeren in der Küchenmaschine mit dem Puderzucker pürieren, dann durch ein Sieb streichen. Kalt stellen. 2 Teelöffel der Sahne beiseite stellen. Die restliche Sahne steif schlagen. Milch und geschmolzene Schokolade unterrühren.

4 Für jeden Turm etwas Himbeer-Coulis auf einen Teller geben. Mit der zurückbehaltenen Sahne kleine Punkte an den Rand des Tellers in die Coulis tropfen. Mit einem Holzspieß dekorative Muster durch die Sahnepunkte ziehen.

5 Einen Mürbeteigkreis auf den Teller setzen und etwas Schokoladencreme darauf geben. 2 oder 3 Himbeeren auflegen. Einen weiteren Mürbeteigkreis darüber legen. Creme, Himbeeren und den dritten Mürbeteigkreis aufschichten. Großzügig mit Puderzucker bestäuben.

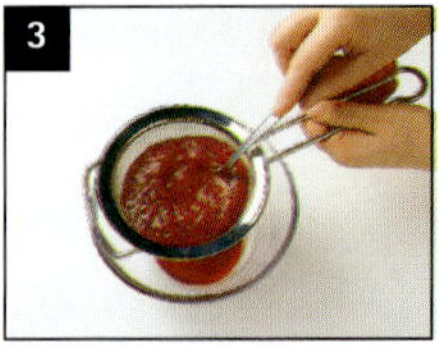

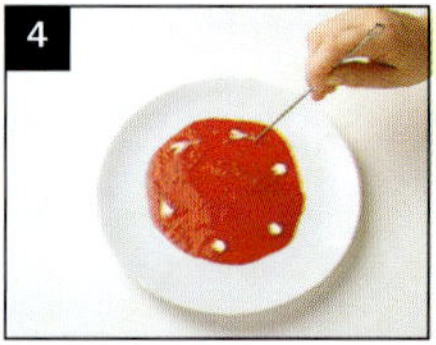

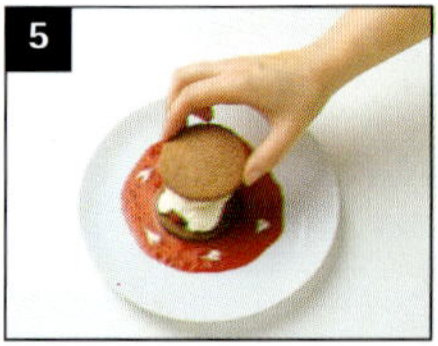

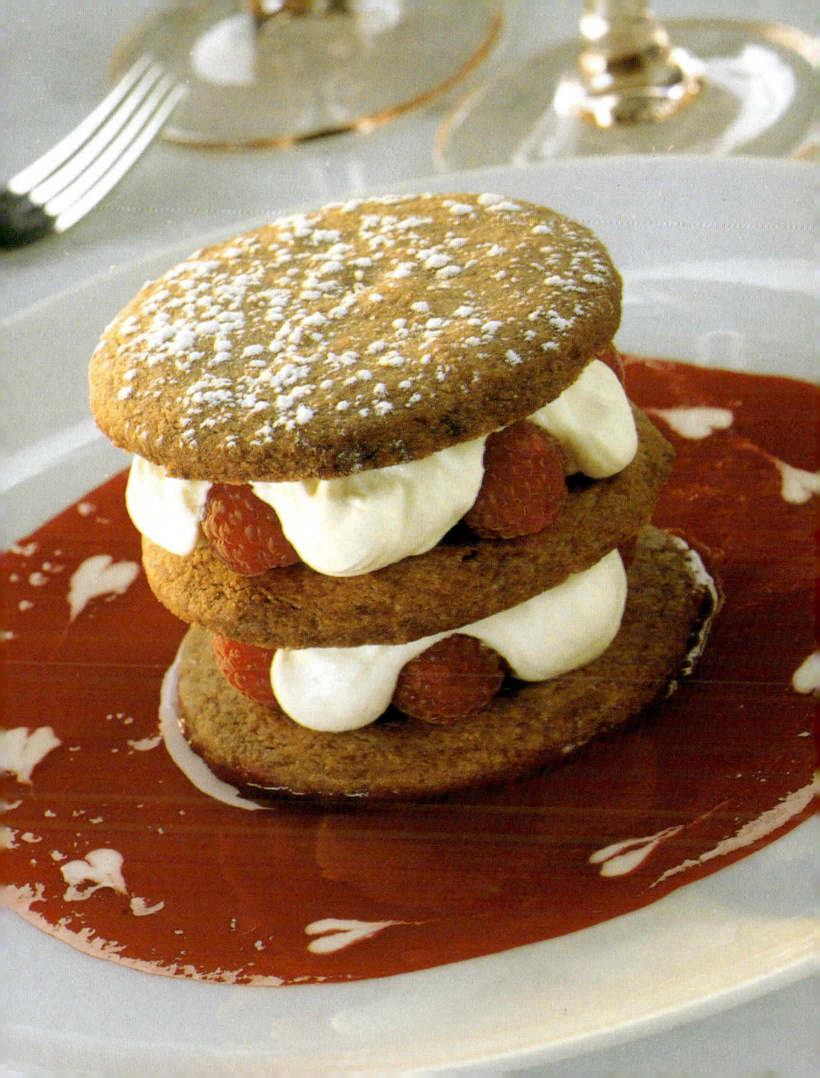

Schwarzwälder-Kirsch-Trifle

Für 6–8 Personen

ZUTATEN

6 dünne Scheiben Schokoladen-Biskuitrolle mit Buttercreme
800 g eingemachte Schattenmorellen
2 EL Kirschwasser
1 EL Speisestärke
2 EL Zucker
425 ml Milch
3 Eigelb
1 Ei
75 g Zartbitterschokolade
300 ml süße Sahne, leicht geschlagen

GARNIERUNG:
Zartbitterschokolade, geschmolzen
Maraschinokirschen (nach Geschmack)

1 Den Boden einer großen Glasschüssel mit den Kuchenscheiben auslegen.

2 Die Kirschen abtropfen lassen und 6 Esslöffel Saft auffangen. Kirschen und Saft auf den Kuchen geben und mit Kirschwasser beträufeln.

3 Speisestärke und Zucker mit etwas Milch zu einer glatten Paste verrühren, dann unter kräftigem Rühren Eigelb und Ei einarbeiten.

4 Die restliche Milch bis kurz vor den Siedepunkt erhitzen und über die Eimasse gießen, kräftig verrühren.

5 Die Mischung unter Rühren im Wasserbad erhitzen, bis sie eingedickt ist, dann die Schokolade einrühren.

6 Die Schokoladencreme über die Kirschen geben und zum Abkühlen in den Kühlschrank stellen. Anschließend die geschlagene Sahne darauf verteilen und mit dem Löffelrücken dekorative Spitzen ziehen. Erneut in den Kühlschrank stellen.

7 Für die Schokoladenspäne die geschmolzene Zartbitterschokolade auf einem Marmor- oder Acrylbrett dünn verteilen. Wenn sie gerade fest zu werden beginnt, ein Messer schräg hindurchziehen, sodass sich Späne bilden. Zügig arbeiten und die Späne jeweils sofort absammeln. Bis zum Servieren im Kühlschrank lagern.

2
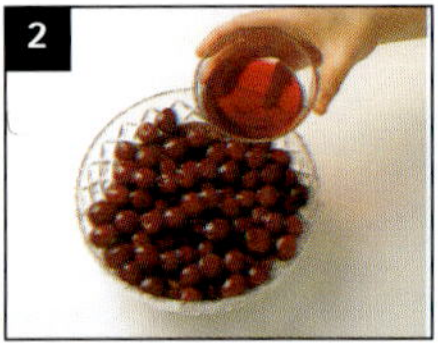

6
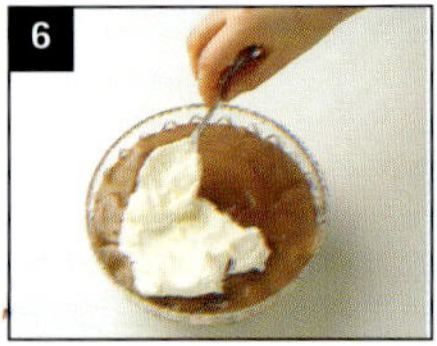

7
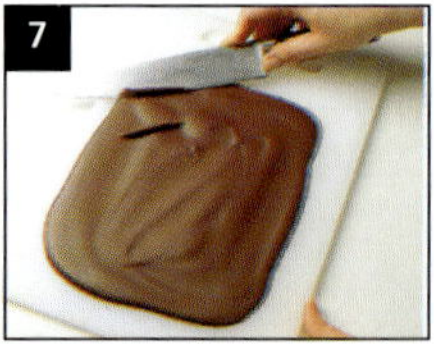

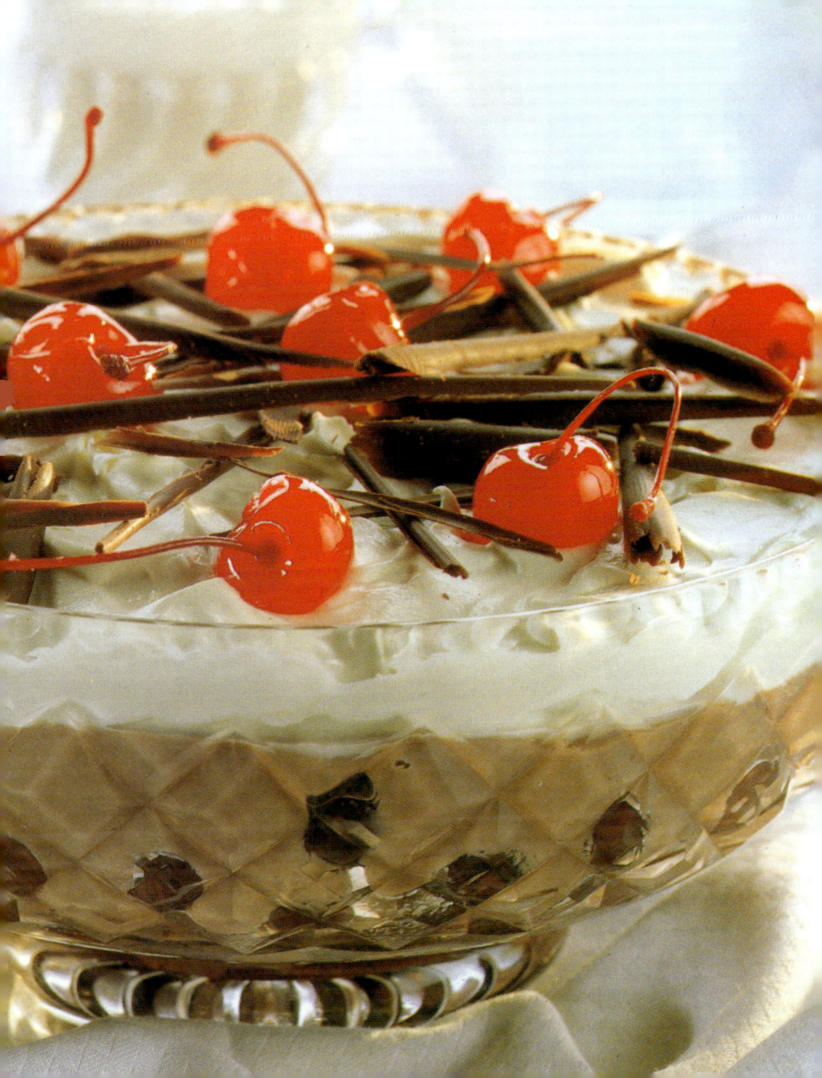

Champagner-Mousse

Für 4 Personen

ZUTATEN

BISKUITTEIG:
4 Eier
100 g Zucker
75 g Mehl
1 TL Backpulver
15 g Kakaopulver
25 g Butter, zerlassen

MOUSSE:
1 Päckchen Gelatine
3 EL Wasser
300 ml Sekt oder Champagner
300 ml süße Sahne
2 Eiweiß
75 g Zucker

GARNIERUNG:
50 g dunkle Kuvertüre, geschmolzen
frische Erdbeeren

1 Ein Backblech mit Backpapier auslegen. Eier und Zucker 10 Minuten kräftig aufschlagen. Mehl, Backpulver und Kakao in die Mischung sieben und unterheben, dann die Butter einrühren. Den Teig gleichmäßig auf dem Backblech verteilen und im vorgeheizten Backofen bei 200 °C 8 Minuten backen. 5 Minuten abkühlen lassen, dann auf ein Kuchengitter heben. 4 Backringe von 10 cm Durchmesser mit Backpapier auskleiden. Aus dem Biskuitboden 4 entsprechend große Kreise ausstechen und in die Backringe legen. Den restlichen Boden in 2,5 cm breite Streifen schneiden, und die Backringe an den Seiten damit auskleiden.

2 Für die Mousse die Gelatine in das Wasser einstreuen und quellen lassen. Im Wasserbad auflösen und Sekt oder Champagner unterrühren.

3 Die Sahne schlagen und die Champagner-Gelatine-Mischung unterheben. Kalt stellen, bis die Mischung beinahe fest ist, dann umrühren. Das Eiweiß steif schlagen, nach und nach Zucker zugeben. Unter die Champagnermischung heben und die Teigförmchen damit füllen. Für 2 Stunden in den Kühlschrank stellen. Für die Garnierung die Kuvertüre in Schlangenlinien auf Backpapier spritzen, nach dem Erstarren vorsichtig abziehen und die Mousse damit verzieren.

1

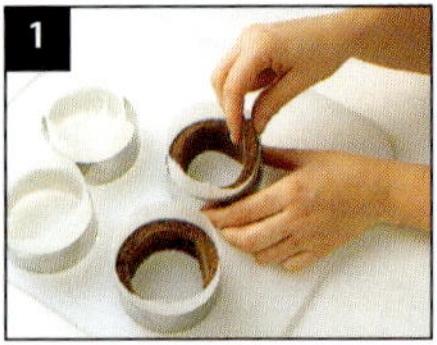

3

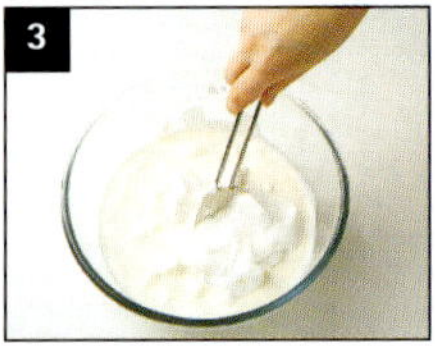

3

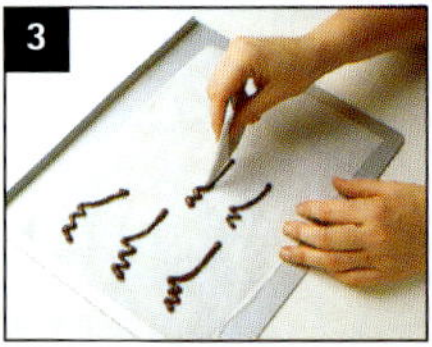

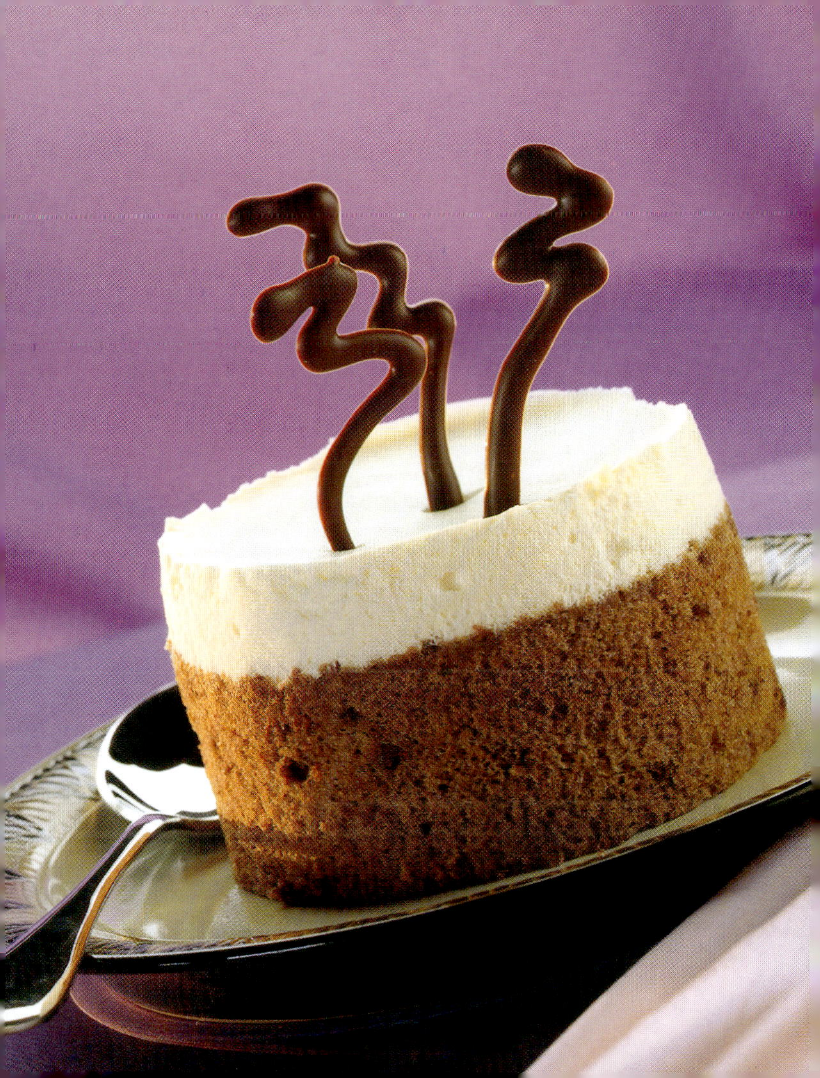

Schokoladenring mit Eisfüllung

Für 8–10 Personen

ZUTATEN

4 Eier
175 g Zucker
100 g Mehl
1 TL Backpulver
40 g Kakaopulver
500 ml Schokoladen-Pfefferminz-Eis
Schokoladensauce (s. S. 188)

1 Eine Kranzform leicht einfetten. Eier und Zucker in eine große Schüssel geben und mit einem elektrischen Handmixer schlagen, bis die Mischung beim Anheben des Mixers steife Spitzen bildet. Alternativ mit einem Schneebesen im Wasserbad schlagen.

2 Mehl und Kakao in die Eimasse sieben und unterrühren. In die Backform füllen und im vorgeheizten Backofen bei 180 °C 30 Minuten backen, bis der Kuchen beim Andrücken leicht nachgibt. 5 Minuten in der Form stehen lassen, auf ein Kuchengitter heben und vollständig auskühlen lassen.

3 Die Backform ausspülen und großzügig mit Frischhaltefolie auslegen. Einen etwa 1 cm dicken Deckel quer vom Kuchen abschneiden.

4 Den Kuchen wieder in die Backform legen. Mit einem Löffel den Kuchen aushöhlen, dabei einen etwa 1 cm breiten Rand stehen lassen.

5 Das Eis aus dem Tiefkühlfach nehmen und einige Minuten stehen lassen. Mit einem Holzlöffel etwas weich rühren. Den Kuchen mit dem Eis füllen und glatt streichen. Den Kuchendeckel auflegen.

6 Mit der überhängenden Frischhaltefolie abdecken und für mindestens 2 Stunden ins Tiefkühlfach stellen.

7 Den Kuchen auf eine Kuchenplatte stürzen und mit etwas Schokoladensauce in einem dekorativen Muster verzieren. Den Kuchen in Scheiben schneiden und servieren. Die Sauce separat reichen.

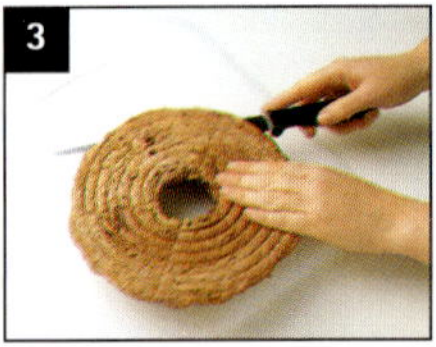
3

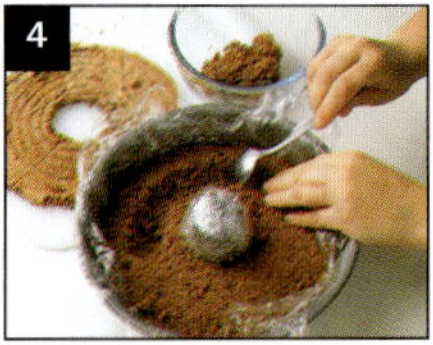
4

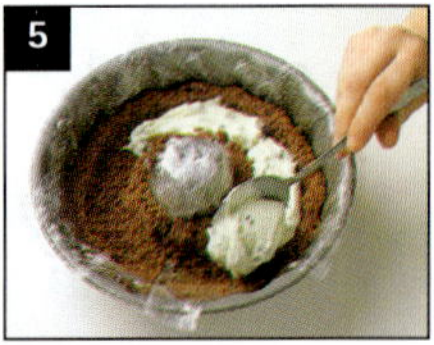
5

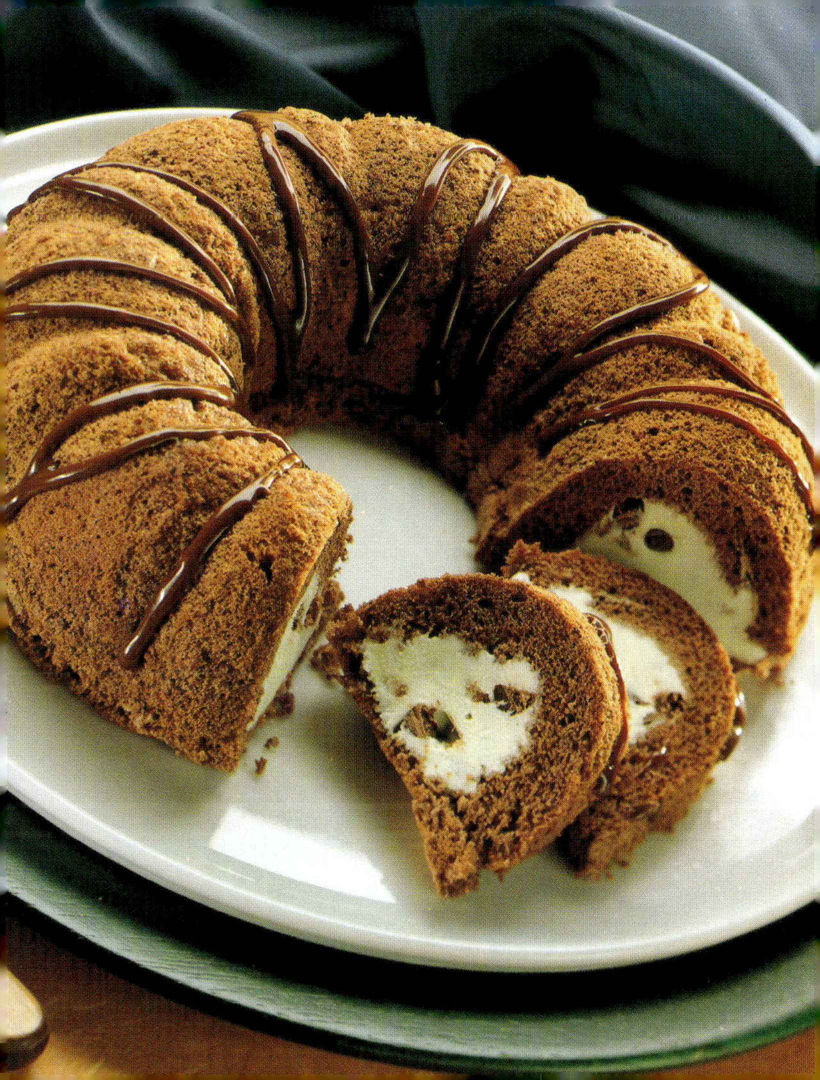

Mississippi-Mud-Pie

Für 8–10 Personen

ZUTATEN

225 g Mehl
25 g Kakaopulver
150 g Butter
25 g Zucker
2 EL kaltes Wasser

FÜLLUNG:
175 g Butter
350 g brauner Zucker
4 Eier, leicht verquirlt
4 EL Kakaopulver, gesiebt
150 g Zartbitterschokolade
300 ml süße Sahne

GARNIERUNG:
400 ml süße Sahne, steif geschlagen
Blockschokolade

1 Für den Teig Mehl und Kakaopulver in eine Schüssel sieben und die Butter in Flöckchen zugeben. Mit den Fingern verreiben, bis die Mischung krümelig ist. Zucker und kaltes Wasser einarbeiten, bis ein weicher Teig entsteht.

2 Den Teig auf einer leicht bemehlten Arbeitsfläche ausrollen und eine Auflauf- oder Springform (26 cm Ø) damit auskleiden. Mit Backpapier oder Alufolie abdecken und mit getrockneten Erbsen beschweren. Im vorgeheizten Backofen bei 190 °C 15 Minuten blind backen. Erbsen und Papier/Folie entfernen und noch einmal 10 Minuten backen.

3 Für die Füllung Butter und Zucker zu einer hellen, schaumigen Masse aufschlagen, unter ständigem Rühren nach und nach die Eier und das Kakaopulver zugeben. Die Schokolade im Wasserbad schmelzen und mit der Sahne in die Mischung einrühren.

4 Die Füllung auf den Teig gießen und bei 170 °C 45 Minuten backen, bis die Füllung fest geworden ist.

5 Den Kuchen abkühlen lassen, dann auf eine Kuchenplatte heben und die steif geschlagene Sahne darüber verteilen. Bis zum Servieren in den Kühlschrank stellen.

6 Von der Schokolade Späne abraspeln und die Torte damit garnieren.

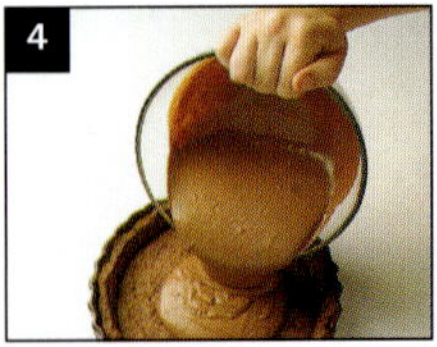

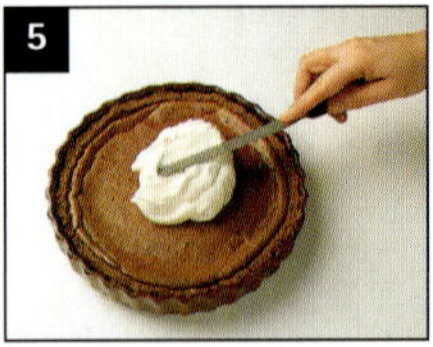

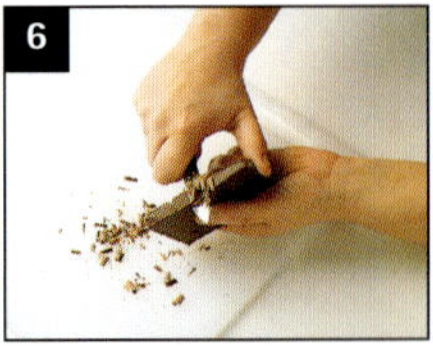

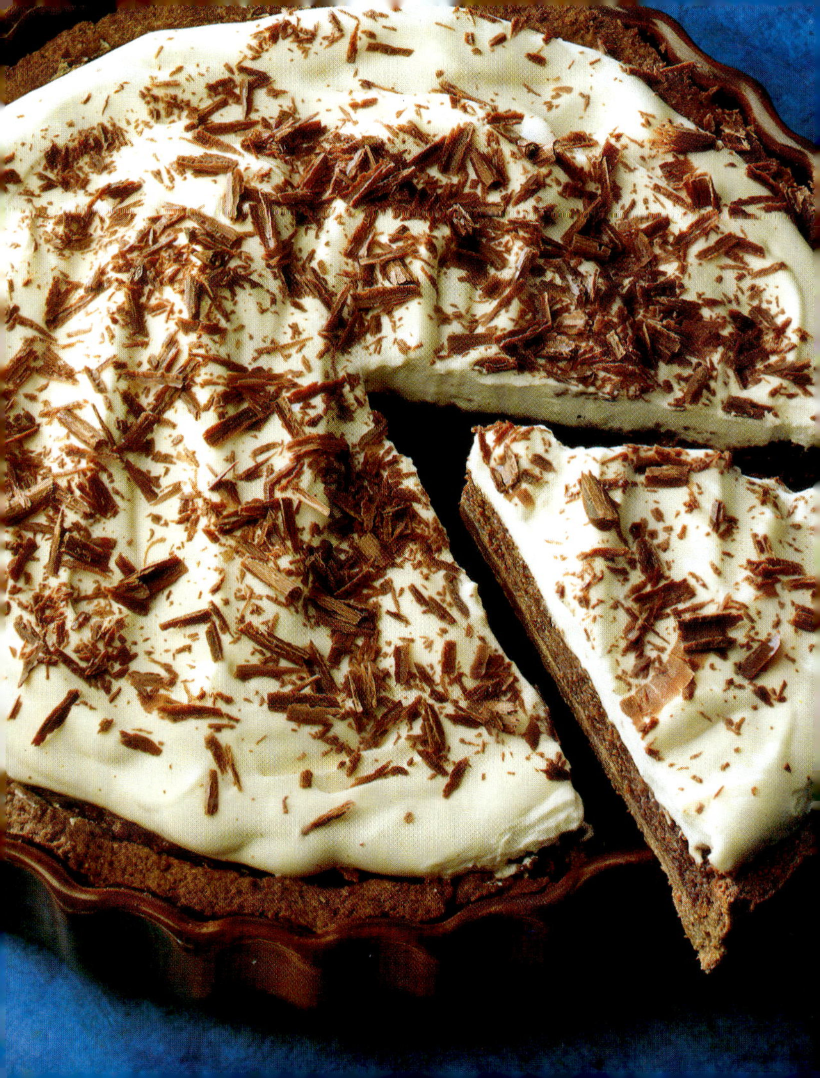

Schokoladen-Obst-Törtchen

Für 6 Personen

ZUTATEN

250 g Mehl
3 EL Kakaopulver
150 g Butter
40 g Zucker

2–3 EL Wasser
50 g Zartbitterschokolade
50 g gemischte Nüsse, geröstet und gehackt

350 g Obst, küchenfertig
3 EL Aprikosenkonfitüre oder Johannisbeergelee
1 EL Wasser

1 Mehl und Kakaopulver in eine Schüssel sieben, die Butter in Flöckchen zugeben und mit den Fingern verreiben, bis die Mischung krümelig ist.

2 Zucker und Wasser zugeben und verrühren, bis ein weicher Teig entsteht. Für 15 Minuten abgedeckt in den Kühlschrank stellen.

3 Den Teig auf einer leicht bemehlten Arbeitsfläche ausrollen und 6 kleine Törtchenformen damit auslegen. Die Kuchenböden mit einer Gabel mehrmals einstechen und mit leicht zerknüllter Alufolie abdecken. Im vorgeheizten Backofen bei 190 °C 10 Minuten blind backen.

4 Die Folie entfernen und weitere 5–10 Minuten backen. Die Böden in den Förmchen vollständig abkühlen lassen.

5 Die Schokolade im Wasserbad schmelzen und die gehackten Nüsse auf einen Teller geben. Die Törtchen aus den Formen nehmen, die Ränder mit Schokolade einpinseln und in die Nüsse tauchen.

6 Die Törtchen mit dem Obst belegen. Die Konfitüre mit dem Wasser in einem Topf zerlassen und das Obst mit der flüssigen Konfitüre einpinseln. Bis zum Servieren in den Kühlschrank stellen.

VARIATION

Füllen Sie die Törtchen vor dem Belegen mit etwas gesüßter Schlagsahne. Für eine Schokofüllung mischen Sie 225 g Nuss-Nougat-Creme mit 5 Esslöffeln Sahnejoghurt.

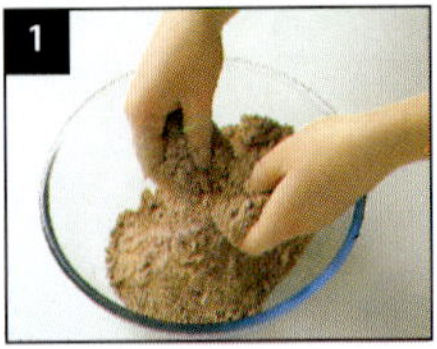

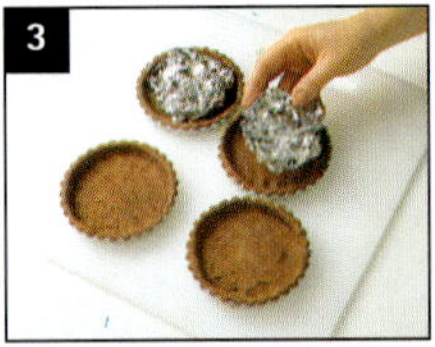

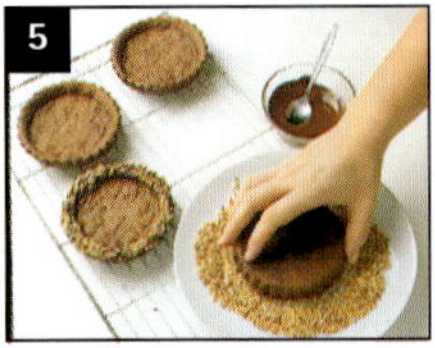

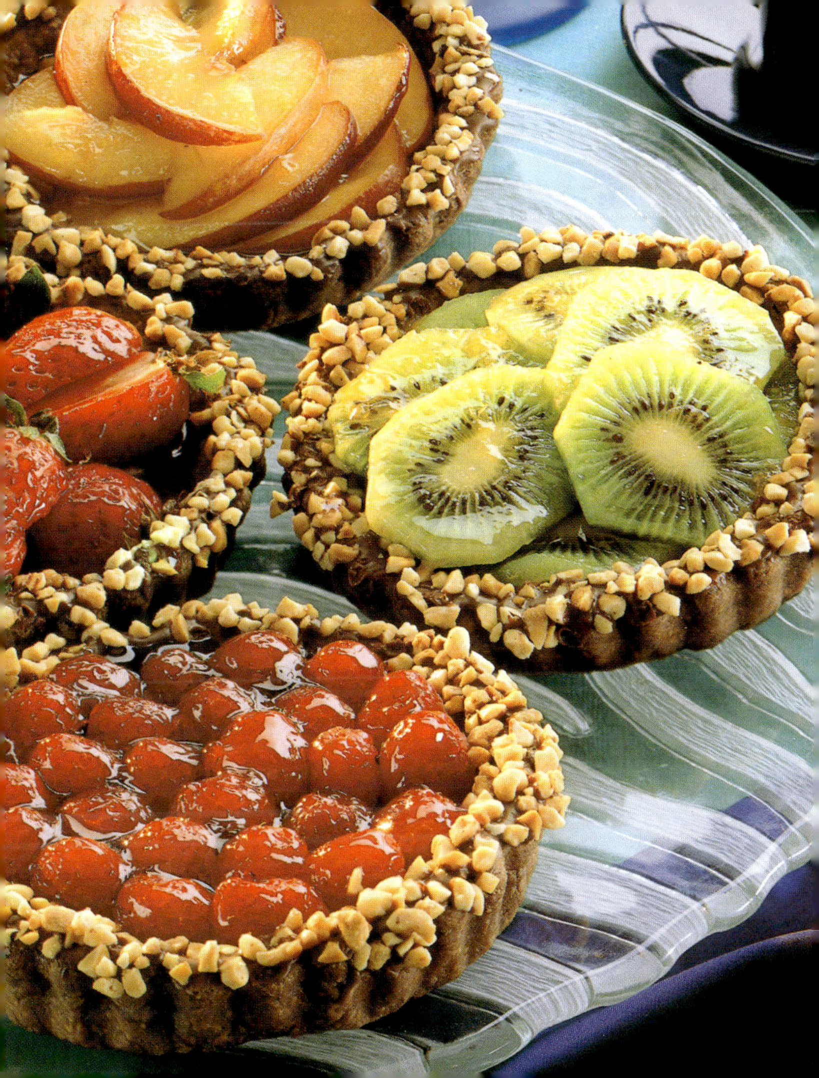

Windbeutel mit Bananensahne

Für 4–6 Personen

ZUTATEN

BRANDTEIG:
60 g Butter
150 ml Wasser
90 g Mehl, gesiebt
2 Eier

SCHOKOLADENSAUCE:
100 g Zartbitterschokolade, in kleinen Stücken
2 EL Wasser
50 g Puderzucker
25 g Butter

FÜLLUNG:
300 ml süße Sahne
1 Banane
25 g Puderzucker
2 EL Bananenlikör

1 Ein Backblech leicht einfetten und mit etwas Wasser besprenkeln. Für den Brandteig die Butter in kleine Stückchen schneiden und mit dem Wasser erhitzen, bis sie geschmolzen ist, dann kurz aufkochen. Den Topf vom Herd nehmen und das Mehl auf einmal zugeben und kraftig rühren, bis sich der Teig vom Topfrand löst und einen Klumpen bildet. Leicht abkühlen lassen, dann unter ständigem Rühren nach und nach die Eier zugeben, bis ein glatter, glänzender Teig entsteht. Den Teig in einen Spritzbeutel mit Lochtülle (10 mm Ø) füllen.

2 18 kleine Teigbällchen auf das Backblech spritzen, dabei auf genügend Abstand achten. Im vorgeheizten Backofen bei 220 °C 15–20 Minuten knusprig backen. Aus dem Backofen nehmen und seitlich je einen kleinen Schlitz schneiden, damit der Dampf entweichen kann. Auf einem Kuchengitter abkühlen lassen.

3 Für die Sauce Zartbitterschokolade, Wasser, Puderzucker und Butter im Wasserbad erhitzen und zu einer glatten Sauce verrühren.

4 Die Sahne steif schlagen, die Bananen zerdrücken und mit Zucker und Likör verrühren. Die Masse unter die Sahne heben. In einen Spritzbeutel mit Lochtülle (10 mm Ø) füllen und die Windbeutel mit der Bananensahne füllen. Mit Schokoladensauce übergießen und servieren.

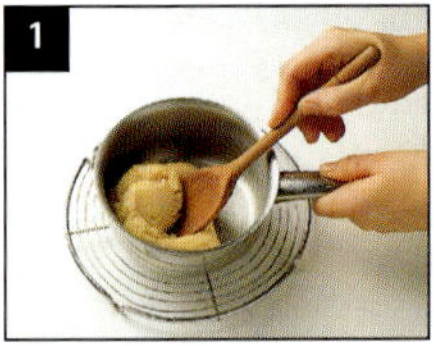
1

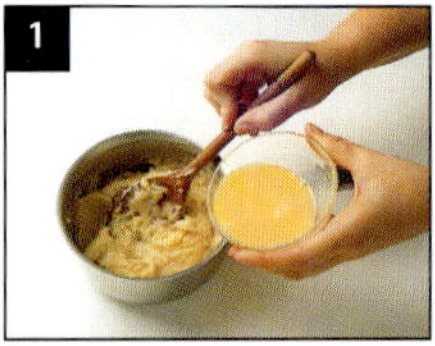
1

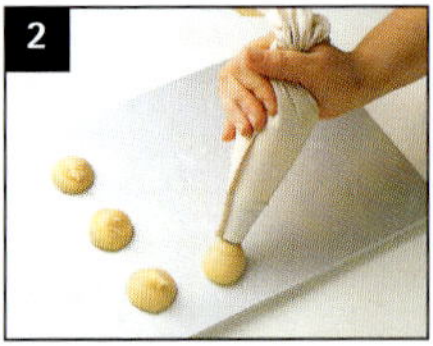
2

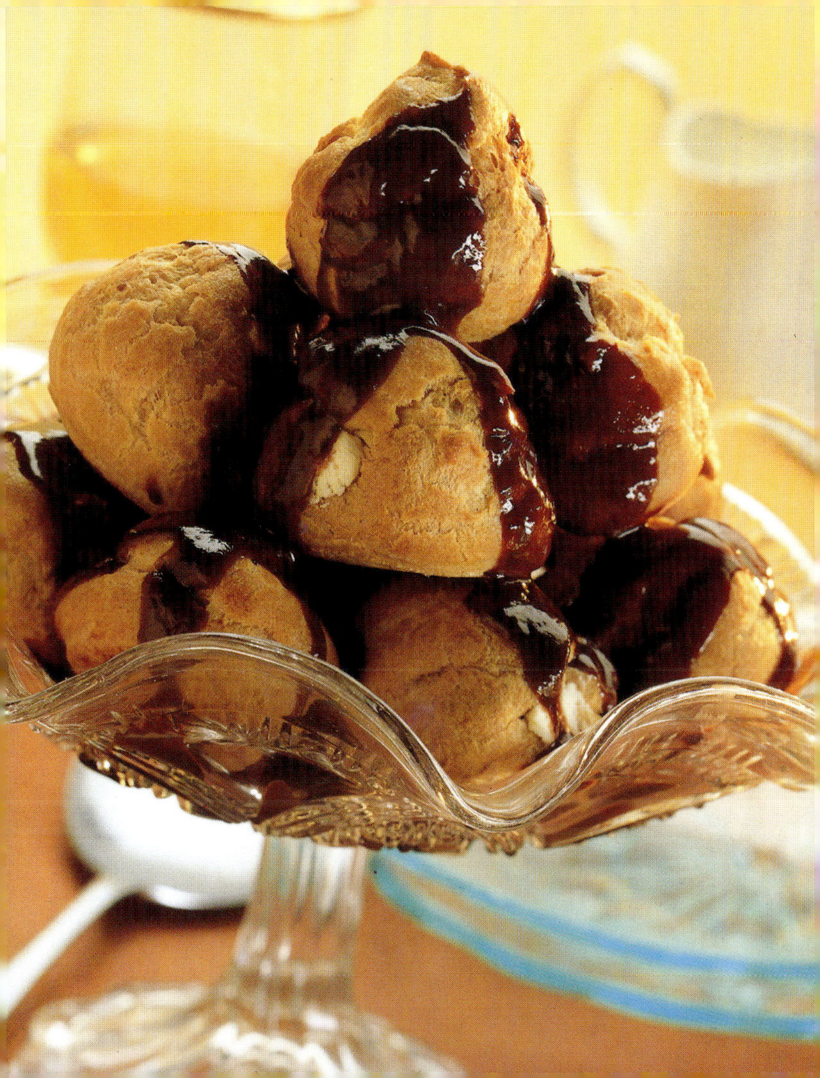

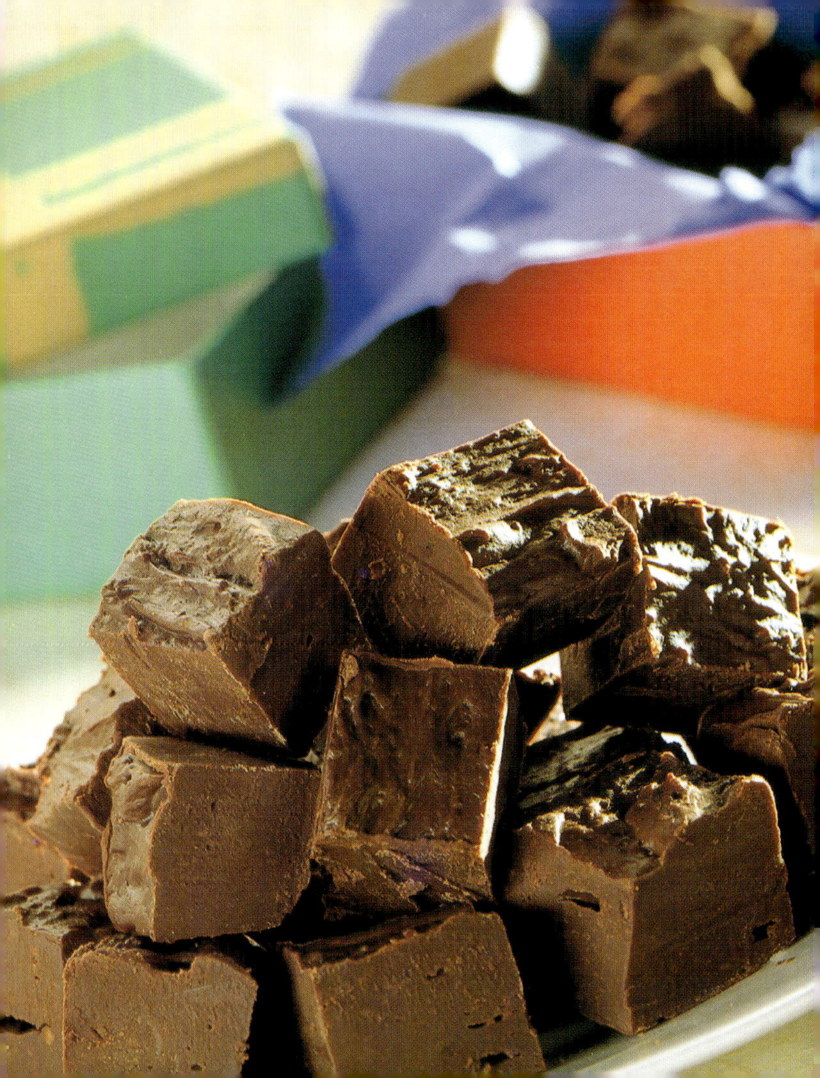

Konfekt & Getränke

Es gibt nichts Schöneres als selbst gemachtes Schokoladenkonfekt – die gewöhnliche Tafel Schokolade kann da nicht mithalten.

Mit den Rezepten dieses Kapitels treffen Sie jeden Geschmack. Wundervolle Schokoladentrüffeln, knusprige Florentiner, nussige Schokoladencremes und -pralinen – sie alle werden Ihnen im Mund zergehen.
Cremes und Karamellfüllungen sind leicht zuzubereiten, und zwar ohne lästiges Herumhantieren mit Zuckerthermometern.

Suchen Sie etwas, um all dies herunterzuspülen? Dazu eignen sich die köstlichen kühlen Schokoladendrinks ebenso wie die heißen Getränke für kalte Winterabende. Einfache Trinkschokolade kann da nicht im Geringsten mithalten.

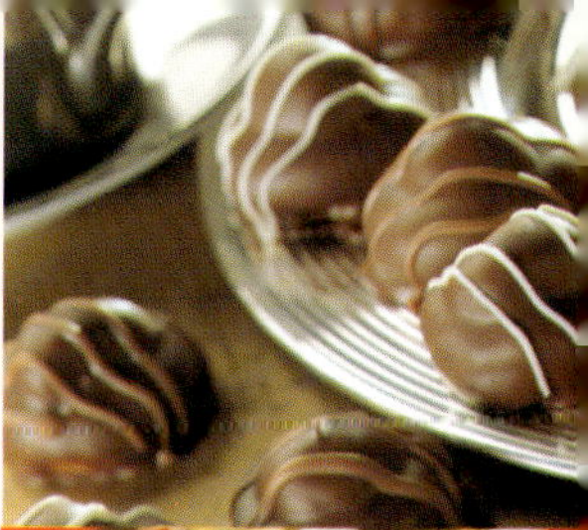
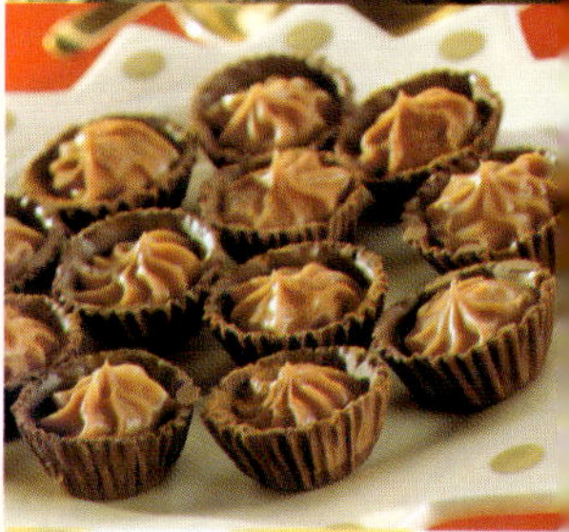
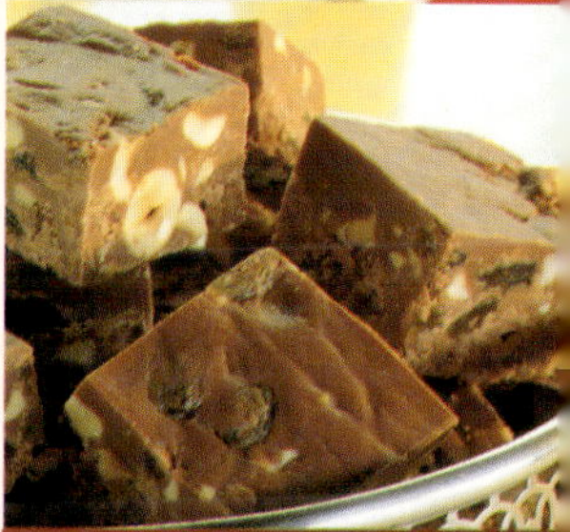
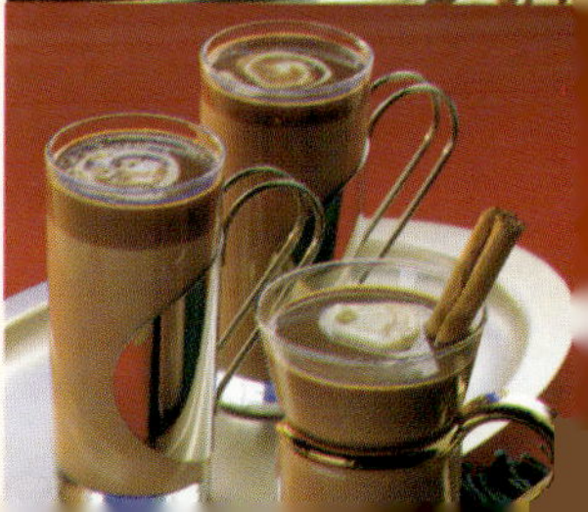
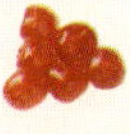
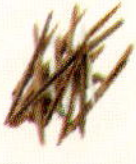
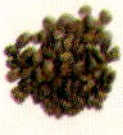
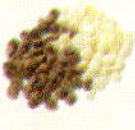

Schokoladen-Knusper-Batzen

Ergibt 18 Stück

ZUTATEN

125 g Vollmilchschokolade
50 g bunte Mini-Marshmallows
25 g Walnüsse, sehr fein gehackt
25 g getrocknete Aprikosen, gehackt

1 Ein Backblech mit Backpapier auslegen.

2 Die Schokolade in kleine Stücke brechen und im Wasserbad unter Rühren schmelzen.

3 Marshmallows, Nüsse und Aprikosen gründlich in der Schokolade wenden.

4 Mit einem Teelöffel kleine Portionen abstechen und auf das Backblech setzen.

5 In den Kühlschrank stellen, bis das Konfekt fest geworden ist.

6 Das fertige Konfekt vorsichtig vom Backpapier abziehen.

7 Zum Servieren nach Geschmack in Pralinenkapseln stecken.

TIPP

Das Konfekt hält sich kühl und luftdicht gelagert bis zu 2 Wochen.

VARIATION

Marshmallows gibt es in weiß oder farbig. Wenn Sie keine Mini-Marshmallows finden, nehmen Sie große und schneiden diese mit einer Küchenschere in kleine Stücke, bevor Sie sie in Schritt 3 unter die Schokolade rühren.

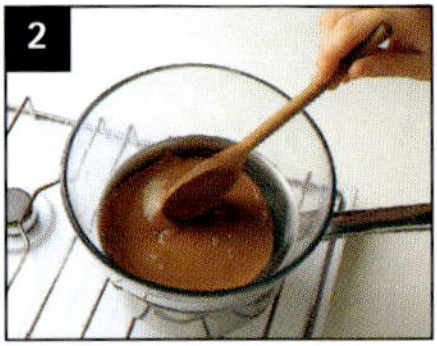

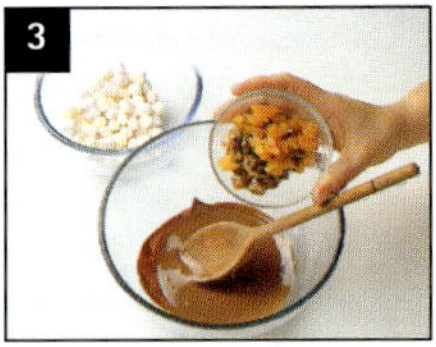

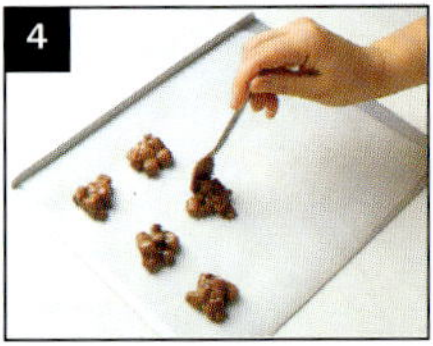

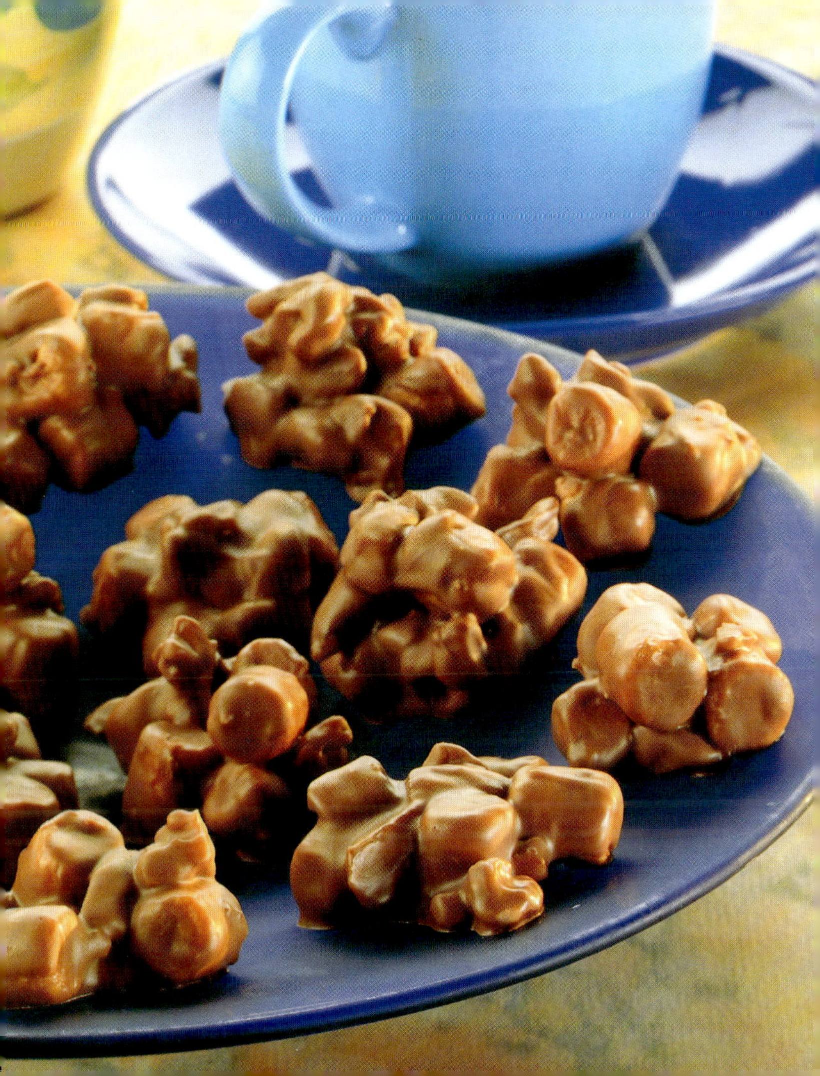

Schokoladenwürfel

Ergibt 25–30 Stück

ZUTATEN

500 g Zartbitterschokolade
75 g Butter
400 ml gesüßte Kondensmilch
3 Tropfen Vanillearoma

1 Eine Kastenform (1 l) leicht mit Fett einpinseln und den Boden mit Backpapier auslegen.

2 Die Schokolade in kleine Stücke brechen und mit Butter und Kondensmilch verrühren.

3 Die Mischung unter Rühren erwärmen, bis alle Zutaten geschmolzen sind. Nicht kochen.

4 Vom Herd nehmen, das Vanillearoma zugeben und weiterrühren, bis eine dickflüssige Masse entstanden ist. In die Kastenform geben und glatt streichen.

5 In den Kühlschrank stellen, bis die Masse fest geworden ist.

6 Die Schokoladenmasse aus der Form stürzen und in mundgerechte Stücke schneiden (ca. 25).

VARIATION

Sie können auch 50 g der Butter durch Erdnussbutter mit Stückchen ersetzen.

TIPP

Die Schokoladenwürfel halten sich bis zu 1 Monat im Kühlschrank. Nicht einfrieren.

TIPP

Vollmilchschokolade macht die Masse zu klebrig.

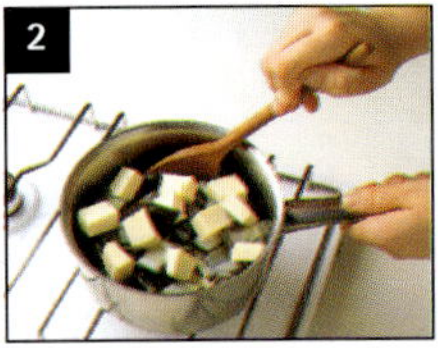

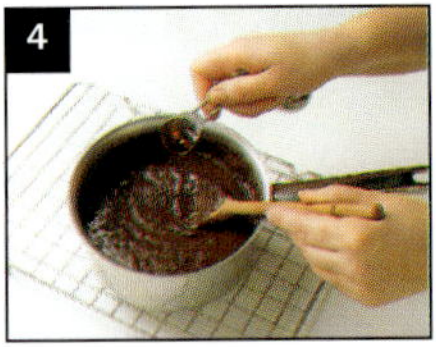

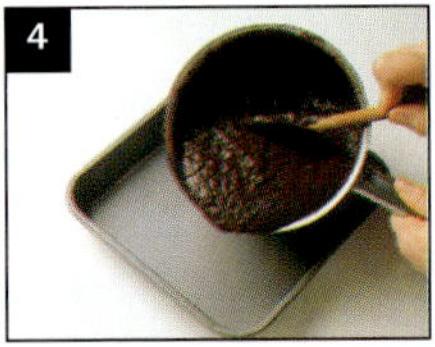

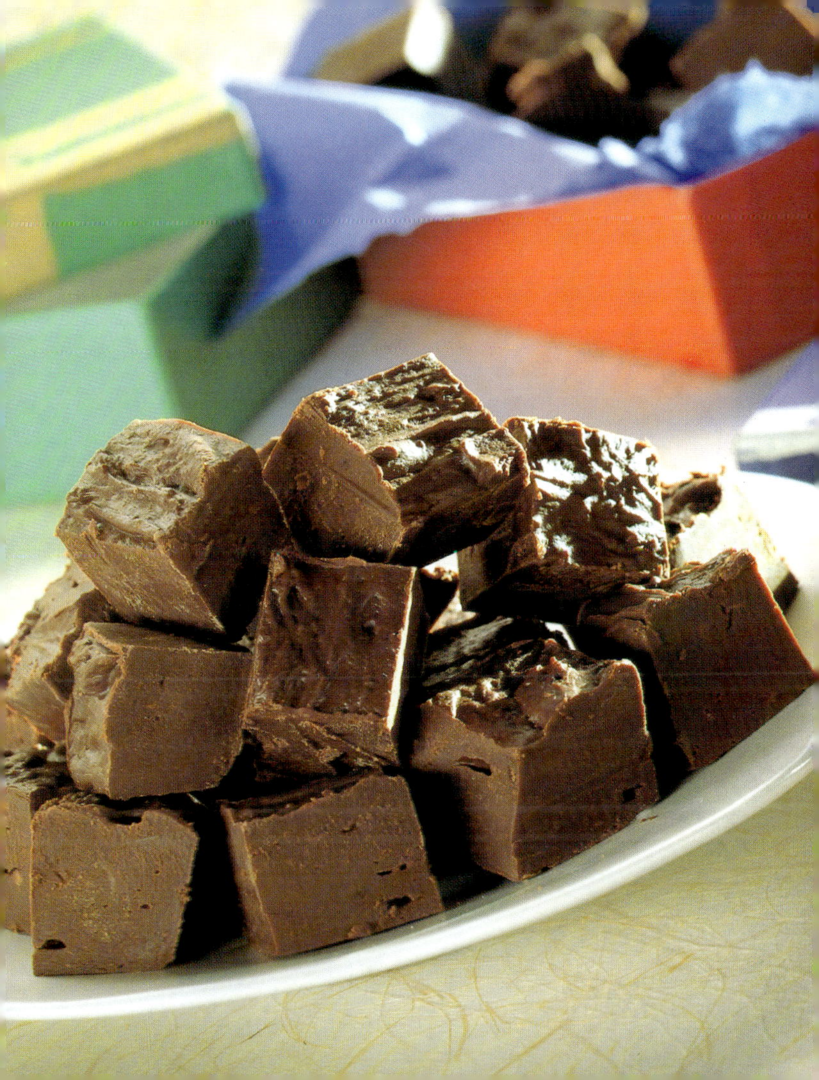

Schokoladenwürfel mit Früchten & Nüssen

Ergibt ca. 25 Stück

ZUTATEN

250 g Zartbitterschokolade
25 g Butter
4 EL Kondensmilch
450 g Puderzucker, gesiebt
50 g Haselnüsse, grob gehackt
50 g Rosinen

1 Eine rechteckige Backform leicht mit Fett einpinseln.

2 Die Schokolade in Stücke brechen und mit Butter und Milch in eine Schüssel geben. Die Schüssel in ein Wasserbad stellen und rühren, bis Schokolade und Butter geschmolzen und alle Zutaten gut vermischt sind.

3 Die Schüssel von der Wärmequelle nehmen und nach und nach den Puderzucker unterrühren. Haselnüsse und Rosinen zugeben. Die Masse in die Backform geben, fest andrücken und glatt streichen. Im Kühlschrank fest werden lassen.

4 Aus der Form nehmen und in kleine Würfel schneiden. In Papierkapseln setzen und bis zum Verzehr kalt stellen.

VARIATION

Variieren Sie die Nüsse: Auch Mandeln, Walnüsse oder Pecannüsse schmecken herrlich darin.

TIPP

Die Würfel bleiben in einem luftdichten Behälter bis zu 2 Wochen frisch.

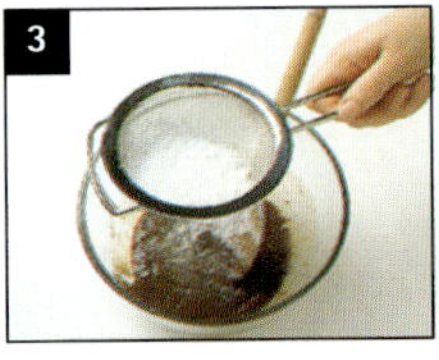

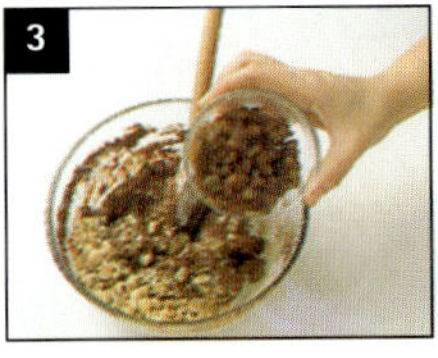

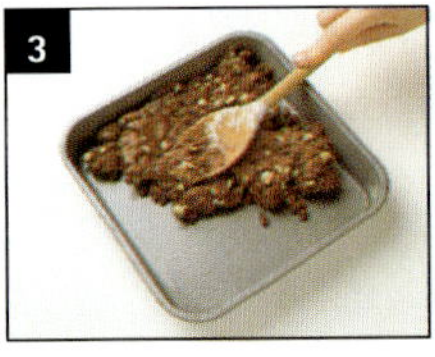

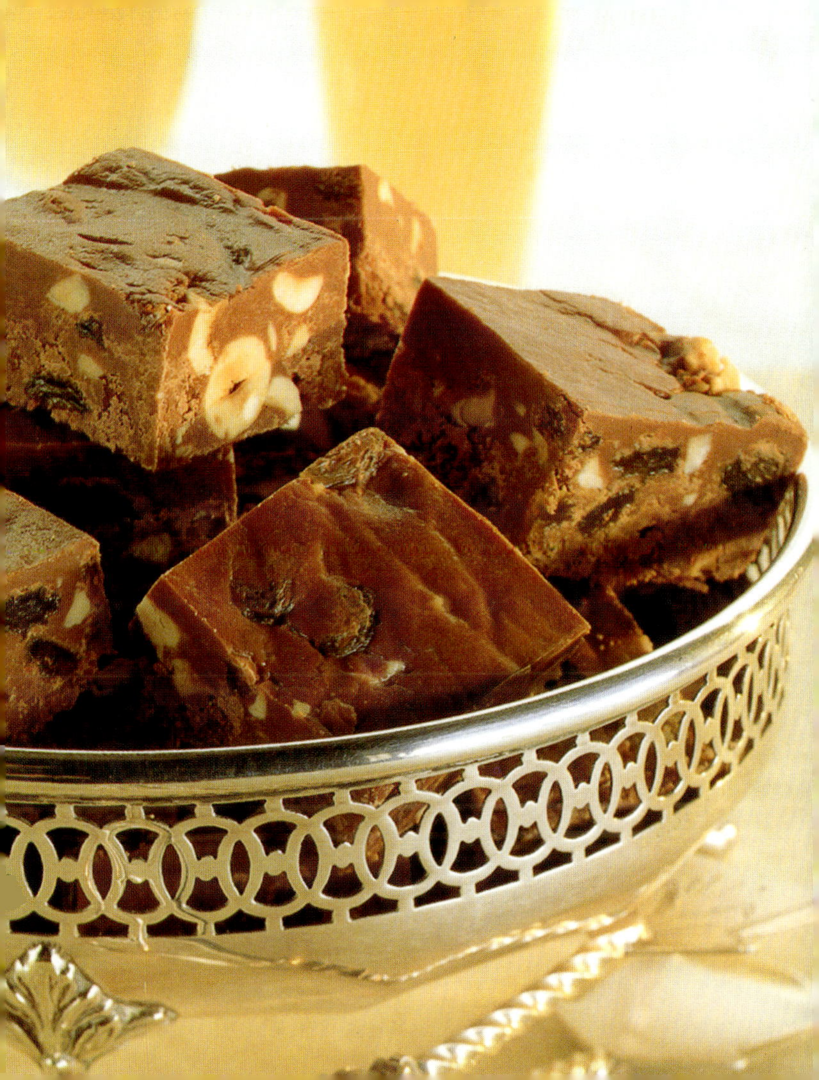

Nussige Schokoladenstückchen

Ergibt ca. 30 Stück

ZUTATEN

175 g weiße Schokolade
100 g Vollkornkekse
100 g Macadamia-Nüsse, gehackt
25 g frischer Ingwer, gehackt (nach Geschmack)
175 g Zartbitterschokolade

1 Ein Backblech mit Backpapier auslegen. Die weiße Schokolade in kleine Stücke brechen und im Wasserbad unter Rühren vorsichtig schmelzen.

2 Die Kekse in kleine Stücke brechen. Kekskrümel, Macadamia-Nüsse und, falls verwendet, Ingwer unter die geschmolzene Schokolade rühren.

3 Jeweils einen gehäuften Teelöffel der Schokoladenmischung auf das Backblech setzen.

4 Im Kühlschrank fest werden lassen, dann vom Backpapier lösen.

5 Die Zartbitterschokolade schmelzen und leicht abkühlen lassen. Die Schokoladen-Nuss-Stückchen in die Schokolade tauchen und überschüssige Schokolade abtropfen lassen. Die Stückchen wieder auf das Blech setzen und im Kühlschrank fest werden lassen.

TIPP

An einem kühlen, trockenen Ort bleibt diese Leckerei bis zu 1 Woche frisch.

TIPP

Macadamia-Nüsse sind sehr gehaltvoll und fett, daher eignen sie sich besonders gut für die Konditorei. Sie können aber auch andere Nüsse verwenden.

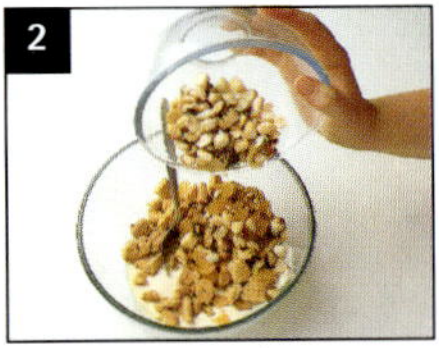

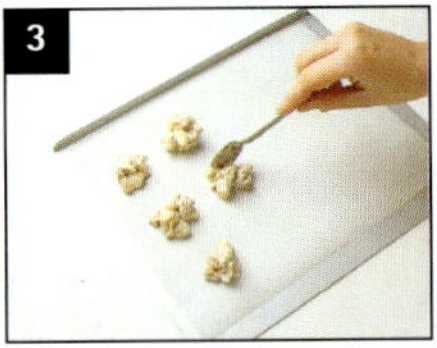

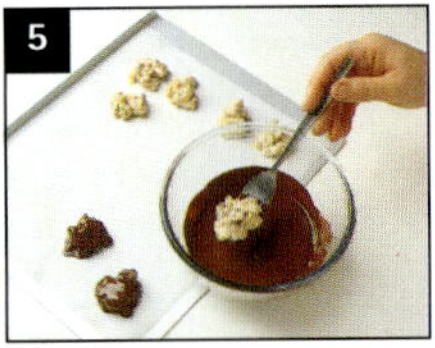

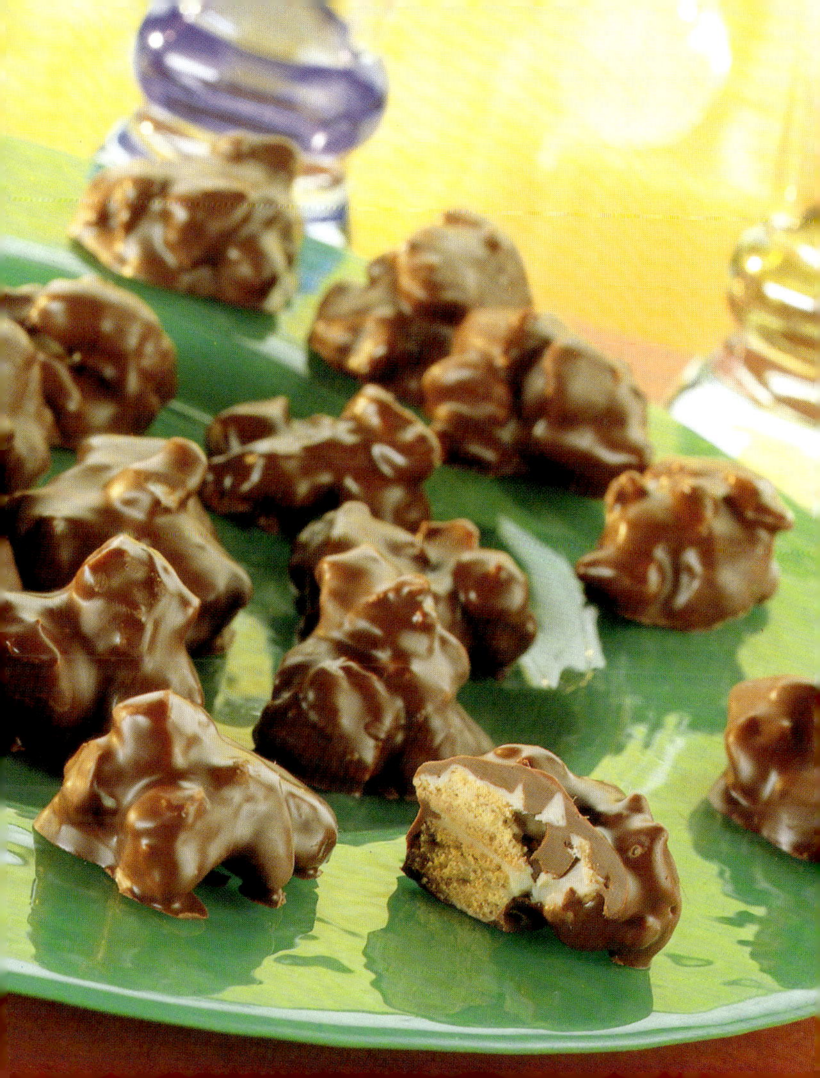

Schokoladenkirschen

Ergibt 24 Stück

ZUTATEN

12 Belegkirschen
2 EL Rum oder Weinbrand

250 g Marzipanrohmasse
125 g Zartbitterschokolade

etwas Vollmilch-, Zartbitter- oder weiße Schokolade, zum Garnieren (nach Geschmack)

1 Ein Backblech mit Backpapier auslegen.

2 Die Kirschen halbieren und in eine kleine Schüssel legen. Rum oder Weinbrand zugießen und die Kirschen darin wenden. Mindestens 1 Stunde ziehen lassen, dabei gelegentlich umrühren.

3 Das Marzipan gleichmäßig in 24 Stücke teilen und jedes Stück zu einer Kugel formen. Jeweils eine Kirschhälfte auf eine Marzipankugel setzen und fest andrücken.

4 Die Schokolade in kleine Stücke brechen und im Wasserbad unter Rühren schmelzen.

5 Die Marzipankugeln in die Schokolade tauchen, die überschüssige Schokolade abtropfen lassen. Auf Backpapier setzen und im Kühlschrank fest werden lassen.

6 Nach Belieben die Pralinen mit geschmolzener Schokolade garnieren. Vor dem Servieren fest werden lassen.

VARIATION

Sie können die Marzipanstücke auch flach drücken und die Kirschen ganz umhüllen. Dann in die Schokolade tauchen.

VARIATION

Ersetzen Sie die Kirschen durch ganze Mandeln und lassen Sie Rum oder Weinbrand weg.

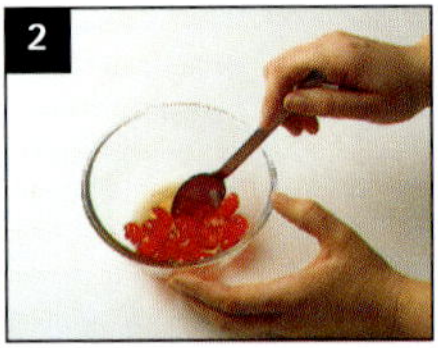

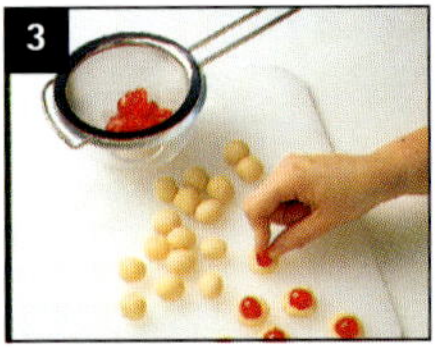

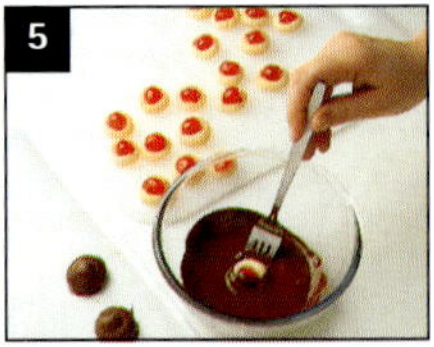

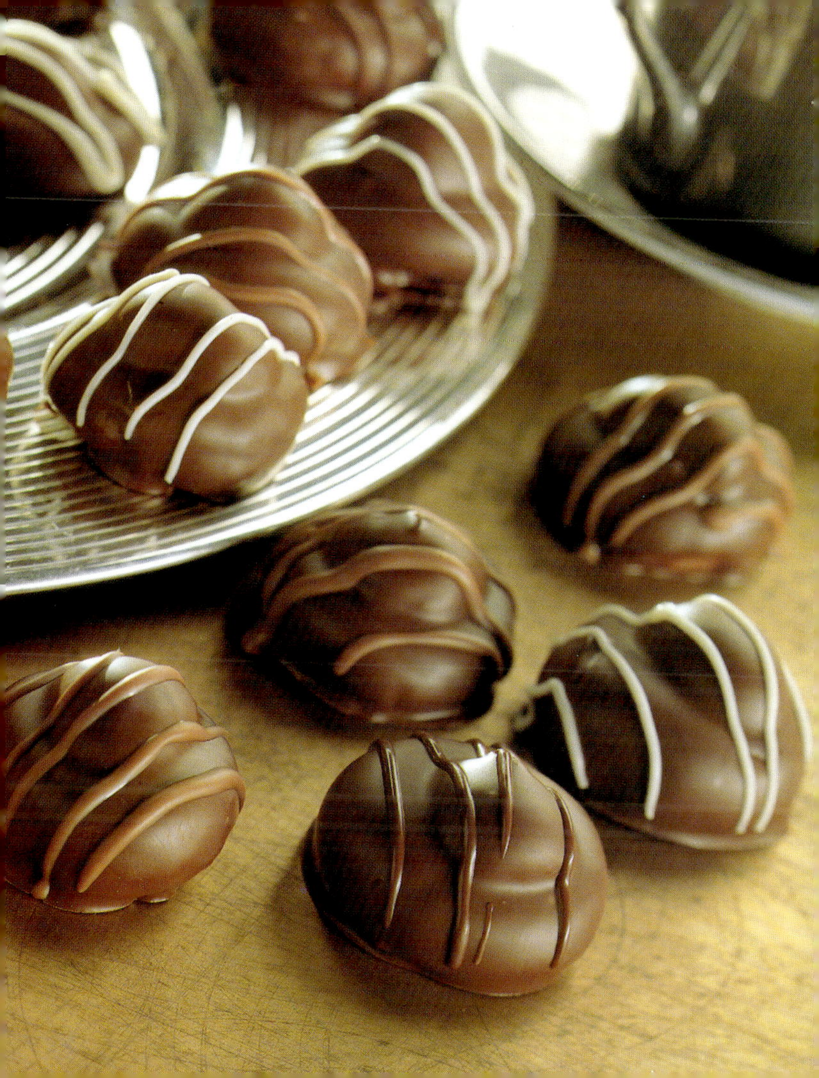

Marzipankonfekt

Ergibt ca. 30 Stück

ZUTATEN

450 g Marzipanrohmasse
25 g Belegkirschen, sehr fein gehackt
25 g frischer Ingwer, sehr fein gehackt
50 g getrocknete Aprikosen, sehr fein gehackt
350 g Zartbitterschokolade
25 g weiße Schokolade
Puderzucker, zum Bestäuben

1 Ein Backblech mit Backpapier auslegen. Die Marzipanrohmasse dritteln und jeweils durchkneten, damit sie weich wird.

2 Auf einer mit Puderzucker bestäubten Arbeitsfläche ein Drittel des Marzipans mit den Belegkirschen verkneten.

3 Diesen Vorgang mit der zweiten Portion Marzipan und dem Ingwer sowie mit der dritten Portion und den Aprikosen wiederholen.

4 Das Marzipan jeweils zu kleinen Kugeln formen, dabei die verschiedenen Geschmacksrichtungen getrennt halten.

5 Die Zartbitterschokolade schmelzen. Die Marzipankugeln auf einen Cocktailspieß oder Zahnstocher stecken und in die Schokolade tauchen. Die überschüssige Schokolade zurück in die Schüssel tropfen lassen.

6 Die Marzipankugeln in Dreiergruppen von je einer Geschmacksrichtung auf das Backblech setzen und kalt stellen.

7 Die weiße Schokolade schmelzen und das fest gewordene Konfekt damit beträufeln. Wieder in den Kühlschrank stellen. Zum Servieren vorsichtig vom Backpapier abziehen und mit Puderzucker bestäuben.

VARIATION

Tauchen Sie das Konfekt in weiße Schokolade und verzieren Sie es mit Zartbitterschokolade.

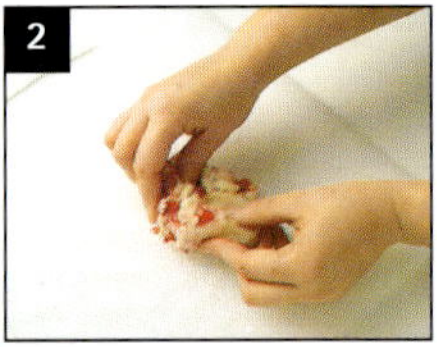

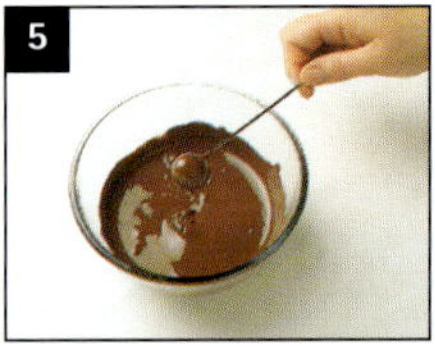

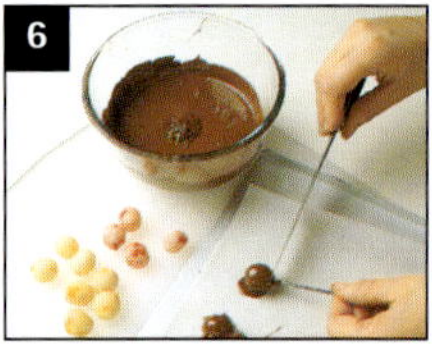

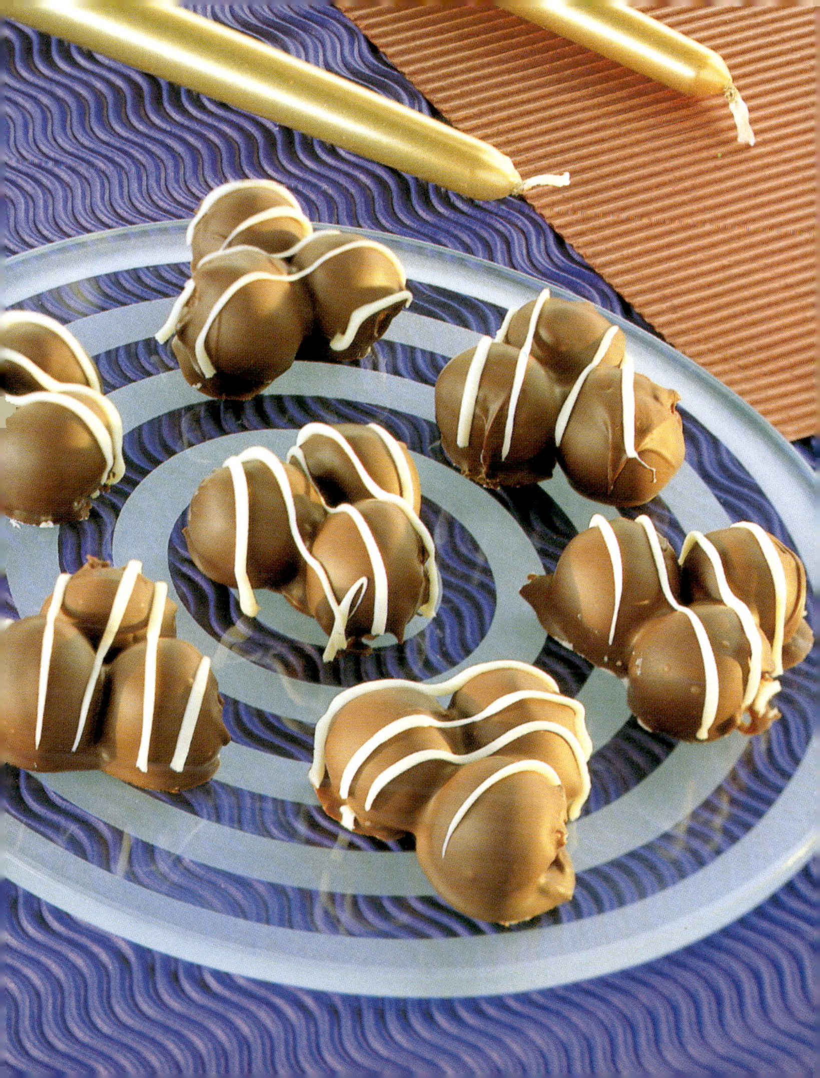

Schokoladen-Likör-Pralinen

Ergibt ca. 20 Stück

ZUTATEN

100 g Zartbitterschokolade
5 Belegkirschen, halbiert
10 Macadamia- oder Haselnüsse

150 ml süße Sahne
25 g Puderzucker
4 EL Likör

GARNIERUNG:
50 g Zartbitterschokolade, geschmolzen
geschmolzene weiße Schokolade, Schokoladenspäne (s. S. 66), Nüsse oder Belegkirschen (nach Geschmack)

1 Ein Backblech mit Backpapier auslegen. Die Schokolade schmelzen und 20 Pralinenkapseln aus Papier mit je 1 Teelöffel Schokolade füllen. Die Schokolade mit einem kleinen Pinsel oder Holzlöffel verstreichen, um die Seiten auszukleiden. Kopfüber auf das Backblech stellen und fest werden lassen.

2 Die Papierkapseln vorsichtig abziehen. Je eine Kirschenhälfte oder eine Nuss in die Schokoladenform legen.

3 Für die Likörfüllung die Sahne mit dem Puderzucker steif schlagen und den Likör einrühren.

4 Die Sahne in einen Spritzbeutel mit Lochtülle (10 mm Ø) einfüllen und in die Schokoladenkapseln spritzen. Für 20 Minuten in den Kühlschrank stellen.

5 Für die Garnierung die flüssige Schokolade über die Sahne löffeln, bis diese ganz bedeckt ist. Nach Geschmack mit Spänen aus weißer Schokolade, Nüssen oder Belegkirschen garnieren oder geschmolzene weiße Schokolade darüber träufeln und mit einem Holzspieß marmorieren. Vor dem Servieren fest werden lassen.

TIPP

Verwenden Sie für dieses Rezept möglichst kleine Pralinenkapseln.

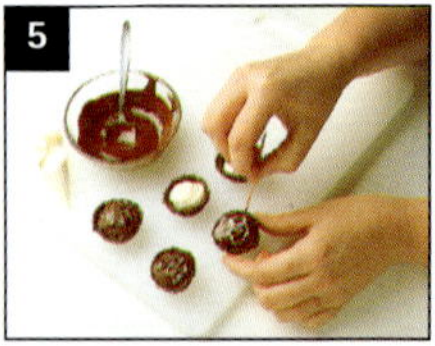

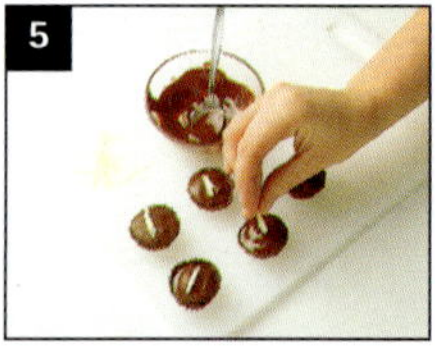

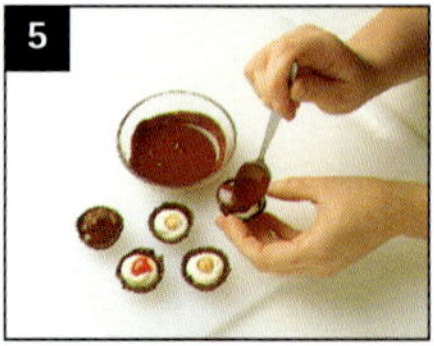

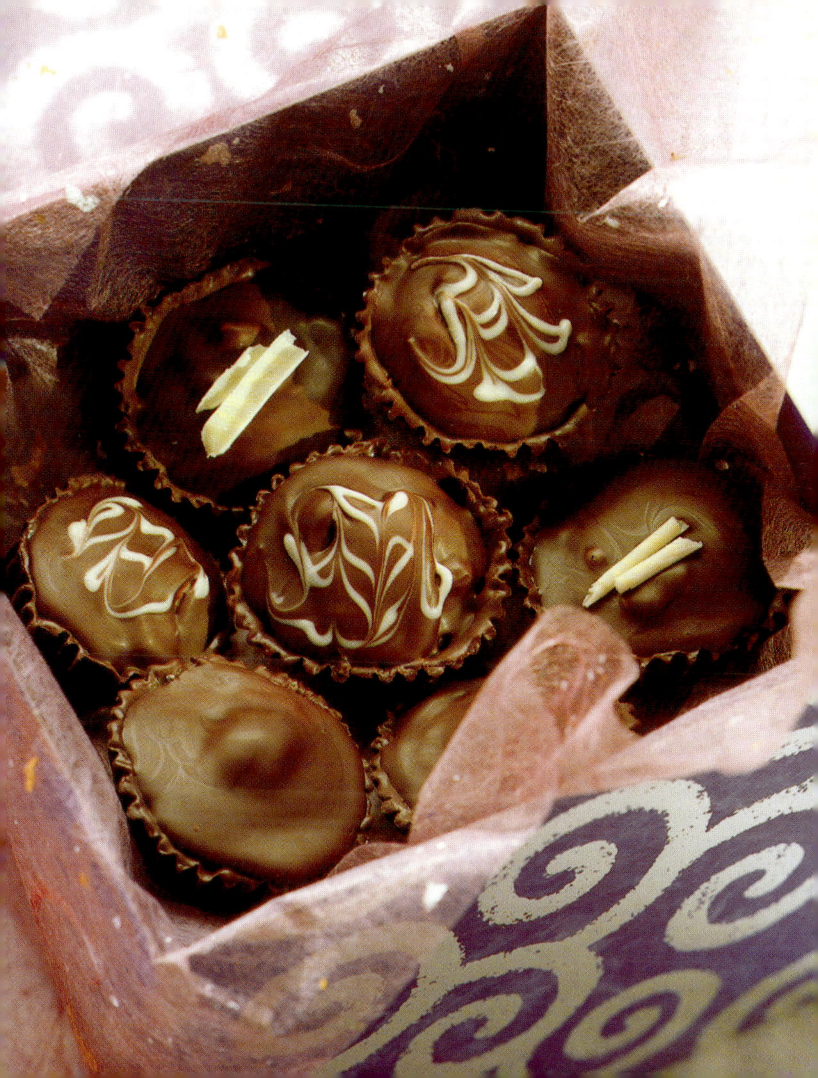

Schokoladen-Mascarpone-Konfekt

Ergibt ca. 20 Stück

ZUTATEN

100 g Zartbitterschokolade

FÜLLUNG:
100 g Vollmilch- oder Zartbitterschokolade
200 g Mascarpone
3 Tropfen Vanillearoma
Kakaopulver, zum Bestäuben

1 Ein Backblech mit Backpapier auslegen. Die Schokolade schmelzen und 20 Pralinenkapseln aus Papier mit je 1 Teelöffel Schokolade füllen. Die Schokolade mit einem kleinen Pinsel oder Holzlöffel sorgfältig verstreichen, um die Seiten auszukleiden. Kopfüber auf das Backblech stellen und vollständig aushärten lassen.

2 Wenn die Schokolade fest geworden ist, vorsichtig die Papierkapseln abziehen.

3 Für die Füllung die Schokolade schmelzen. Mascarpone und Vanillearoma in eine Schüssel geben. Die Schokolade zugießen und gründlich verrühren. Unter gelegentlichem Rühren abkühlen lassen, bis die Mischung dick genug ist, um sie in einen Spritzbeutel füllen zu können.

4 Die Füllung in einen Spritzbeutel mit Sterntülle (10 mm Ø) geben und die Schokoladenkapseln damit füllen. Zum Servieren mit Kakaopulver bestäuben.

TIPP

Mascarpone ist ein gehaltvoller italienischer Frischkäse, dessen feiner Geschmack sehr gut zu Schokolade passt.

VARIATION

Wenn Sie mögen, können Sie anstelle des Mascarpone auch Schlagsahne verwenden.

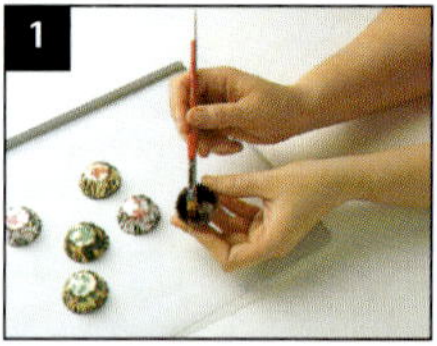
1

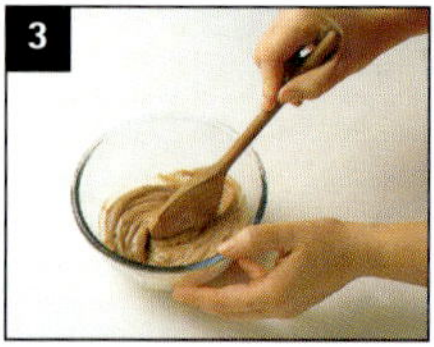
3

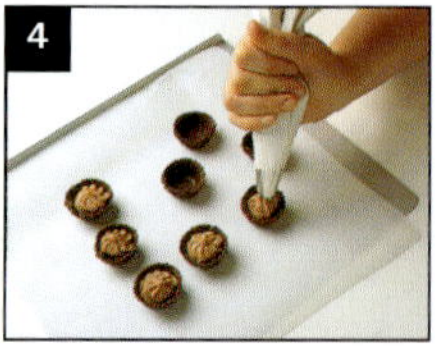
4

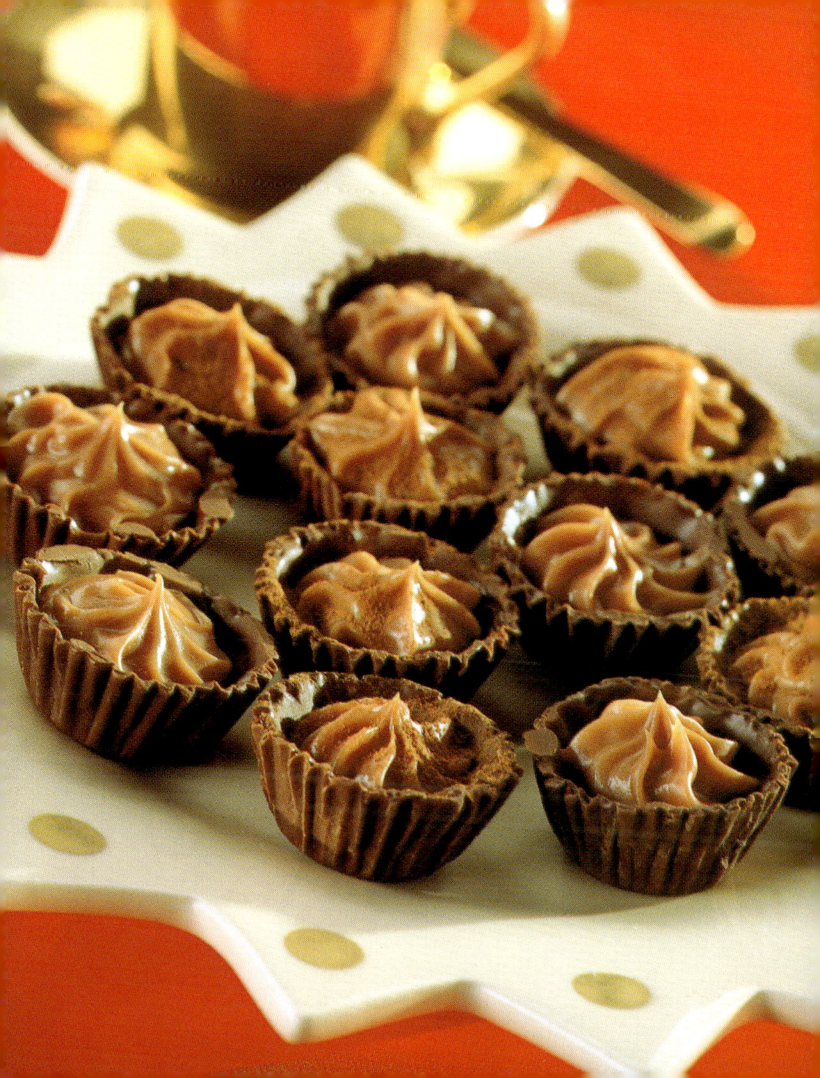

Mini-Schokoladen-Hörnchen

Ergibt 10 Stück

ZUTATEN

75 g Zartbitterschokolade
100 ml süße Sahne
15 g Puderzucker
1 EL Crème de Menthe
Schokoladen-Kaffeebohnen, zum Garnieren (nach Geschmack)

1 10 Kreise (etwa 8 cm Durchmesser) aus Backpapier ausschneiden. Aus jedem Kreis ein Hörnchen formen und mit Klebestreifen befestigen.

2 Die Schokolade schmelzen. Mit einem kleinen Pinsel jedes Hörnchen von innen mit Schokolade einpinseln.

3 Eine zweite Schicht Schokolade aufpinseln und im Kühlschrank fest werden lassen. Vorsichtig das Papier abziehen.

4 Sahne, Puderzucker und Crème de Menthe in eine Schüssel geben und steif schlagen. Die Sahne in einen Spritzbeutel mit Sterntülle füllen und in die Schokoladenhörnchen spritzen.

5 Die Hörnchen nach Geschmack mit Schokoladen-Kaffeebohnen garnieren und bis zum Verzehr kalt stellen.

TIPP

Die Hörnchen können vorbereitet werden und halten sich im Kühlschrank bis zu 1 Woche, sie sollten erst 2 Stunden vor dem Servieren gefüllt werden.

VARIATION

Sie können die Creme auch mit einem anderen Likör aromatisieren, z. B. Kaffeelikör. Wollen Sie auf Alkohol verzichten, können Sie auch Pfefferminzaroma verwenden.

1
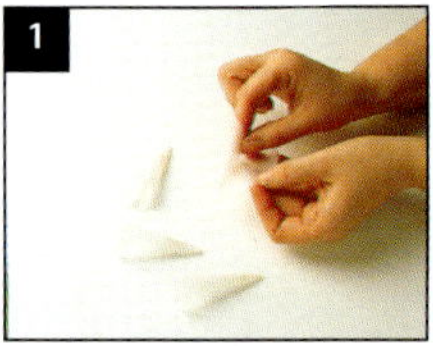

2
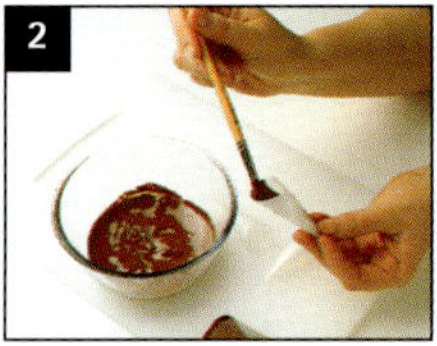

3
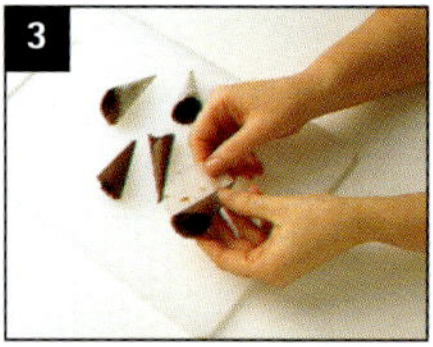

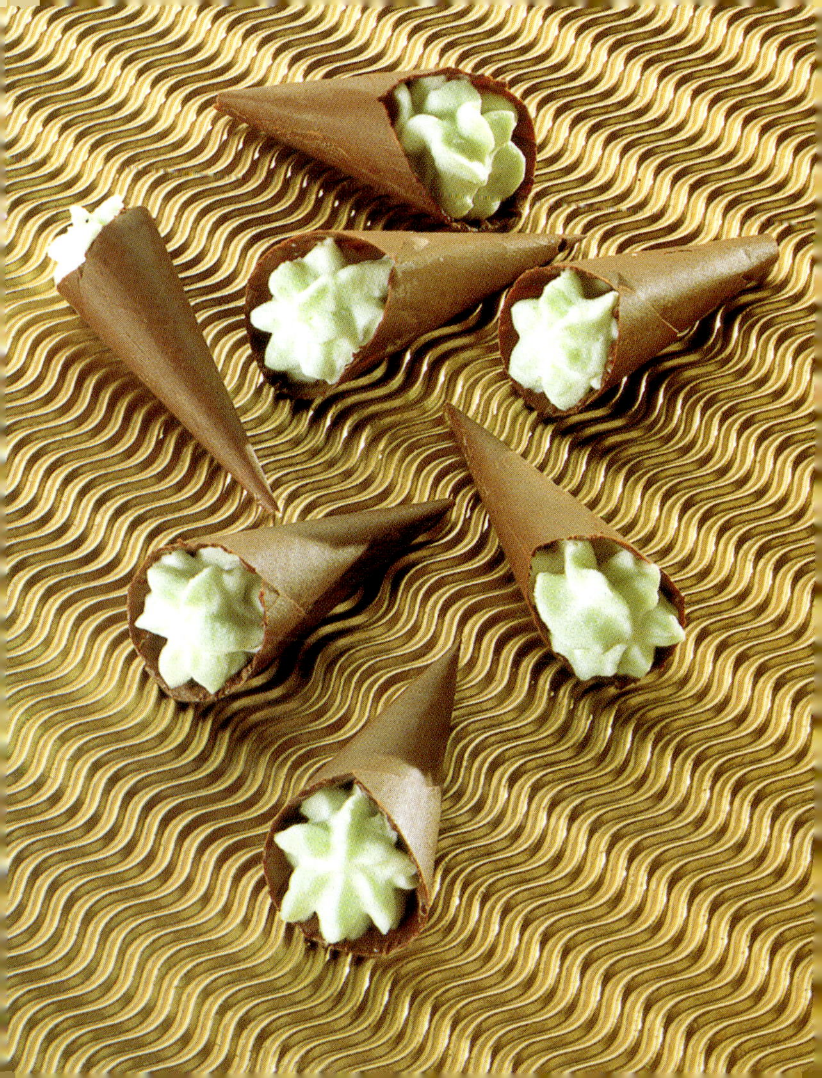

Collettes

Ergibt 20 Stück

ZUTATEN

100 g weiße Schokolade

FÜLLUNG:
150 g Zartbitterschokolade mit Orange
150 ml süße Sahne
25 g Puderzucker

1 Ein Backblech mit Backpapier auslegen. Die Schokolade schmelzen und in 20 Papierkapseln füllen, dabei auch die Seiten mit einem kleinen Pinsel einpinseln. Die Kapseln kopfüber auf das Backblech stellen und vollständig aushärten lassen.

2 Die Papierkapseln vorsichtig abziehen.

3 Für die Füllung die Zartbitterschokolade schmelzen. Schokolade, Sahne und Puderzucker in eine Schüssel geben und zu einer glatten Masse mixen. Abkühlen lassen, bis die Mischung fest genug zum Spritzen ist, dabei gelegentlich umrühren.

4 Die Mischung in einen Spritzbeutel mit Sterntülle füllen und die Schokoladenkapseln füllen. Bis zum Verzehr kalt stellen.

VARIATION

Sie können der Füllung auch 1 Esslöffel Orangenlikör zugeben.

TIPP

Wenn die Papierkapseln zu weich sind, stellen Sie zwei ineinander, bevor Sie sie mit der weißen Schokolade bestreichen. Sie können auch Metallkapseln verwenden.

Verwenden Sie möglichst kleine Kapseln für diese Leckerei.

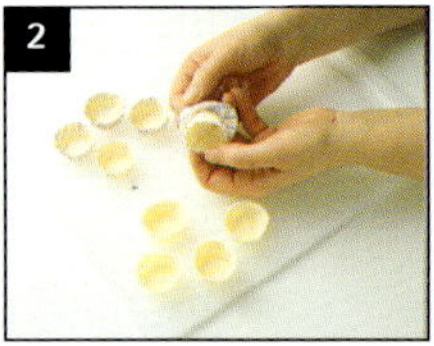

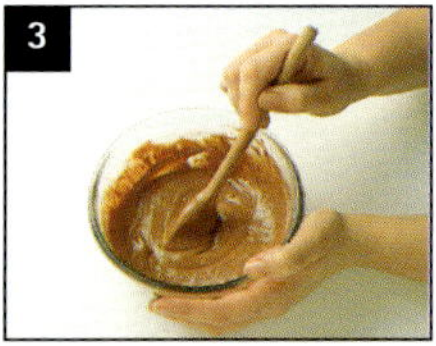

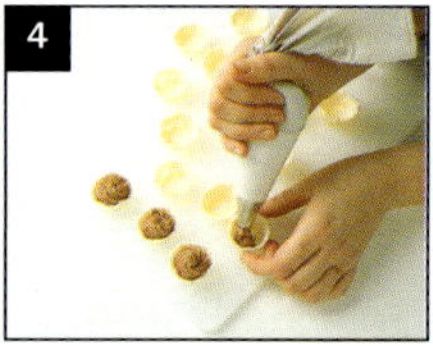

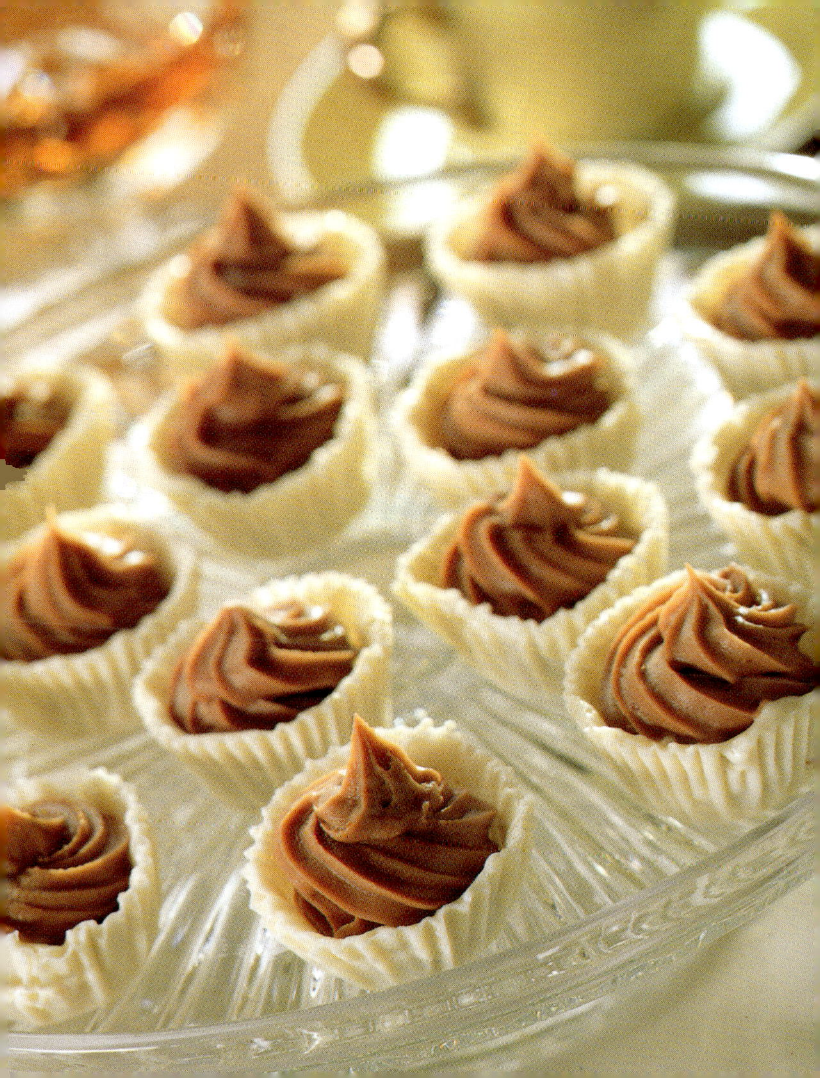

Mini-Florentiner

Ergibt ca. 40 Stück

ZUTATEN

75 g Butter
75 g Zucker
25 g Rosinen
25 g kandierte Kirschen, gehackt
25 g kandierter Ingwer, gehackt
25 g Sonnenblumenkerne
100 g Mandelblätter
2 EL Crème double
175 g Zartbitter- oder Vollmilchschokolade

1 Zwei Backbleche mit Backpapier auslegen. Die Butter in einem kleinen Topf bei schwacher Hitze zerlassen. Den Zucker zufügen und unter Rühren auflösen. Aufkochen. Vom Herd nehmen und Rosinen, Kirschen, Ingwer, Sonnenblumenkerne und Mandelblätter zugeben. Gut verrühren, dann die Crème double unterheben.

2 Je einen Teelöffel der Früchte-Nuss-Mischung auf die Backbleche setzen, dabei ausreichend Abstand halten. Im vorgeheizten Backofen bei 180 °C 10–12 Minuten backen, bis die Florentiner goldbraun sind.

3 Aus dem Ofen nehmen und, solange die Kekse noch heiß sind, mit einer runden Plätzchenform perfekte Kreise ausstechen. Abkühlen lassen, dann vom Backblech heben.

4 Die meiste Schokolade schmelzen und auf einem Bogen Backpapier ausbreiten. Wenn die Schokolade hart zu werden beginnt, die Plätzchen mit der flachen Seite nach unten auflegen und vollständig aushärten lassen.

5 Die Schokolade rund um die Florentiner einschneiden und vom Backpapier lösen. Die restliche Schokolade schmelzen und auf die bereits feste Schokolade streichen. Mit einer Gabel Muster einziehen und fest werden lassen. Die Kekse mit verschiedenen Seiten nach oben auf einem Teller anrichten. Im Kühlschrank aufbewahren.

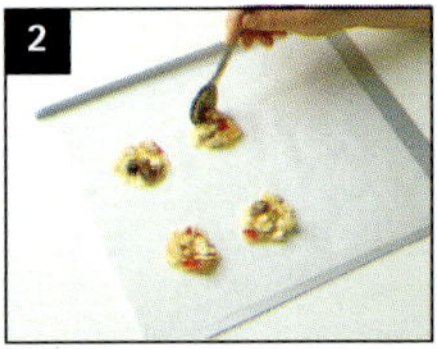

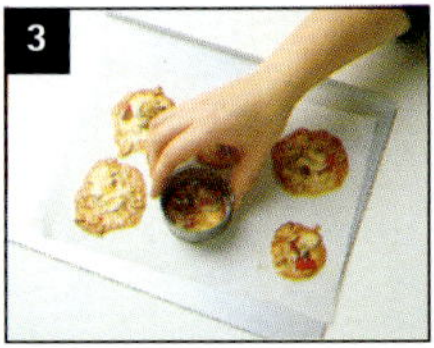

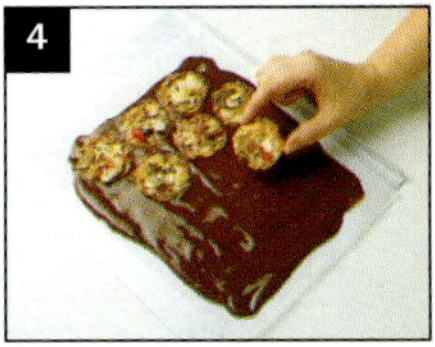

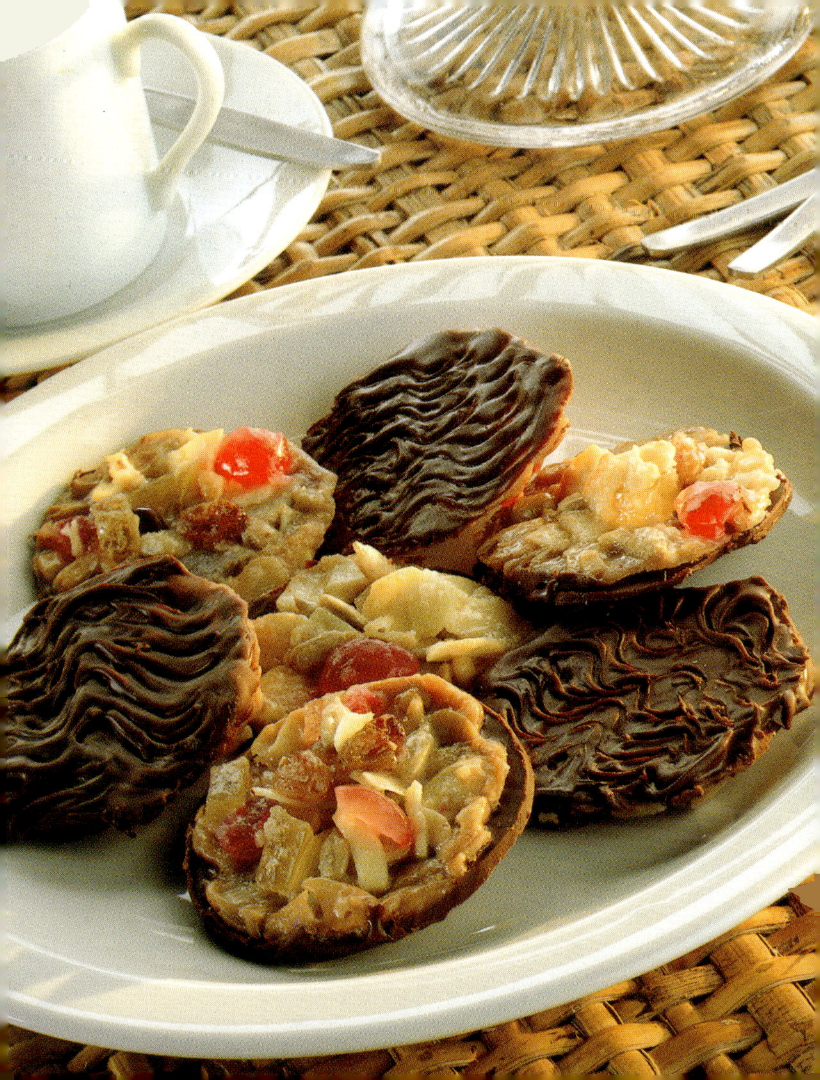

Mini-Torteletts

Ergibt ca. 18 Stück

ZUTATEN

175 g Mehl
75 g Butter
15 g Zucker
ca. 1 EL Wasser

FÜLLUNG:
100 g Frischkäse
25 g Zucker
1 kleines Ei, leicht verquirlt
50 g Zartbitterschokolade

GARNIERUNG:
100 ml süße Sahne
Späne aus Zartbitterschokolade (s. S. 214)
Kakaopulver, zum Bestäuben

1 Das Mehl in eine Schüssel sieben. Die Butter in kleine Stücke schneiden, zugeben und mit den Fingern verreiben, bis die Masse krümelig ist. Den Zucker unterrühren. So viel Wasser zufügen, dass ein weicher Teig entsteht, dann abdecken und 15 Minuten kalt stellen.

2 Den Teig auf einer leicht bemehlten Arbeitsfläche ausrollen. Auf 18 Mini-Tortelett-Formen aufteilen und diese mit dem Teig auskleiden. Den Boden mehrfach einstechen.

3 Frischkäse und Zucker verrühren. Das Ei untermischen. Die Schokolade schmelzen und alles vermischen. In die kleinen Förmchen füllen und im vorgeheizten Backofen bei 190 °C 15 Minuten backen, bis der Boden knusprig und die Füllung fest ist. Auf einem Kuchengitter vollständig abkühlen lassen.

4 Die Torteletts kalt stellen. Die Sahne steif schlagen und in einen Spritzbeutel mit Sterntülle füllen. Kleine Rosetten auf die Torteletts setzen. Mit einigen Schokoladenspänen garnieren und mit Kakaopulver bestäuben.

TIPP

Die Torteletts können schon 3 Tage vorher gebacken werden, sollten aber erst am Tag des Verzehrs gefüllt und garniert werden.

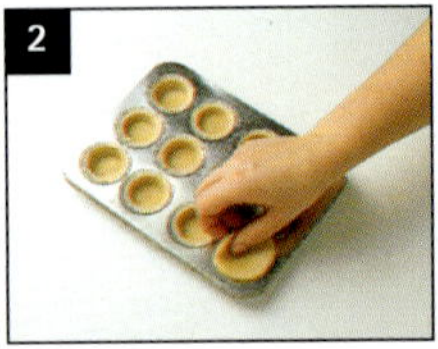

2

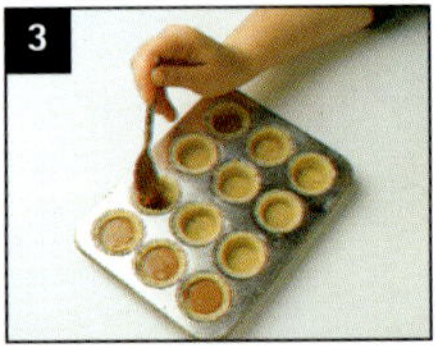

3

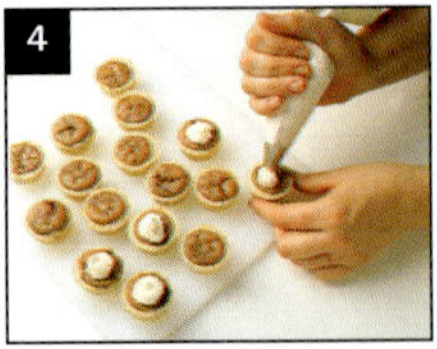

4

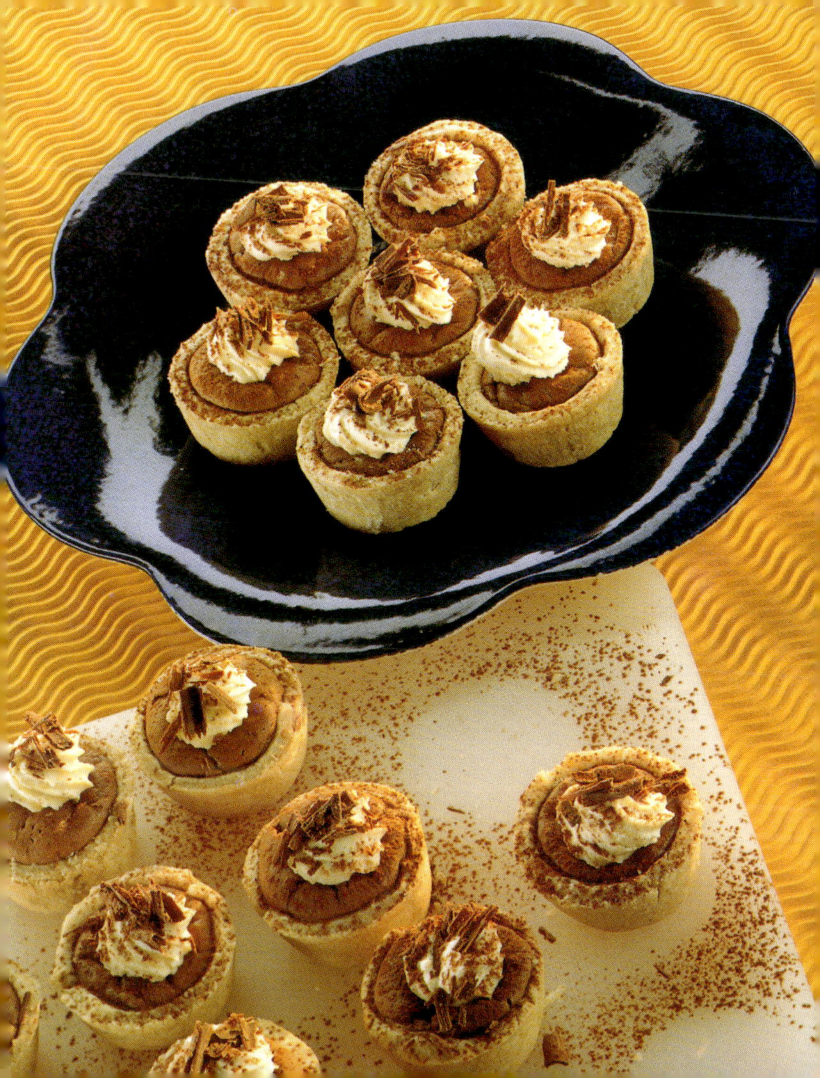

Rumtrüffeln

Ergibt ca. 20 Stück

ZUTATEN

125 g Zartbitterschokolade	50 g Kokosraspel	75 g Puderzucker
15 g Butter	100 g Kuchenkrümel	2 EL Kakaopulver
2 EL Rum		

1 Die Schokolade in Stücke brechen und mit der Butter in eine Schüssel geben. Im Wasserbad vorsichtig schmelzen, dabei rühren, bis alles gut vermischt ist.

2 Vom Herd nehmen und den Rum zugießen. Kokosraspel, Krümel und 50 g Puderzucker zugeben. Alles gut vermischen. Ist die Mischung zu fest, noch ein wenig Rum zugeben.

3 Aus der Masse kleine Bällchen formen und auf einen Bogen Backpapier setzen. Im Kühlschrank fest werden lassen.

4 Den restlichen Puderzucker auf ein großes Küchenbrett sieben, das Kakaopulver auf ein anderes. Die Hälfte der Trüffeln im Puderzucker wenden, bis sie vollständig bedeckt sind, die andere Hälfte im Kakaopulver.

5 Die Trüffeln in Papierkapseln setzen und bis zum Verzehr kalt stellen.

VARIATION

Sie können für die Trüffeln auch weiße Schokolade nehmen und den Rum durch Kokoslikör oder -milch ersetzen.

TIPP

An einem kühlen Ort bleiben diese Trüffeln bis zu 2 Wochen frisch.

2

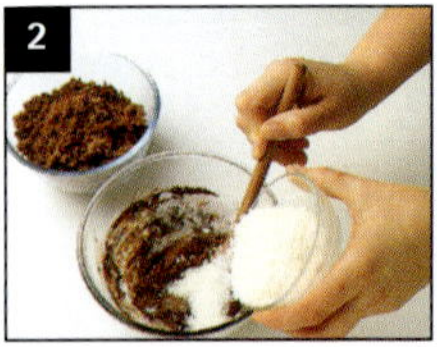

3

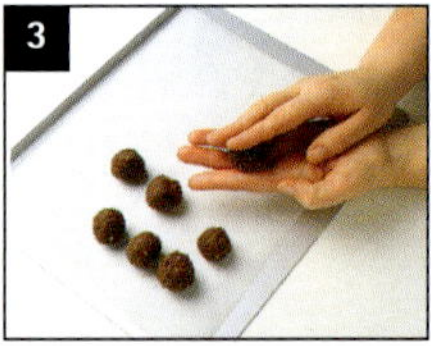

4

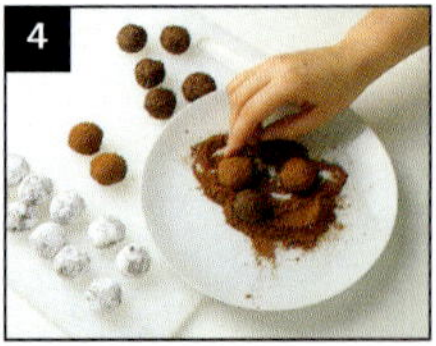

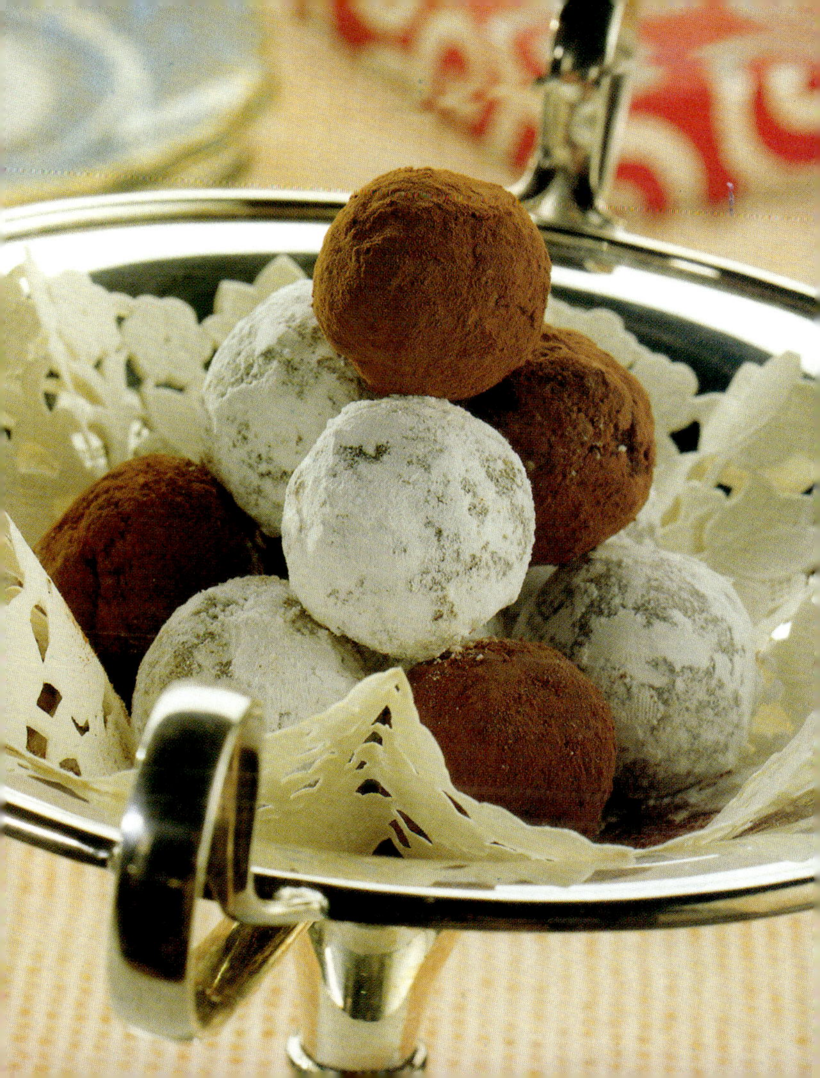

Trüffeln aus weißer Schokolade

Ergibt ca. 20 Stück

ZUTATEN

25 g Butter
75 g Crème double
225 g hochwertige weiße Schokolade
1 EL Orangenlikör (nach Geschmack)

GARNIERUNG:
100 g weiße Schokolade
Zartbitterschokolade (nach Geschmack)

1 Eine sehr flache Backform mit Backpapier auslegen.

2 Butter und Crème double in einem kleinen Topf unter ständigem Rühren vorsichtig aufkochen. 1 Minute kochen und vom Herd nehmen.

3 Die Schokolade in Stücke brechen und zugeben. Unter Rühren schmelzen. Falls verwendet, den Likör unterrühren.

4 In die Auflaufform füllen und für 2 Stunden kalt stellen.

5 Kleine Stücke von der Masse abbrechen und zu Kugeln formen. Weitere 30 Minuten kalt stellen.

6 Für den Überzug die weiße Schokolade schmelzen. Die Kugeln eintauchen und überschüssige Schokolade abtropfen lassen. Auf Backpapier setzen und mit den Zinken einer Gabel Muster einziehen. Aushärten lassen.

7 Nach Belieben etwas geschmolzene Zartbitterschokolade über die Trüffeln sprenkeln und fest werden lassen.

TIPP

Die Trüffelmasse muss zum Rollen fest, aber nicht hart sein. Ist sie zu hart, vor der Weiterverarbeitung einige Minuten bei Zimmertemperatur stehen lassen. Während des Rollens wird die Masse wieder weich, daher vor dem Überziehen noch einmal kalt stellen.

TIPP

Die Trüffeln halten sich im Kühlschrank bis zu 2 Wochen frisch.

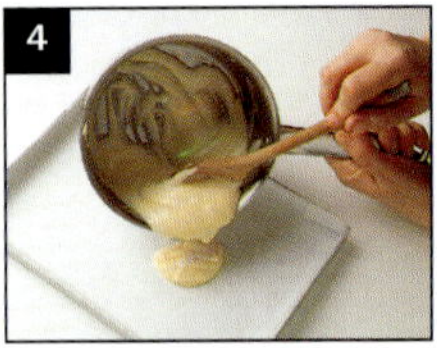

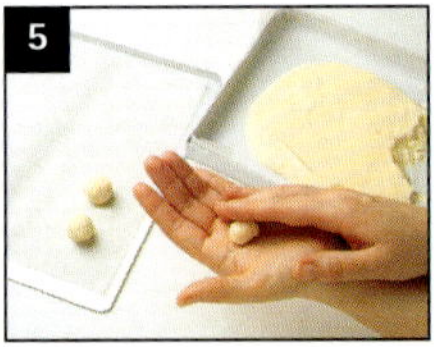

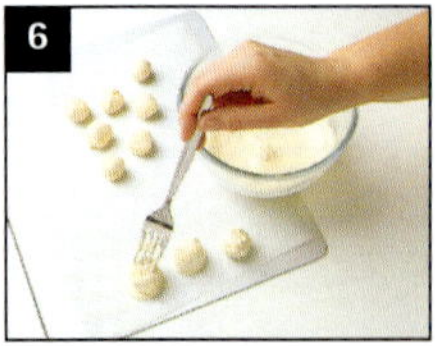

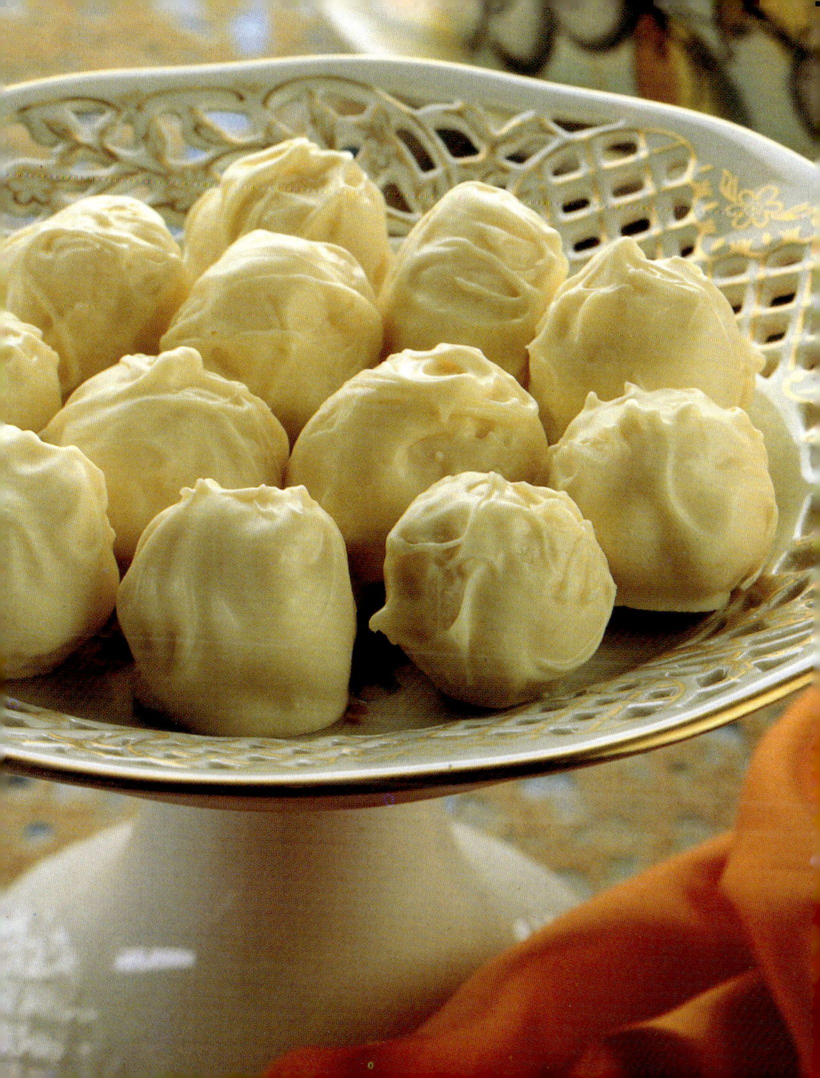

Italienische Trüffeln

Ergibt ca. 24 Stück

ZUTATEN

175 g Zartbitterschokolade	40 g Butter	50 g gemahlene Mandeln
2 EL Mandellikör (z. B. Amaretto) oder Orangenlikör	50 g Puderzucker	50 g Schokolade, gerieben

1 Die Zartbitterschokolade mit dem Likör in eine Schüssel geben. Im Wasserbad unter Rühren schmelzen und sorgfältig vermischen.

2 Die Butter zufügen und unter Rühren schmelzen. Puderzucker und gemahlene Mandeln einrühren.

3 Die Masse an einem kühlen Ort etwas fest werden lassen. 24 Kugeln formen.

4 Die geriebene Schokolade auf einen Teller geben und die Trüffeln darin wenden, bis sie vollständig und rundum bedeckt sind.

5 Die Trüffeln in Papierkapseln setzen und kalt stellen.

VARIATION

Amaretto verleiht diesen Trüffeln ihren echt italienischen Geschmack. Der bekannteste Amaretto kommt aus dem italienischen Saronno.

TIPP

Diese Trüffeln bleiben im Kühlschrank bis zu 2 Wochen frisch.

VARIATION

Süßer werden die Trüffeln, wenn Sie Vollmilchschokolade verwenden und sie mit geschmolzener Schokolade überziehen.

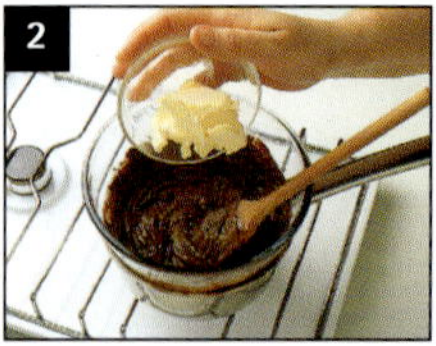

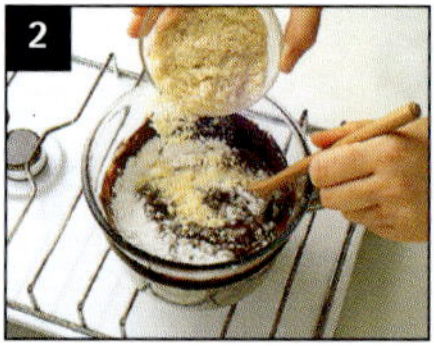

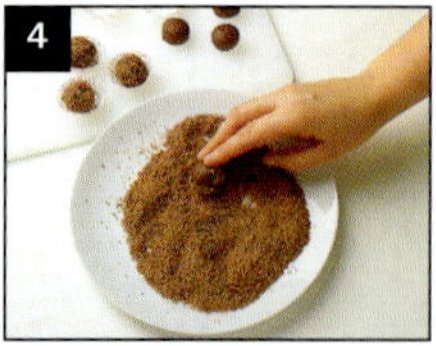

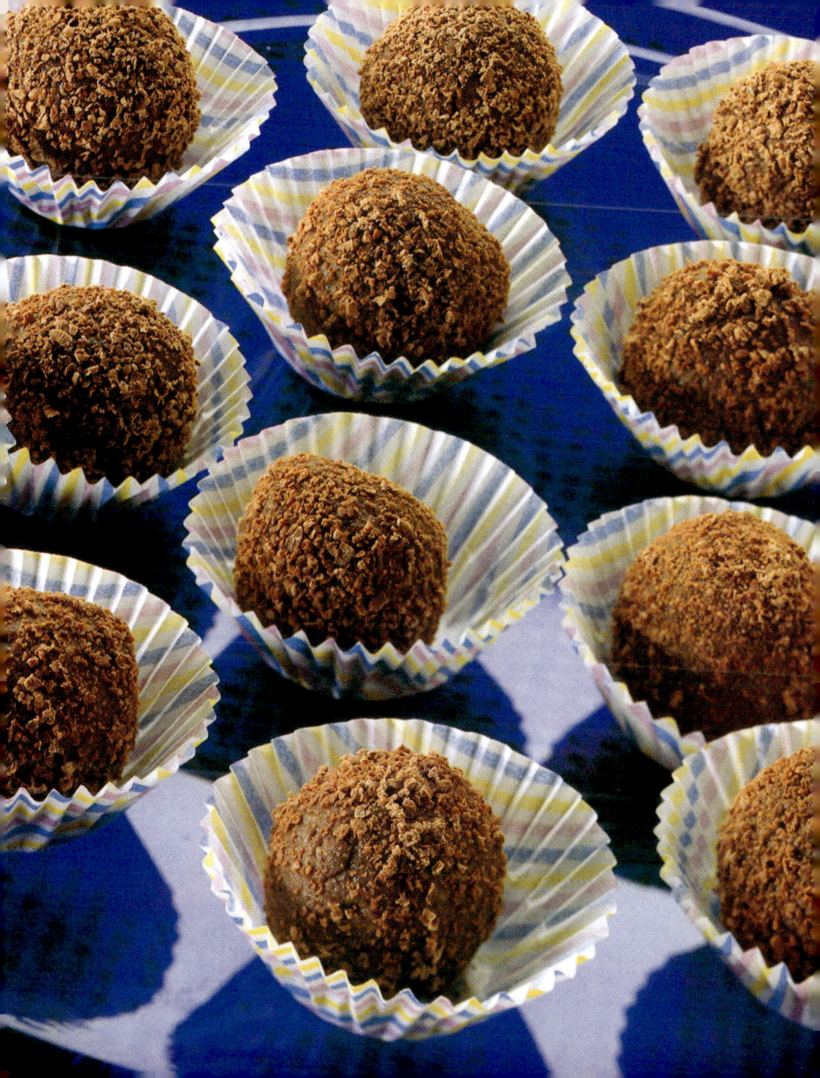

Heiße Schokoladendrinks

Für 2 Personen

ZUTATEN

GEWÜRZ-SCHOKOLADE:
600 ml Milch
1 TL Piment
100 g Zartbitterschokolade
4 Zimtstangen
100 ml süße Sahne, leicht geschlagen

SCHOKOLADENGROG:
75 g Zartbitterschokolade
600 ml Milch
3 EL Rum
2 EL süße Sahne
Muskatnuss, gerieben

1 Für die Gewürz-Schokolade die Milch in einen kleinen Topf gießen. Mit Piment bestreuen.

2 Die Zartbitterschokolade in Stücke brechen und zugeben. Die Milch bei schwacher Hitze fast bis zum Siedepunkt erwärmen, dabei ständig rühren, damit die Milch nicht am Topfboden anbrennt.

3 Je 2 Zimtstangen in 2 Tassen stellen und mit der Schokoladenmilch übergießen. Etwas Schlagsahne zugeben und sofort servieren.

4 Für den Schokoladengrog die Zartbitterschokolade mit der Milch in einen Topf geben. Bei schwacher Hitze fast bis zum Siedepunkt erwärmen, dabei ständig rühren.

5 Vom Herd nehmen und den Rum einrühren. In Tassen gießen.

6 Die Sahne über den Rücken eines Löffels über die Schokoladenmilch gießen, damit sie an der Oberfläche bleibt. Mit Muskatnuss bestreuen und sofort servieren.

TIPP

Durch eine Zimtstange als Rührlöffel erhält jedes Schokoladengetränk ein süßlich-pikantes Aroma, das jedoch den Schokoladengeschmack nicht überdeckt.

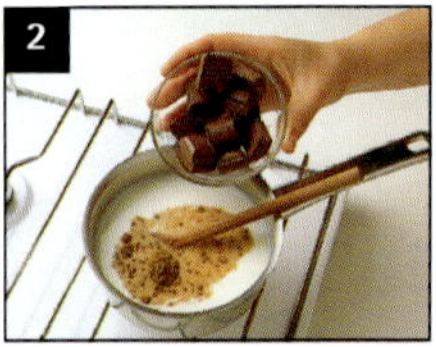

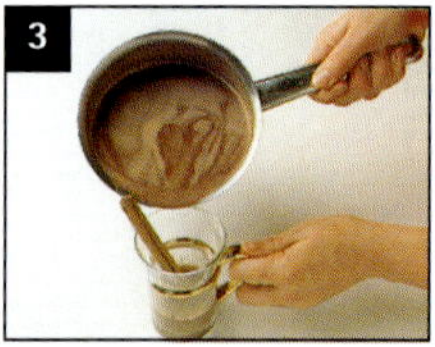

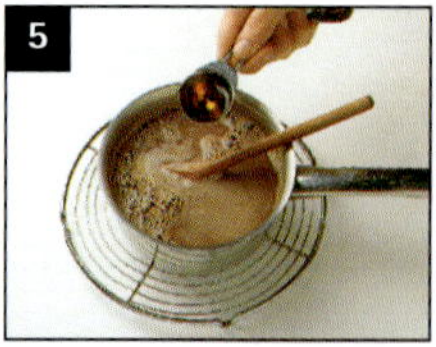

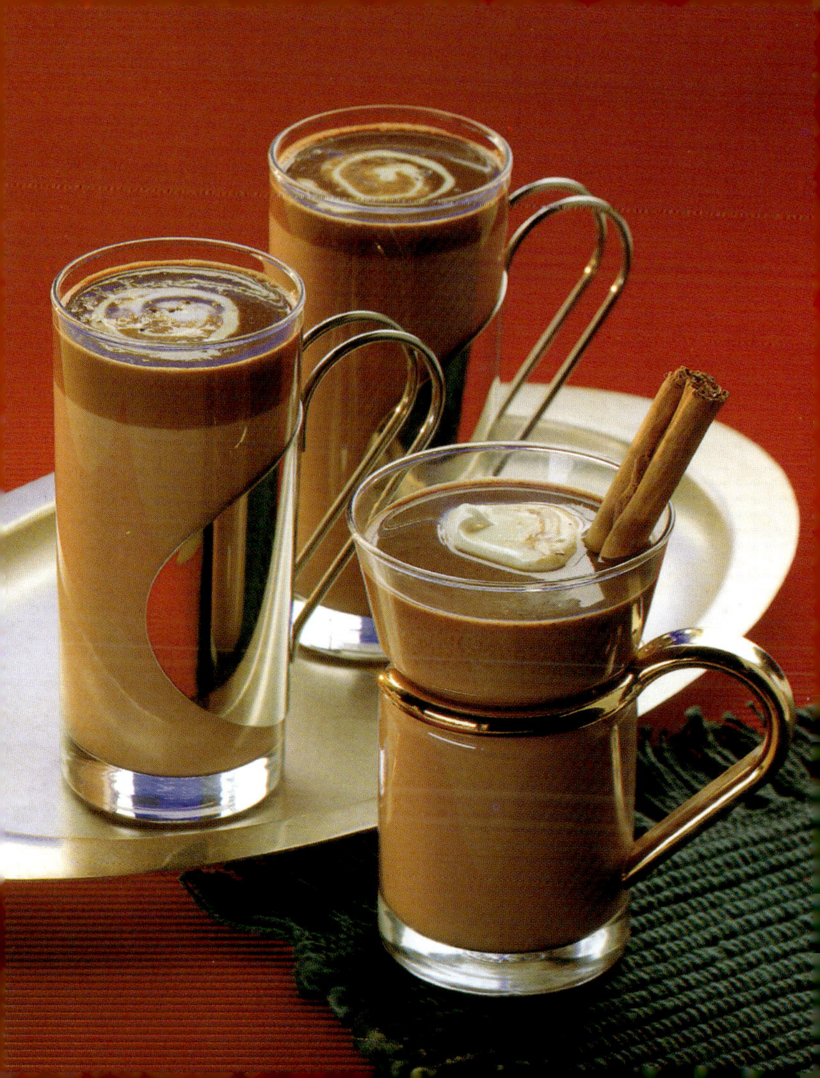

Kalte Schokoladendrinks

Für 2 Personen

ZUTATEN

SCHOKOLADEN-MILCHSHAKE:
450 ml eiskalte Milch
3 EL Trinkschokoladenpulver
3 Kugeln Schokoladeneis
Kakaopulver, zum Bestäuben (nach Geschmack)

SCHOKOLADENEIS-SODA:
5 EL Schokoladensauce
Mineralwasser
2 Kugeln Schokoladeneis
Schlagsahne
Zartbitter- oder Vollmilchschokolade, gerieben

1 Für den Schoko-Milchshake die Hälfte der Milch in einen Mixer gießen.

2 Trinkschokoladenpulver und 1 Kugel Eiscreme zugeben. Mixen, bis die Mischung schaumig ist. Die restliche Milch unterrühren.

3 Die restlichen 2 Eiskugeln auf 2 Gläser verteilen und vorsichtig mit der Schokoladenmilch übergießen.

4 Nach Geschmack mit etwas Kakaopulver bestäuben und servieren.

5 Für das Schokoladeneis-Soda die Schokoladensauce auf 2 Gläser aufteilen. (Sie können fertige Schokoladensauce oder selbst gemachte verwenden (s. S. 160 oder S. 188).

6 Etwas Mineralwasser in jedes Glas gießen und mit der Sauce verrühren. 1 Kugel Eis in jedes Glas geben und mit noch etwas Mineralwasser übergießen.

7 Nach Geschmack einen Klecks Sahne zugeben und mit geriebener Schokolade bestreuen.

TIPP

In einem großen Glas serviert, sind diese Drinks eine köstliche Erfrischung. Servieren Sie sie mit Strohhalmen.

3
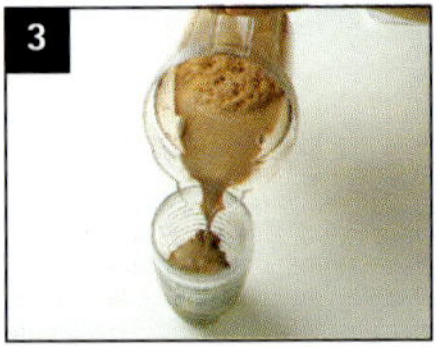

5
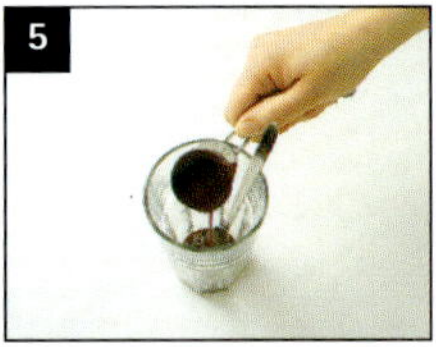

6
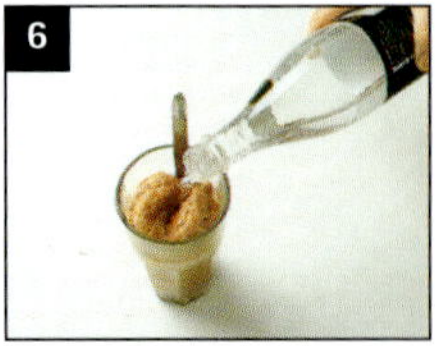

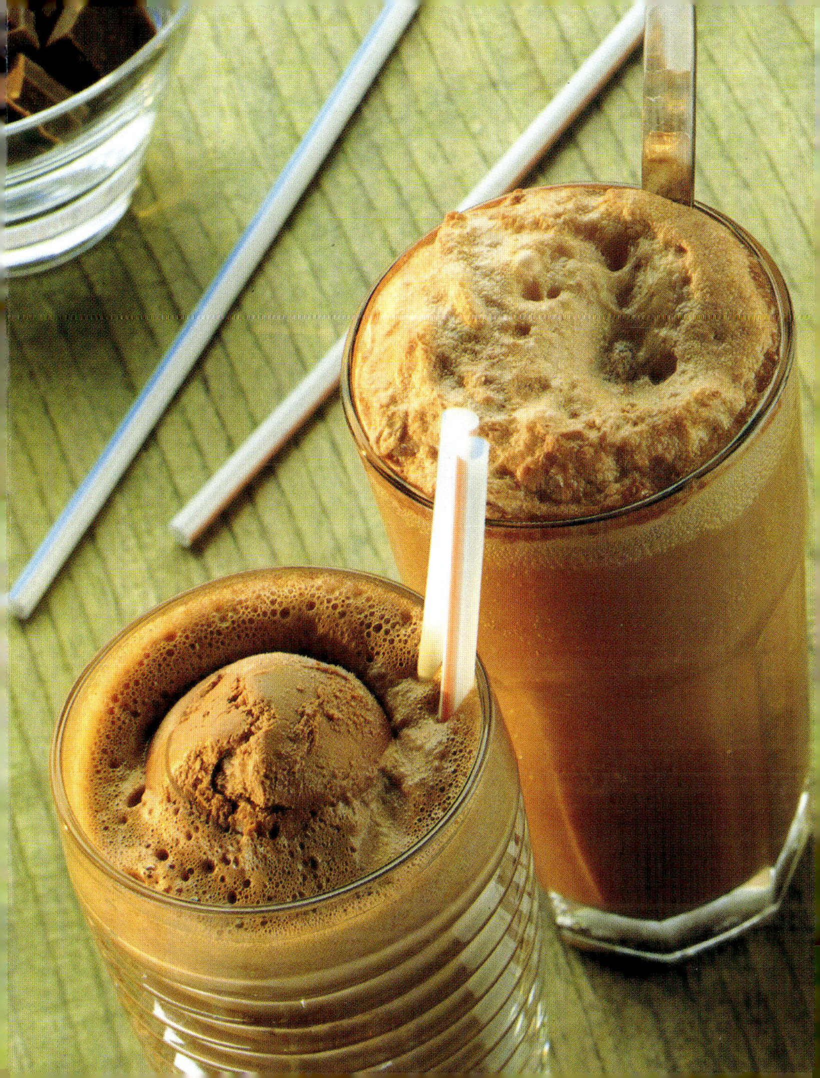

Rezeptverzeichnis